《四圣心源》读书笔记

编著 王金城

人秉一气而生，气秉周流之态。

学中医就一个字"气"，学中医就一个方法"象"。

人本为一气，病也是一气，诊断是一气，治病还是一气。

北京科学技术出版社

图书在版编目（CIP）数据

《四圣心源》读书笔记/王金城编著. —北京：
北京科学技术出版社，2019.5（2025.4重印）
ISBN 978-7-5714-0079-8

Ⅰ.①四… Ⅱ.①王… Ⅲ.①中医典籍—中国—清代
Ⅳ.①R2-52

中国版本图书馆CIP数据核字(2019)第015871号

策划编辑：刘　立
责任编辑：张　洁　周　珊
责任校对：贾　荣
责任印制：李　茗
封面设计：源画设计
出 版 人：曾庆宇
出版发行：北京科学技术出版社
社　　址：北京西直门南大街16号
邮政编码：100035
电　　话：0086-10-66135495（总编室）
　　　　　0086-10-66113227（发行部）
网　　址：www.bkydw.cn
印　　刷：三河市国新印装有限公司
开　　本：710 mm×1000 mm　1/16
字　　数：237千字
印　　张：15.5
版　　次：2019年5月第1版
印　　次：2025年4月第4次印刷
ISBN 978-7-5714-0079-8

定　　价：59.00元

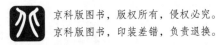

前　言

《四圣心源》是学习中医的起步书

在 2006 年我决定开始学习中医之后，我首先请教的是我的高中同学，问他如何学习中医。他是从全国有名的中医药大学毕业、当前正在当医生的中医执业医师。他给我的建议是：学习大学课程的《中医基础理论》，然后阅读《黄帝内经》《伤寒论》《金匮要略》。我依从他的建议去学，但是说老实话，他建议的这些书真心很难看懂。一直到 2012 年，我从梁冬主持的访谈李玉宾老师的《国学堂》节目中知道了《四圣心源》这本书，然后发现从《四圣心源》的第一卷"天人解"出发可以比较容易理解中医最基础的概念与理论。在深读《四圣心源》之后，我发现黄师用"土枢四象，一气周流"的模型来描述人体之气的运转模型，文理简单而医理深邃，所以，我觉得这本书可以成为中医入门非常有效的途径。我就是从《四圣心源》与《黄元御医书十一种》中窥得中医门径的。按照任启松老师的建议——一龙治水则天下无旱，我立意宗一家之言，先将黄元御老师的学术思想学深、学透。为了让更多希望学习中医的人可以参考我的学习方法，我将我的读书笔记分享出来写成了这本书，供大家参考。

学习方法一：宗黄元御一家之言

中医博大精深，中医书籍汗牛充栋，如何快速学习、有效学习是一个让很多人困惑的问题。我在网上阅读到任启松老师的一个帖子"如何较快学会上乘中医学"，其中说的"先宗一家之言，以一龙治水则天下无旱"，我深以为然。我的选择就是宗黄元御老师一家之言，我书中的所有引用都来自于

1

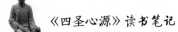

《黄元御医书十一种》。《黄元御医书十一种》实际上除了黄师自己的著作，还包括了黄师对中医经典的悬解：《素问悬解》《灵枢悬解》《难经悬解》《伤寒悬解》与《金匮悬解》。所以说宗黄师一家之言，是包括了黄师对中医经典的悬解在内的，而不仅仅是黄师自己独立的著作。我认为自己水平不够，无法判断各家的优缺点，宗一家之言可以让自己少一点错误。宗一家之言学习黄元御，如果确确实实能学习到黄师真传，那就非常了不得了。

学习方法二：查找阅读法

我还需要推荐第二个学习方法——查找阅读法。《黄元御医书十一种》包括了中医经典与黄师自己的悬解、独立著作，总共大概是 108 万字。我有一个"查找阅读法"，可以快速阅读书籍。例如，当我学习"相火"概念的时候，我是通过计算机的"查找"功能，将电子版的《黄元御医书十一种》中"相火"出现的 621 处一并找出，并逐一阅读过去，最终得到自己对"相火"的彻底理解。这个方法的好处在于消除了现代人阅读古代经典的"语境"困难，通过大量的上下文将自己放入古人的语境中，从而确确实实获得较全面、较深入的理解。例如在学习过程中，有同学询问"口苦"是什么原因，我并没有答复他。我让他自己在《黄元御医书十一种》电子版中查找"口苦"这个关键词，然后他自己就得到了答案。大家在学习过程中也要有戒备心，我说的不一定都对，在有所怀疑的时候，请随时回到《黄元御医书十一种》中寻找答案。

学习方法三：时刻保持对"气"的理解

我理解的学习中医最核心的思维是这三句话：人秉一气而生，气秉周流之态；学中医就一个字"气"，学中医就一个方法"象"；人本为一气，病也是一气，诊断是一气，治病还是一气。我个人认为学习中医需要有一个主线，就跟写小说要有一个主线一样，所有的故事都要以这个主线为基础慢慢展开。学习中医就一个主线，那就是"气"这个字，"气"这个主线。

《黄元御医书十一种》总共有 108 万字，其中"气"这个字出现了 16000 多次，所以理解"气"的概念、从"气"的模型出发思考，是学习中医的关键方法。

感谢

　　黄元御老师是清朝乾隆时期人，他于三十岁的时候，突患眼疾，被庸医所误，左目完全失明。在哀痛之余，他发愤立志："生不为名相济世，亦当为名医济人"，走上了弃儒从医的道路。黄师从三十岁开始学医，到五十四岁离世，不仅仅自己成为了一代名医，甚至是乾隆的御医，更留下了《黄元御医书十一种》这样 108 万字的著作。黄师用"土枢四象，一气周流"为中医搭建了一个很好的理论框架。黄师认为这些理论框架并不是自己创造的，而是来自于《黄帝内经》《难经》与《伤寒论》《金匮要略》，所以黄师将自己最重要的著作命名为《四圣心源》，四圣就是《黄帝内经》中的黄帝、岐伯，以及著作《难经》的扁鹊和著作《伤寒论》《金匮要略》的张仲景。我认为黄元御老师为中医学术论述做出了非常杰出的贡献，所以在此向黄元御老师表示我的敬重与感恩！

　　感谢于 2015 年元旦促使我下定决心写作《〈四圣心源〉读书笔记》的姚习武、张正勇、王礼新；感谢在微信公众号"感悟黄元御"上第一批打赏鼓励的卢庆华、吕新平与张文灿等人；感谢微信群"华为中医武术群"与"极客中医群"中的骆驼、达人、风凌天下、小燕子、这样芬芳、威廉、旺兴、素雅风铃、别离草等人，是你们帮助我在微信群中共享黄元御学习心得，让我写作思路初步成型；感谢正安聚友会的王实介绍我进入正安聚友会深圳分会；感谢正安聚友会深圳分会会长赖庆星组织的中医学习入门班让我试讲了我的学习笔记，让我进一步理清了写作思路；感谢参加中医学习班的黄友贤、孙慧娟、汤春玲、袁少华、何勋、杜红斌、王景霞、李惠清等同学，你们的认真学习让我进一步细化了阐述过程，让读书笔记更加容易理解；感谢民间中医网的泥巴匠、风马牛鱼、万里天、阿伦、福田心耕、写意二校、浪海盲龟二校、劉连㊣網返、根尘不偶、谦明生、天色以晚、朝露、神海盲龟、

1234567、跳跳、梵天寸寸、经络—下雪、肖童、rosemary，是你们制作并校对了《黄元御医书十一种》电子版，让我可以方便地应用"查找阅读法"，大大提高了学习效率。

王金城

2019 年 2 月

目　录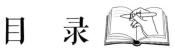

1 天人解

1.1 天人合一的基本概念

要点（1） 黄元御在"天人解"中表达了其学术思想的最主要框架。

《四圣心源》是黄元御学术思想的巅峰之作，"天人解"是其中最重要的章节。黄师30岁开始学医，36岁觉得医有小成而写作第一本书《素灵微蕴》，44岁才开始写作《伤寒悬解》《金匮悬解》。在完成对这两部经典的悬解之后，才构思写《四圣心源》，这也是黄氏学术思想的巅峰之作。《四圣心源》的写作花费了黄师好几年的时间，黄师是在先完成"天人解"之外的其他章节后，仍然觉得心中之意没有表达完整，最后增加了"天人解"内容，并将其作为《四圣心源》的第一卷。可见，黄师对"天人解"这一卷是非常重视的，这一卷也是《四圣心源》最重要的章节，同时也是为什么我们要花费很大精力来解读的原因。"天人解"为什么这么重要？黄元御老师在序文中做了一定的交代。我花费了整整一年的时间学习"天人解"，才慢慢领悟了其中的写作逻辑顺序。主要是因为我们不在古人的语言环境中，古人认为很简单的一些基本概念，而我们却很难理解，也觉得很难学习。下面的讲解过程中，我会逐字逐句地去解读，尽量用大家熟知的现代语言来阐释清楚这些基本概念。

要点（2） 天人合一是在"气"这个层次上的合一。

《四圣心源·天人解》原文：昔在黄帝，咨于岐伯，作《内经》以究天人之奥。其言曰：善言天者，必有验于人。然则善言人者，必有验于天矣。天人一也，

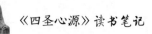

未识天道，焉知人理！

黄元御老师在"天人解"序文的第一段中说，在《黄帝内经》中，黄帝问道于岐伯，探究天与人的奥妙、道理。天的道理与人的道理是一致的，所以要想明白"人的道理"，就要认识"天的道理"。这也是为什么黄元御老师将自己最重要的一卷命名为"天人解"的原因。古人对这个"一"是非常重视的，孔子也曾经说过"吾道一也"，认为只要了解了这个"一"的道理，所有的道理就都懂了。那么这个"一"到底是什么意思呢？从中医角度来看，天与人都是由最基本的"气"组成的，而且天之气与人之气的运作规律是一样的。所以，"天人一也"其中的"一"指的就是"气"。先参照天之气的基本模型来认识人之气的基本模型，再来理解人体的生理、病理乃至治病医理、药理也就容易了。

上面的认识对不对呢？用我们前面说的"查找阅读法"来确认一下。查一下《黄元御医书十一种》中"天人"两个关键字在一起的引用情况。

《素问悬解·养生·生气通天论四》原文：人物之生，原通于天。自古及今，人物错出，所以通于天者，以其生育之本，本乎阴阳；阴阳之在人物，则为人物之气，而原其本初，实为天气；天人一气，共此阴阳而已。

《金匮悬解·脏腑经络·脏腑经络十三》原文：天人同气，人之六气，随天之六气而递迁。

《四圣心源·六气解·六气从化》原文：天人同气也，经有十二，六气统焉。

通过查阅，我们得到了上面关于"天人"二字的引用情况。《素问悬解·养生·生气通天论四》原文中的"天人一气"，是说天与人是通的，都是一气，而且天与人的一气是共同的，气是人、物的生育之本，天地之气就是人、物的阴阳。一气可以分为阴气与阳气，古文中有的地方用阴阳这个词来替代一气，将阴阳作为一气的另外一个称呼。《金匮悬解·脏腑经络·脏腑经络十三》与《四圣心源·六气解·六气从化》原文也都明确说明，天人是同气的。由此可知，"天人一也"的含意就是：天人合气，天人一气，天人同气。

《四圣心源·天人解》原文：慨自越人、仲景而后，秘典弗著，至教无传。

叹帝宰之杳茫，怅民义之幽深，徒托大象，不测其原，空抚渺躬，莫解其要。人有无妄之疾，医乏不死之方，群称乳虎，众号苍鹰。哀彼下泉之人，念我同门之友，作天人解。

黄师在这段"天人解"的序文中继续说：在秦越人（扁鹊）与张仲景之后，这些奥妙的原理逐渐地散落，大家都"徒托大象，不测其原，空抚渺躬，莫解其要"，只会大概地忽悠，并不理解其原委与要点。据此，黄师将《四圣心源·天人解》作为阐述中医医理的开篇之作。

要点（3） 学习中医，就是要建立人生命原理的模型，"气"就是这个生命原理模型。

思考问题的方法是，首先要为我们即将研究的对象建立一个模型，然后基于这个模型大家逐渐统一思路，统一理解，如此才能相互沟通，共同进步。前面已经说了，"天人一也"的含意就是天人合气、天人一气、天人同气，所以我们要为"气"建立模型。"气"的模型也就是人生命原理的模型。在为"气"建立模型之前，我们来看两个建立模型的例子。

记得小时候在农村种水稻，是分几个阶段进行的：阶段一，种上水稻后需要给田里灌满水并施肥，使禾苗长高；阶段二，苗长得差不多之后，要将水放掉，让苗停止生长，使禾苗准备长稻穗；阶段三，再次给田灌水，让稻穗灌浆。阶段一如果不施肥，则苗长不好；阶段二如果不停水，则有些苗继续长，有些苗开始长稻穗，没有办法统一管理与收割；阶段三如果不灌水，则稻穗就会是空瘪的。为什么我们能够这么好地种植水稻，是因为我们了解水稻生命原理模型，知道水稻生命在生长过程中的原理，并依据这个原理控制水稻的生长。

再举一个研究原子过程的例子，如果对物理学中的原子无感的人，请跳过这一段。在物理学走到研究原子的时候，对原子是什么、原子内部是如何构成的，科学家是走了弯路的。科学家一开始设想了这样的原子模型：原子类似于一个面包，均匀的物质占据了原子所在的空间，电子类似于面包上嵌的一些葡萄干。但是新西兰物理学家卢瑟福用 α 粒子去轰击物质，大部分粒子可以穿过去，而有很小部分有很大的散射角度，甚至有极小部分被反射回来，物理界称为"卢瑟福散射"。依据实验数据，卢瑟福建立了原子的"很小的原子核＋外面绕着转的电子"的模型，类似于太阳系，其中太阳相当于原子核，行星相当于电子。这个实验以及导出的原子模型，一举把原子结构的研究引上了正确的轨道，于是卢瑟福被誉为"原子物理学之父"。原子模型的正确建立，才有后面原子研究的进展，甚至后面核电厂、原子弹等原子能的利用，都依赖于原子模型的正确建立。所以说，一个正确的模型，一个正确的研究方法是非常重要的。

《四圣心源·天人解》从气、阴阳、四象、五行等基本概念与基本运作规律出发，描述了由此形成的脏腑、气血、精神、形体、经络等。短短6000多字就描述了中医生命原理模型，非常精彩！只是我们古文功底不够，很多时候不能理解其意。下面我就尝试用大家容易理解的现代语言将这个模型解说给大家，后面我们顺着"天人解"的文字，慢慢展开来理解。黄元御老师的《四圣心源·天人解》就是讲述中医生命原理模型的入门章节。

对于学习中医，我总结了三句话，这里先共享第一句话，就是"人秉一气而生，气秉周流之态"。这句话有两个意思：首先，人是因为拥有"一气"而有了生命，也就是说，人的生命根源是"一气"；其次，人的"一气"运作形态是"一气周流"。理解中医的"气"是中医入门必须具备的最基础知识，就跟学习数学的人，必须从阿拉伯数字0到9开始学习一样。再打个比方：学习修理汽车首先要学习汽车的基本运行原理，那么学习用中医来调理、调养、治疗身体，就要首先学习中医关于人体的基本概念和模型。这些都在《四圣心源·天人解》中。

1.2 气是生命体中无形的能量与信息

要点（4） "天人解"第一句话引出了气的概念。

《四圣心源·天人解·阴阳变化》原文：阴阳未判，一气混茫。

通过《四圣心源·天人解》的序文，我们了解了"天人合一、天人同气"。接着《四圣心源》正文的第一句话是"阴阳未判，一气混茫"。也就是说，还没有辨别阴阳的时候，一气是混茫的。所以说，学习中医一定要先清楚"气"的概念，而在学习"气"的概念前，要问问自己是不是具备"思考不可见东西的能力"。因为气不可见，如果不具备"思考不可见东西的能力"，就没有办法学习中医。

要点（5） 学习方法：要具备思考"不可见"的能力。

现在大多数人都只相信"眼见为实"，没有看见的东西，就假设它不存在。反过来讲，看不见的东西，是不是就真的不存在呢？记得初中第一次接触显微镜的时候，我们都觉得很神奇：哇，看起来非常平滑的洋葱表皮，里面藏着非常精致的细胞结构，而这些细胞结构是我们平时用肉眼看不见的。

再举一个例子来说明具备思考"不可见"的能力的重要性。1916 年，爱因斯坦基于广义相对论预言了引力波的存在。在物理学中，引力波是指时空弯曲中的涟漪，它通过波的形式从辐射源向外传播，这种波以引力辐射的形式传输能量。2015 年 9 月 14 日，LIGO 探测到首个引力波信号。2015 年 12 月 26 日，位于美国汉福德区和路易斯安那州的两台引力波探测器同时探测到了一个引力波信号，相当于证实了引力波确实是存在的。其实，引力波一直都存在：在 1916 年爱因斯坦预言它存在之前，它就存在；在 2015 年 LIGO 探测到它之前，它也存在。爱因斯坦利用数据的工具与逻辑推理语言来证明引力波的存在，就是预言了当时"不可见的引力波"。所以说，具备思考、推理"不可见"的能力是非常重要的。

"气"在中医理论中非常重要，《黄元御医书十一种》的 108 万字之中就出现了 16000 多个"气"字，但迄今为止还没有仪器可以检测与衡量人体内中医意义上的"气"。所以说，我们也要用思考与逻辑推理来理解当前不可见的中医的"气"。总而言之，学习中医一定要具备思考"不可见"的能力，这个能力是学习中医必备的能力。

要点（6） 用三个弹簧来理解"无形的能量与信息"。

"气"是无形的，我们先用三个铁制弹簧来说明如何去理解无形的东西。假设桌面非常光滑，又假设有一个弹簧A，放松地放在桌面上，它会安安静静地待在桌面上，永远不会动；接着假如有一个弹簧B，现在我们用手将这个弹簧压紧，然后松开它，这个弹簧B就将在桌面上周而复始地重复"弹开－收紧－弹开"的过程。观察到这个现象，我们就要思考：弹簧A与弹簧B有什么差别呢？有人回答：弹簧A就是铁，弹簧B除了铁之外还有被压紧过程中储蓄起来的能量，正是这些能量导致弹簧B不断地运动。我们继续假设有一个弹簧C，现在我们不仅仅将弹簧压紧，还一定程度扭曲它，然后松开它，这个弹簧C将在桌面上周而复始地重复"弹开－收紧－弹开"的同时又在一定程度上左右摇摆的运动，其摇摆的方式与我们刚才扭曲它的方式有关。观察到这个现象，我们继续思考：弹簧B与弹簧C有什么差别呢？我的思考是：铁是一样的，一般物理意义上经常被测量的能量也是一样多的，它们的差别还在于各自"记住"的变动方法不一样。弹簧B"记住"自己是被普通压紧的，弹簧C"记住"自己是被压紧同时扭曲了的。

其实我们在第一次比较静止的弹簧A与运动的弹簧B的时候，仅仅注意到能量，但是没有注意到能量中还"记录"了弹簧B是被"普通压紧"的。只有比较弹簧B与弹簧C的时候，我们才发现除了物理意义上的以"焦耳"来衡量的能量，它们还有"压紧方式"的信息，且不一样。总结起来就是，三个弹簧的差别在于其内在蕴含的能量与信息是不同的。现在将弹簧A与弹簧B拿开，我们独自面对弹簧C的时候，我们除了看到物质是铁之外，我们是不是可以"看见"（或者说思考到）其中"无形的能量与信息"呢？具备这样的思考能力，我们才能学习好中医。

要点（7） 气的定义。

通过对上面弹簧"无形的能量与信息"的思考，我们可以将"气"定义为：生命体中包含的某种"无形的能量与信息"。生命体完全丧失了这些"气"则生命结束，两个不同的生命体之间最大的差别就是它们包括的"无形的能量与信息"不同。中医被质疑的一个很大因素就是有些基础概念说不清楚，所以为中医最基础的概念"气"做一个定义，是一个必须跨过去的坎。这个定义是我自己学习思考之后的总结，供大家参考。

要点（8） 用两个例子深入思考"气"。

在后续的学习中，要时刻记住我们面对的是"气"，生命体有气，精子有气，受精卵有新生命的气。为了加强对气的感悟，我们再通过两个例子来理解"气"。

首先来看第一个例子，黄豆与绿豆的"气"是不同的，因为黄豆只能长出来黄豆芽，绿豆只能长出来绿豆芽。为什么呢？可能有的人会说："是DNA决定的，黄豆有黄豆的DNA，所以它只能长黄豆芽，绿豆有绿豆的DNA，所以它只能长绿豆芽。"可我认为DNA只是描述黄豆中"无形的能量与信息"的一个侧面，并不能代表黄豆生命之气的全部信息，我们用下面这个例子说明这点。

同卵双胞胎包含的气也是不同的。我们都知道，同卵双胞胎从外表看，相似度是非常大的，在外人看来几乎是一个模样，他们的DNA差别也是非常小的。但是，同卵双胞胎表现出的性格往往差别很大，那么为什么这么小的DNA差别可以产生这么大的个体生命差异？这个问题当前是没有答案的。所以我认为DNA只是描述人体之气的某一个侧面，并不能完全测量人体的生命之气，而气包含了个体成长的全部能量和信息。

到目前为止，我们给了"气"的这个定义，很容易让不少人产生这样的想法：这个所谓的生命体中的"气"是从哪里来的呢？

1.3 气的生长周期：精气神的转化过程

要点（9） 精气神的转化过程。

气就是神，在精子与卵子结合成受精卵的时候产生。我们首先来看《灵枢悬解·外候·天年五十》原文："黄帝问于岐伯曰：愿闻人之始生，何气筑为基？何立而为楯？何失而死？何得而生？岐伯曰：以母为基，以父为楯，失神者死，得神者生也。"黄帝询问岐伯，人是如何开始生命的呢？得到什么就开始生命？失去什么就丧失生命而死去呢？岐伯的回答是：得到"神"则生，失去"神"则死。我们在给"气"进行定义的时候说，生命体得"气"则生，丧失了"气"则死。问题就来了，我们定义的"气"与《灵枢悬解》条文"失神者死，得神者生"中的"神"有什么关系呢？《灵枢悬解·神气·本神三十八》原文："精者，生化之始基也，……当其男女交时，两精相抟，凝此一段祖气，清虚灵妙，是谓之神。"当男人与女人交合的时候，男人的精子与女人的卵子相结合，凝聚了一股"祖气"，这股祖气清虚灵妙，这股气就是"神"。所以说，神就是生命开始时候的那股气。这个跟我们给气的定义是一致的。我们给气的定义与《灵枢悬解》中的"神"是一回事。生命体"得气则生，失气则死"，人"得神者生，失神者死"。这也回答了上面提出的问题，生命体中的"气"是从哪里来的？是在精子与卵子结合成受精卵时诞生的。

精子中的气与卵子中的气是诞生新生命之气的根因。我们接着来思考第二个问题：男人的精子与女人的卵子中有什么东西，使得二者合体之后就可以产生新的气，产生新的生命呢？我们还是继续参考黄元御老师的书。《素灵微蕴·胎化解》原文："两精相抟，合而成形，未形之先，爰有祖气，人以气化而不以精化也；精如果中之仁，气如仁中之生意，仁得土气，生意为芽，芽生而仁腐，故精不能生，所以生人者，精中之气也。"这里说的是：男人的精子与女人的卵子就好比是一个果实，就比如说那颗黄豆，黄豆中包含的气才是生长豆芽的关键，而不是黄豆中的淀粉与蛋白质，生命的产生是因为男人精子中的气与女人卵子中的气，这两股气合并而成新的生命之气。《素灵微蕴》是黄师写作的第一本书，黄师在这本书的第一卷的第一节就先探讨生命的根源，所以我们学习中医也应该首先探讨生命的模型是什么。生命来源于精，对于人来说，男子的精为精子，女子的精为卵子。但是黄师继续提醒我们，不要仅仅关注到"精"的可见物质基础，还应该进一步关注"精中之气"，要关注精中无形的能量与信息。我们现在经常说男子不育的一种就是"精子缺乏活性"，我个人理解就是精子的物质生成了，但是其中蕴含的"气"（能量）不够，导致精子活性不够。

那么男人精子中的气与女人卵子中的气又是如何诞生的呢？参考《灵枢悬解·本神三十八》原文："而阴阳之理，本自互生，其所以化精者，以其中有神也。"其实这就是一个生命延续的过程。父亲与母亲的生命也是从受精卵开始的。受精卵形成之后，不断从母体吸收能量，出生之后通过饮食吸收能量，能量聚而形体不断长大，然后发育成熟。人体发育成熟到一定阶段，就会将自己的一部分气、一部分"无形的能量与信息"封藏在自己的精中，也就是封藏在男人的精子与女人的卵子中，并传递给下一代。就这样，两精之气凝结成新生命之气，新生命成长之后又将自己的气封藏到自己的精中。周而复始，生命得以延续。那么，问题就又来了，第一个生命的"气"是如何诞生的？这个我们就暂时不探讨了。

总结：新生命是由男人精子中的气与女人卵子中的气结合而成；而这两部分气在受精卵育化成人且发育成熟之后，又由人体将其一部分气、一部分能量与信息封藏在男人的精子中或者女人的卵子中。这就是一个周而复始的过程。

1.4 气的基本运行规律：一气盈缩

要点（10）　中医研究气的方法：不以数推，以象之谓也。

接下来我们研究"气"的运作规律。再看一下《四圣心源·天人解·阴阳变化》原文第一句："阴阳未判，一气混茫。"这是说一气还没有开始运转的时候，是混混茫茫、充满能量的。前面我们已经将"气"的概念讲解清楚了，所谓"一气"，就是生命体中包含的"气"。其实天也是有这样的总体一气的，天与人一样，是以"气"的模型运作的，都蕴含了"无形的能量与信息"，这就是"天人同气"的概念。黄元御老师在《四圣心源·天人解·阴阳变化》实际上讲述的是天的气、人的气的运作总体规律。我们要思考的是，为什么用"混茫"来形容一气？这其实说的是气的一种"混混茫茫、充满能量"的表现，是一种气表现出来的现象。这就是我们接下来要研究的气的方法：不以数推，以象之谓。不用数字推算，而是以气对外表现出来的"象"，也就是"现象"来对气进行归纳分析。

"气"是无形的，如何研究呢？我们先类比一个例子：一个军队有没有军魂，如何判断？军队的军魂如何衡量？军魂没有实体，如何锻造？实际上我们是通过军队的军容、军纪、关键时候是不是顶得上、能不能舍身报国等多方面来了解的。我们没有办法对军队的军魂有一个衡量值，但是我们确确实实可以感受到一个军队有没有军魂。当我们说感受的时候，实际上就是在感受军魂给我们带来的一种"象"，一种"现象"。

同样，作为生命体中的气，其每时每刻都对外表现出各种各样的现象。当为不同的目的进行气的研究的时候，我们就采用不同的象来理解这五行的气。回到中医范畴的"气"，我们如何研究"气"呢？我们没有办法精准测量"气"，但是"气"对外表现的"象"（现象）是我们可以感受与衡量的。对这些"象"的研究，中医的方法就有二法、四法、五法、六法，还有很多方法我就不列出来了，我个人认为若掌握好这四个方法，已经不得了了。大家是不是觉得很难接受二法、四法、五法、六法的名称，我换一个名称大家是不是可以接受？二法就是阴阳；四法就是四象，即木、火、金、水；五法就是五行，即木、火、土、金、水；六法就是六气，即木、君火、相火、土、金、水。这些概念我们接下来就要在本书中一一讲解清楚。对于人体的"气"，我们可以通过其表现出来的"象"来理解它、调理它。

《素问悬解·运气·五运行大论七十六》原文：夫阴阳者，数之可十，推之可百，数之可千，推之可万；天地阴阳者，不以数推，以象之谓也。

在中医中，研究气的最简单的方法就是二法，就是将一气分为阴气与阳气，所以很多时候我们都用阴阳来代表气。所以刚才《素问悬解》中的那句话的含义就是：研究气，如果不断细分，数量可以从十到百，从百到千，甚至成千上万，或者更多，那么我们如何研究呢？研究的方法就是：不以数推，以象之谓。不用数字推算，而是用"象"来对其进行归纳分析。天地阴阳者，不以数推，以象之谓也。中医并不是通过无限细分去研究"气"，细分的程度只要可以支撑我们做生命原理分析与生命维护保养就可以了。例如对于一杯水，我们只要了解四个状态：烫的水，温的水，凉的水，冰的水，就可以协助我们判断什么时候喝什么水了，不需要准确知道这四种状态的水的温度范围是多少。实际上这四种水的温度范围也是不一样的，烫的水可以是 60~100℃，温的水可以是 30~60℃，凉的水可以是 10~30℃，冰的水可以是 0~10℃。甚至对每个人来说，烫的水与温的水的范围都不一样。我们不需要深究水的具体度数，只要适合人体的需要而使用就可以了。这就是中医思维的一个精髓。

要点（11）　气运动的初始状态称之为太极。

理解气运动的初始状态需要再看一下《四圣心源·天人解·阴阳变化》原文："阴阳未判，一气混茫。"这句话表示的是一气在运转之前的太极状态。"阴阳未判"代表的是时间，是阴阳还没有区分（既然还没有区分，我们就不管阴阳是什么）的时候；"混茫"代表的是状态，是混混茫茫、充满能量而未运转的状态。这个时间的这个状态，我们命名为太极。我们接着看关于气的太极状态的参考。《长沙药解·卷一·甘草》原文："人之初生，先结祖气，两仪不分，四象未兆，混沌莫名，是曰先天。"这里的两仪其实也是指阴阳。《四圣心源·天人解·脏腑生成》原文："人与天地相参也，阴阳肇基，爰有祖气，祖气者，人身之太极也。"这些都是对太极的描述。所以在人的生命诞生的那一刻，在两精相抟凝一祖气的时刻，人身的太极就形成了。这个太极是一个标志，标志着这个人相比于其他人有不一样的那"一气"。在漫漫中华文化发展过程中，这个太极也有很多名称，例如祖气，一气，元气，先天，不管是什么名字，都是指人的初生，是后天"一气周流、土枢四象"运作开始之前的根基。黄师《四圣心源》第一句话是"阴阳未判，一气混茫"，是因为任何事物的发展第一阶段都是"太极"的一气阶段，是混茫的、充满能量的。人体之"一气"一旦开始运动，则进入后天状态，我们可以根据一气运动之"象"去研究它。"阴阳未判，一气混茫"则表示一气在运转之前的太极状态。

要点（12）　气运行的基本表象：盈缩交替。

气在太极阶段，是混茫的、充满能量的。太极只是一气产生那一时刻的状态，那么太极时刻之后，一气的运动规律是如何的呢？按照我们现在生活的三维空间对其进行形象描述，一气这团能量是在膨胀、收缩、再膨胀、再收缩的运转。膨胀的过程称之为"盈"，收缩的过程称之为"缩"，所以说一气运行的基本表象是"盈缩交替"。任启松老师说的"一元盈缩"，是对一气运作的最形象描述。为什么叫"一元"呢？因为人之一气有很多时候又被称为"元气"。我们来看一天之内从早到晚，天地的气是如何盈缩的。早晨太阳出来，天地一气逐渐充盈，向外扩张；午后太阳西行，天地一气逐渐收缩；太阳落山以后，天地一气即进入闭藏状态。第二天又是这样"盈缩"。同样，如果从一年四季来看，春天天地之气开始扩张，到了夏天扩张到最大，秋天天地之气开始收缩，冬天天地之气收缩到最小。天地每天向人演示变化的盈缩之道，人体一气合于天地一气而处于盈缩的状态。

《素问·六微旨大论七十七》原文："出入废则神机化灭，升降息则气立孤危；故非出入则无以生长壮老已，非升降则无以生长化收藏。"其实说的也是一气运作的规律: 一气盈缩是持续运行的,若停止运行则不能"出入""升降"，则人之一气变化停止，生命终止矣。一气的盈与缩是必须时刻都同时进行的，只有盈而无缩则气散，只有缩而无盈则气积，盈的时候实际上是一气盈多缩少，而不是只有盈；缩的时候实际上是一气缩多盈少，而不是只有缩。

1.5　阴阳的基础概念：一气浮沉

要点（13）　阴阳的定义：一气盈缩运动过程中表现出来的两种象。

《四圣心源·天人解·阴阳变化》原文：气含阴阳，则有清浊，清则浮升，浊则沉降，自然之性也。升则为阳，降则为阴，阴阳异位，两仪分焉。

先理解"气含阴阳"的含义。一气一直在进行着膨胀、收缩、再膨胀、再收缩这样反复交替的运动，那一定有某种机制，让一气扩张出去，也一定有某种机制，让一气收缩回来。一气中同时包括这样的让一气扩张出去的机制与让一气收缩回来的机制，这就是"气含阴阳"的意思。另外一种说法是，让一气扩张出去的一定是清透的、质量轻的气，让一气收缩回来的一定是浑浊的、质量重的气，这就是"气含阴阳，则有清浊，清则浮升，浊则沉降，自然之性也"。这里要理解，清浊是描述一气的某种说法。阳气是一气中"盈"的状态的那部分气，既然盈、膨胀到最外面，这部分气必然是轻盈的、清虚的；阴气是一气中"缩"的状态的那部分气，既然缩、收敛到最里面，这部分气必然是沉重的、浑浊的。这就是气分为阴阳之后，清浊的概念。在后续阅读《黄元御医书十一种》的过程中，清浊的概念会经常用到，所以必须理解这个概念。

一气在太极之后的盈缩运动中，自然就产生了阴阳。一气膨胀到大的时候称为阳，一气收缩到小的时候称为阴。当我们说一元盈缩的时候，是站在一气的外部观察这一气的。如果站在一气的最中心看，则一气就是在不断远离、靠近、远离、靠近的过程，这时候实际上就是一气升、降、再升、再降反复交替的过程。这样我们就可以总结，一气在太极之后的运作，实际上包括两种运动：一种是上升、向外、发散的运动（盈），一种是沉降、向内、收敛的运动（缩）。上升、向外、发散的运动则导致气在外，在外则为阳，这就是"升则为阳"的意思。下降、向内、收敛的运动则导致气在内，在内则为阴，这就是"降则为阴"的意思。清气为阳，浮升在外，浊气为阴，沉降在内。这就是太极生两仪的过程，一气变成阴气与阳气了。

清气上升则为阳，浊气下降则为阴，一气盈缩则太极状态就可以区分成阴阳两种状态了，这就是所谓的太极生两仪。所谓的两仪，就是阴阳两个概念，太极生两仪就是太极生阴阳。这样我们就可以给出阴阳的定义了。一气中在上的、在外的、相对无形的那部分气，称之为阳气，简称为阳；一气中在下的、在内的、相对有形的那部分气，称之为阴气，简称为阴。气含阴阳，一气中包含阴气与阳气。一气中阴的状态与阳的状态，实际上就是一气运转的两种象。

要点（14）　阴升而化阳，阳降而化阴。

有了阴阳的概念之后，一气盈缩的运行规律可以描述为：阴升而化阳，阳降而化阴。一气"盈"的过程就是一气中的阴气从内往外走，阴升而化阳的过程；一气"缩"的过程就是一气中的阳气自外往内走，阳降而化阴的过程。盈缩交替实际上就是"阴升而化阳，阳降而化阴"，交替进行，永不停歇。

另外还需要理解的是，阴气与阳气本质上还是一气。黄师在"阴阳变化"

小节的后面说了"阴阳即中气之浮沉。分而言之，则曰阴阳，合而言之，不过中气所变化耳"，就是指区分开来说，一气分为阴气与阳气，但是如果不区分，实际上阴气就是一气沉降在下，阳气就是一气浮升在上而已啊。这里的中气概念就是一气，我们后面说。

要点（15） 一气可以持续进行细分：阴中有阳也有阴，阳中有阴也有阳。

用阴阳来区分一气的两种状态，还有一个情况需要继续深入讨论一下，那就是"阴中有阳也有阴，阳中有阴也有阳"，阴阳不断细分可以推演万物。一气可以分为阴气与阳气，阳气是在外面的气，阴气是在里面的气。但是阳气在外面还是可以区分为两部分，即在最外面的气，与在外面但是稍微靠里面一点的气，这样阳气就分为"阳气中偏于阳的那部分气"与"阳气中稍微偏阴的那部分气"。同样，阴气也可以区分为 "阴气中偏于阴的那部分气"与"阴气中稍微偏阳的那部分气"，这就是"阴中有阳也有阴，阳中有阴也有阳"。一直细分下去，可以将世间万物都用阴阳属性进行细致分割。《素问悬解·运气·五运行大论七十六》原文："阴阳者，数之可十，推之可百，数之可千，推之可万，万之大，不可胜数，然其要一也。"就是说阴阳细分可以表达万物的阴阳属性，但是最重要的还是一气，还是"气"的运动模型。阴气可以继续分阴阳，阳气继续细分也可以分阴阳，阴阳不断细分，可以表达万物的扩张与收缩的属性，但是要注意到我们始终以"气"来建立研究模型，所以说"其要一也"。阴阳细推可以用来表示万物，然终究其实还是一气。以树来举例子：一棵树整体看，地面下的树根为阴，地面上的树干为阳；对地面上的树干而言，树干的主干为阴，树枝为阳。对树枝而言，树枝的内部为阴，树枝的皮为阳。

一气的阴阳可以不断细分，我们如何把握细分的"度"呢？中医研究并不是以无限细分去研究，而是以一气的"象"去研究。若将一气分为两个大"象"，则为阴阳。若将一气分为四个大"象"，则为木、火、金、水。后面还有更细的划分以帮助我们对一气进行分析与研究，要体会这样的分析方法。但细分的界限在什么地方呢？只要可以支撑我们做生命原理分析与维修保养就可以了。

要点（16） 以弹簧的例子来类比阴阳。

为加深对阴阳概念的理解，我们还用一个弹簧来类比阴阳。假如有一个弹簧，现在我们用手将这个弹簧压紧，然后松开它，这个弹簧就将在桌面上周而复始地重复弹开－收紧－弹开的过程。我们不仅仅要用肉眼看到弹簧的形状在不断改变，我们还需要通过弹簧的"象"来思考无形的能量的转换过程。弹簧在收紧的时候，能量是分布在聚拢的弹簧上的，此时的能量是聚拢的、在内的，所以此时弹簧（包括能量）处于"阴"的状态；弹簧在弹开的时候，能量是分布在弹开的弹簧上的，此时的能量相对来说是发散的、在外的，所以此时弹簧（以及能量）处于"阳"的状态。当然我们也应该注意到，不管是处于阴的状态的弹簧还是处于阳的状态的弹簧，实际上都是弹簧，不会变出新的东西来。这样我们就再次通过类比理解了，不管是阴气还是阳气，实际上就是一气。

任何一个时刻，一气中都有一部分气正在进行"盈"的过程，而另外一部分气正在进行"缩"的过程。一气的大部分处在盈的过程，小部分处在缩的过程，则一气总体处于盈的过程；一气的大部分处在缩的过程，小部分处在盈的过程，则一气总体处于缩的过程。一气是可以任意细分的，所以不可能有某个时刻，一气的所有部分都处于"盈"的过程；也不可能有某个时刻，一气的所有部分都处于"缩"的过程。所以用一个弹簧来类比一气，有时候并不准确。实际上一根弹簧只是相当于一气的一个最小部分，而类比一气更好的模型是：一群弹簧。一群弹簧中的每个弹簧都在时刻进行弹开－收紧－弹开的过程，从而形成了一气（这群弹簧）整体上存在的一个大的弹开或者大的收紧过程。任何时候，这群弹簧中都有一部分弹簧在弹开，另外一部分弹簧在收缩。这群弹簧的大部分弹簧在弹开的过程中，小部分在收缩的过程中，整个弹簧群则处于弹开的大趋势中，也就相当于处于阴化阳的过程中。这群弹簧的大部分弹簧在收缩的过程中，小部分在弹开的过程中，整个弹簧群则处于收缩的大趋势中，也就相当于处于阳化阴的过程中。

1.6　中气与四象的概念：阴阳升降则为四象

要点（17）　土为枢轴，是一气不停盈缩的动力来源。

　　一气时刻处于盈缩交替、周期进行的反复运动中，是什么导致了这样的运动呢？《四圣心源·天人解·阴阳变化》原文："清浊之间，是谓中气，中气者，阴阳升降之枢轴，所谓土也。"这里说的就是，中气就是"阴阳升降的枢轴"，是驱动阴升阳降的枢纽、轴心。清气在外为阳，浊气在内为阴，清浊之间，是谓中气。怎么理解这样的说法呢？清气、中气、浊气，都是一气的某个部分，其分界线在什么地方？我的理解是，实际上并没有明确的界限。《四圣心源·天人解·阴阳变化》原文："阴阳即中气之浮沉；分而言之，则曰阴阳，合而言之，不过中气所变化耳。"所以实际上一气就是中气，整体一气就是中气，中气就是土。一气本身具备让一气上升、下降的动力与机制。中气、土，其实就是人之一气的另外一个名称。土为枢轴的含义：一气的整体是一气不停盈缩的动力来源。

　　我们还以弹簧来举例子。是什么东西让弹簧可以按弹开－收紧－再弹开－再收紧做周而复始的运动呢？是弹簧的哪一部分吗？中医思考方式得到的答案是：是弹簧内部蕴含的能量与信息使其进行弹开－收紧－再弹开－再收紧的周而复始的运动。所以说弹簧包含的能量与信息的整体就是弹簧的中气、弹簧的土。黄师写道：清浊之间，是谓中气，中气者，阴阳升降之枢轴，所谓土也。其实如果换一个方法写作就是：阴阳之间，是谓中气，中气者，清浊出入之枢轴，即所谓土也。我这样换一个写法的意思是，我们阅读古籍、学习中医，要"去名相，执大象"，要时刻通过名词看实际含义，不管我们增加了多少种说法，一气运动的本质就是盈缩。当然我们还要有心理准备，土是一个多义字。我们当前理解了土的第一个含义，即土就是中气，就是人之一气。后面在讲解五行的时候，再讲解土的另外一个含义，即一气的五行中偏于土的那部分气。

要点（18）　气的运作规律细化描述：中气斡旋，阴极生阳，阳极生阴。

增加了中气、阴阳的概念之后，一气盈缩的运行规律可以描述为：中气斡旋，阴极生阳，阳极生阴。一气"盈"的过程就是一气中的阴气自内往外走，阴升而化阳的过程；一气"缩"的过程就是一气中的阳气自外往内走，阳降而化阴的过程。盈缩交替实际上就是"阴升而化阳，阳降而化阴"，交替进行，永不停歇。气一直运动是由中气作为枢轴的动力导致的。

要点（19）　四象的定义：四象就是阴阳升降过程中对一气的进一步细分。

《四圣心源·天人解·阴阳变化》原文：枢轴运动，清气左旋，升而化火；浊气右转，降而化水。化火则热，化水则寒。方其半升，未成火也，名之曰木。木之气温，升而不已，积温成热，而化火矣。方其半降，未成水也，名之曰金。金之气凉，降而不已，积凉成寒，而化水矣。水、火、金、木，是名四象。

在土这个枢轴驱动之下，一气中的清气上升到上面的那部分气是阳气，一气中的浊气沉降到下面的那部分气是阴气，而上面这段话说"升而化火，降而化水"，所以我们就得到了水火的定义了。一气上升到上面的那部分气就是火气，有时候简称为火；一气沉降到下面的那部分气就是水气，有时候简称为水。如果将一气从水变为火、从火变为水的过程中继续细分，就形成水、火、金、木四个部分：一气（阳气）上升到一半，称之为木，也称木气，就是一气中温暖、升的速度最快的那部分气；一气（阳气）全升到上面，称之为火，也称火气，就是一气中最热（发散）、升到顶点、下一阶段即将下降的那部分气；一气（阴气）下降到一半，称之为金，也称金气，就是一气中凉爽、降的速度最快的那部分气；一气（阴气）下降到下面，称之为水，也称水气，就是一气中最寒（凝聚）、降到底点、下一阶段即将上升的那部分气。但是不管如何进一步细分，四象也好，阴阳也好，都是原来的一气。四象就是阴阳升降过程中对一气的进一步细分。

我们再次用弹簧来辅助理解四象。假设有一个弹簧，用手将其捏得很紧，然后在一个光滑的桌面上将其放开，弹簧将在很长一段时间内，周而复始地重复运动（缩到最小、弹开、弹到最大、收缩、缩到最小、又弹开……）。弹开到一半的状态可以类比为木，就是在快速上升，升的速度最快的时候。弹开到最大的状态可以类比为火，就是在发散、下一阶段将收缩的时候。收缩到一半的状态可以类比为金，就是在快速下降、降的速度最开的时候。收缩到最小的状态可以类比为水，就是在凝聚、下一阶段将弹开的时候。我们不仅仅要关注到弹簧的形状变化，还需要关注到弹簧内的能量变化。任何四个状态，其实都是弹簧而已，本质没变，都是弹簧。弹簧中包含的能量与信息，统称为土。

要点（20）　四象就是阴阳，阴阳就是一气。

《四圣心源·天人解·阴阳变化》原文：四象即阴阳之升降，阴阳即中气之浮沉。分而名之，则曰四象，合而言之，不过阴阳。分而言之，则曰阴阳，合而言之，不过中气所变化耳。

四象其实就是阴气上升、阳气下降过程中的不同阶段，只是我们将之称为四象而已，实际上它还是阴阳。同样，阴阳实际上就是一气的浮沉、升降、出入，只是我们将之称为阴阳而已，实际上它还是一气。在弹簧的例子中，我们关注弹簧状态的变化，但是任何一种状态的弹簧，本质没有改变。

要点（21）　木温、火热、金凉、水寒，是人感悟一气周流的象。

《四圣心源·天人解·阴阳变化》原文：化火则热，化水则寒；方其半升，未成火也，名之曰木；木之气温，升而不已，积温成热，而化火矣；方其半降，未成水也，名之曰金；金之气凉，降而不已，积凉成寒，而化水矣。

一气盈缩的过程中，一气中的能量并没有增加或者减少，为什么我们对四象之气有"木温、火热、金凉、水寒"的感受呢？这是因为研究一气都是根据象来进行的，而"象"是人观察一气得到的感知，这样就有了对一气的"温热凉寒"的印象了。当一气处于水（蛰藏）的状态时，一气的能量最大程度上蛰藏起来，这时候人对这一气的感知就是"没有感觉到什么能量"，所以是寒的；当一气处于火（发散）的状态时，一气能量得到最大的绽放与展示，这时候人对这一气的感知就是"能量充沛",所以就是热的。虽然这一气在水与火两种状态下,能量总量是一样的,但是别人可以感知的"象"是不一样的。木温,是一气从水寒的状态向火热的状态迁移过程的中间态;同样,金凉,是一气从火热的状态向水寒的状态迁移过程的中间态。木温,气往上走;火热,气发散在上;金凉,气往下收;水寒,气蛰藏在下。

要点(22) 人之一气在人体中的升降状态是左升右降。

在讲解四象的时候引入了"左右"的概念。一气升降是分左右的。我们来看原文。《四圣心源·天人解·阴阳变化》原文:"枢轴运动,清气左旋,升而化火,浊气右转,降而化水。"我们启用"查找阅读法"来看《黄元御医书十一种》中对左右的引用,得到以下内容。先看《四圣心源·杂病解下·中风根原》的两个方子:桂枝乌苓汤(桂枝,芍药,甘草,首乌,茯苓,砂仁)治左半偏枯者,黄芪姜苓汤(黄芪,人参,甘草,茯苓,半夏,生姜)治右半偏枯者。再看《四圣心源·七窍解·耳目根原》的两个方子:柴胡芍药丹皮汤(黄芩,柴胡,白芍药,甘草,丹皮)治左目赤痛者,百合五味汤(百合,五味,半夏,甘草,丹皮,芍药)治右目赤痛者。人之所以生病,就是人之一气不能顺畅地运动,不能顺畅地盈缩、升降了。从上面的"中风"与"眼睛赤痛"左右病的地方不同、治法不同就可以看出来,人的一气也是左右不同的,人之一气是左边升,右边降的。所以左边生病要多用让一气升的药,右边生病要多用让一气降的药物。治左边的病,典型代表药是桂枝;治右边的病,典型代表药是半夏。

我们还没有讲解完成人的生命模型,本来不应该带上这么多药物、治病的概念,我们只是在这里说明人的一气升降是分左右的,左边升,右边降,这是有道理的。一气盈缩本没有左右的概念,就是一团能量与信息周期性盈缩的过程。在人之一气逐渐形成人体之后,首先产生了上下、前后的概念,在形成了有上有下、有前有后的形体之后,人体一气的总体周流才有了左升右降。人之生病,就是人之一气不能顺畅盈缩、升降了,因为人之一气是左升右降的,所以人病在左与病在右的治法是不一样的。我们继续讲解天与人的基本道理,不再进一步深入分析"左右"的原因,具体的治病原理我们在"六气解"的最后面来讲解。

1.7　五行的基础概念：土合四象，是为五行

要点（23）　四季类比四象。

《四圣心源·天人解·阴阳变化》原文: 四象轮旋，一年而周。阳升于岁半之前，阴降于岁半之后。阳之半升则为春，全升则为夏；阴之半降则为秋，全降则为冬。春生夏长，木火之气也，故春温而夏热；秋收冬藏，金水之气也，故秋凉而冬寒。

这里将四季与四象对应起来了。春天对应木气，夏天对应火气，秋天对应金气，冬天对应水气。这里再次说明，人的一气与天地一气的模型，在"气"这个层次上是一致的，也有生、长、收、藏四个阶段。《素问悬解》的"四气调神论"讲的就是人的一气应该如何顺应天地一气的四季来调节、来养生。春天生发，就像种子发芽；夏天成长，就像树木茂密长大；秋天收敛，就像果树结果子；冬天闭藏，就像动物冬眠一样。人之一气的养生也要顺应这天地四季之气的变化，所以称为"四气调神论"。

要点（24）　土合四象，是谓五行。

《四圣心源·天人解·阴阳变化》原文: 土无专位,寄旺于四季之月,各十八日,而其司令之时，则在六月之间。土合四象，是谓五行也。

这段话让很多人迷惑，都说非常难以理解。我在反复思考之后，觉得应该是土有两种含义，这两种含义在同一段话中出现导致了理解的困难。先回顾一下前面描述的中气、土，也就是人之一气的另外一个名称。木气、火气是阳气上升的两个阶段，其本质都是一气；金气、水气是阴气沉降的两个阶段，其本质也是一气。这就是所谓的四象即阴阳之升降，阴阳即中气之浮沉；分而名之，则曰四象，合而言之，不过阴阳；分而言之，则曰阴阳，合而言之，不过中气所变化耳；清浊之间，是谓中气，中气者，阴阳升降之枢轴，所谓土也。这个时候说的土就是"广义的土"，也是一气、中气的别称，它所代表的是

一气的总体状况，是迷迷茫茫、充满能量的一气，类似宇宙大爆炸的初始状况，是闷热的状况。

接下去说"狭义的土"。天地之气的一年四季变化，实际上就是一气的生、长、收、藏，即春生、夏长、秋收、冬藏。上半年一气处于盈的过程，下半年一气处于缩的过程，而在盈缩转换的夏秋交界之际，是湿气最盛的时候，是谓长夏。我们研究一气的时候，若以四分法来研究，则分为木、火、金、水；如果以五分法来研究，将火热与金凉之间增加了一个土湿，则为木、火、土、金、水。四分法研究一气的时候，我们说的土就是广义的土，实际上就是一气，是迷迷茫茫、充满能量的状态。如果我们对一气通过五分法进行研究，那么一气的哪一部分与广义的"土"的迷迷茫茫、充满能量的状态最匹配、最相像呢？实际上就是一气从火热向金凉转化过程中的中间状态。如果一年分为四个部分，即为春、夏、秋、冬。如果一年分为五个部分，即为春、夏、长夏、秋、冬。长夏就是天地一气从夏转变到秋的中间状态，也是迷迷茫茫、充满能量、闷热的，我们将这阶段的气看成是狭义的"土"。其之所以也叫"土"，是因为这时候的一气与广义的"土"、一气的状态最相似、最匹配、最相像。

总体说来，对一气通过四分法来研究就是木、火、金、水，对一气通过五分法来研究就是木、火、土、金、水。"土无专位，寄旺于四季之月"，这时候说的土实际上就是一气，实际上四季之气都是土气。"其司令之时，则在六月之间"，这时候说的土实际上就是狭义的土，专指火气向金气转化的中间状态的一气。中文的多义字很有意思，但这也是中医难以理解的原因之一。

要点（25）　土湿之象，气凝滞而不能动弹的象。

对于土气，我们还需要来理解"土湿"的象。黄师在《四圣心源·六气解·太阴湿土》中载"《子华子》：阴阳交，则生湿。湿者，水火之中气。"我是这样理解的：火气是一气的能量发散在极致的状态，是气向外、向上运动的极致，接下来就是要往内、往下收敛，从向外发散转变到向内收敛的第一步就是气的发散要停下来，这要靠枢纽的能量，而停下来的状态很类似一气初始的状态"闷热、迷迷茫茫、充满能量而不运动"，这也就是为什么将这个状态命名为狭义的"土气"的原因。这个状态跟自然界的土因为有水而湿，因为湿而黏滞、动不畅快很类似，所以就用土"湿"来表述这个象了。我们来参考阅读《黄元御医书十一种》中的"湿热"与"湿寒"的用法再来理解"湿"。在《黄元御医书十一种》中全文查找"湿热"有189处，全文查找"湿寒"则有168处。我们只看《四圣心源》中的引用。《四圣心源·劳伤解·吐血》原文："吐血之证，中下湿寒。"《四圣心源·杂病解上·癫狂根原》原文："在上之痰，半成湿热，在下之饮，纯属湿寒。"《四圣心源·杂病解上·气鼓》原文："膀胱湿热，小便红涩者，加栀子清之。"参考这些，我们就可以看出：湿不仅仅是狭义的土的特征，膀胱、肾、肝、肺也经常被形容成湿热、湿寒。所以说湿是一种气转不动的状态，湿热是能量聚集而且转不动的状态，湿寒是能量不能聚集气转不动、气转动不到的状态。总结起来就是：土湿之象，即一气凝滞而不能动弹的象。

1.8　五行生克的概念：以气而不以质

要点（26）　五行相生，就是一气周流的过程中，气的变化顺序而已。

《四圣心源·天人解·五行生克》原文: 五行之理, 有生有克。木生火, 火生土, 土生金, 金生水, 水生木。

五行的道理，有五行相生，有五行相克。五行相生的顺序是：木生火，火生土，土生金，金生水，水生木。建立了中气、一气、阴阳、四象、五行的概念之后，原来非常难以理解的五行相生就很容易理解了。五行相生就是在一气周流的过程中，气的变化顺序而已。相生的概念，就是一气周流的发展规律（生、长、化、收、藏）的递进过程。例如木生火，木气生发之后，自然就是长养阶段，所以一气将发展到火的阶段。这个就跟春天过去了，就一定是夏天一样。一气是在周而复始地进行木、火、土、金、水的变化，所以说"金生水"之后又是重新开始的"水生木"。

《四圣心源·天人解·五行生克》原文: 盖天地之位, 北寒南热, 东温西凉。

阳升于东，则温气成春，升于南，则热气成夏；阴降于西，则凉气成秋，降于北，则寒气成冬；春之温生夏之热，夏之热生秋之凉，秋之凉生冬之寒，冬之寒生春之温。

接着黄元御老师用四季类比四象，四季的更替也符合四象相生的顺序。一年四季春夏秋冬交替可以用来类比木、火、金、水的循环过程：木生、火长、金收、水藏。这里还包含了将四象与四个季节、四个方位进行了对应的信息。东方是木，是春天，是温暖的；南方是火，是夏天，是热的；西方是金，是秋天，是凉的；北方是水，是冬天，是寒的。如果用中国的地理位置来对应好像都对得上。但问题是，中医的一气、阴阳、四象、五行，在南半球的国家，例如澳大利亚（澳大利亚的南方靠近南极，是冷的），是不是就对不上了呢？中医是不是在澳大利亚就不适用呢？我的理解是：中医在澳大利亚也应该适用一样的模型、一样的道理。我们在思考问题的时候，要分清楚什么是因，什么是果。一气周流，木生、火长、金收、水藏是根本道理，木温、火热、金凉、水寒是大的现象，方位是在这个之后的命名。一气盈缩，无论是在南半球还是在北半球，都是一样的。左升右降、人之一气的基本运作规律也不会因为人在南半球还是北半球而改变。所以黄师在这段话中，关于东南西北应该是取了类比的意思，实际上还是解释一气盈缩、木火金水的变化。以这种方式来理解四季的变化、四象的相生关系，是比较好理解的。

要点（27）　火生土，土生金。

《四圣心源·天人解·五行生克》原文：土为四象之母，实生四象，曰火生土者，以其寄宫在六月火令之后，六月湿盛，湿为土气也。其实水火交蒸，乃生湿气。六月之时，火在土上，水在土下，寒热相逼，是以湿动。湿者，水火之中气。土寄位于西南，南热而西凉，故曰火生土，土生金也。

四象相生，木火金水的顺序变化是比较好理解的。但是上文多了一个"火生土，土生金"，要理解这个就需要回顾一下"土"这个多义词了。这段话包含两个意思，一个是"土为四象之母"，一个是"火生土，土生金"。在讲解五行概念的时候说了，广义的土其实就是一气，就是整个中气。阴阳就是一气的两分法，四象就是一气的四分法，可以说，实际上阴阳、四象都是一气所变化产生出来的。所以黄师说了"土为四象之母，实生四象"。这个时候的"土"就是广义的土，所有的阴阳、四象都是"土"所化生出来的。

既然有广义的土，那么就有狭义的土，即木、火、土、金、水中的土。一气按五分法划分就是木、火、土、金、水。说"火生土，土生金"的时候，土就是狭义的土，就是一气中最闷热、湿热的那部分气。这个广义的土与狭义的土的含义，与"阴阳变化"小节的说法是一致的。"土无专位，寄旺于四季之月"，这个时候说的土就是一气；"其司令之时，则在六月之间"，这时候说的土就是狭义的土，专指火气向金气转化的中间状态的一气。

要点（28）　五行相克就是一气的不同部分相互制约的关系。

《四圣心源·天人解·五行生克》原文：木克土，土克水，水克火，火克金，金克木。

《四圣心源·天人解·五行生克》原文：相克者，制其太过也。木性发散，敛之以金气，则木不过散；火性升炎，伏之以水气，则火不过炎；土性濡湿，疏之以木气，则土不过湿；金性收敛，温之以火气，则金不过收；水性降润，渗之以土气，则水不过润。皆气化自然之妙也。

相克，是"制其太过"的意思，就是让一气的某部分气的作用不要太过分，不要太独立。例如金克木，木气是上升速度最快、向外发散的那部分气，为了避免其上升、发散过快，在一气中就需要另外一部分气使其收敛，这部分气就是金气。如果没有金气的收敛，则一气可能因为木气的发散而耗散掉。这就是"金克木"的意思。其他部分的相克也是一样的意思。水克火：火气是升炎在上的，需要水之闭藏之气降伏火气，让一气不会上升、炎热过头。木克土：土气是闷热、充满能量的，如同太极状态的、广义的"土"一样濡湿而不动弹，这个时候就需要木气这股动力去疏通它，让一气动弹起来。火克金：金气是收敛的、让一气向下的，这个时候就需要火气让金气温暖起来，让金气不因为收敛而过于寒凉。土克水：水气的闭藏趋势，是希望将能量都收藏起来，这个时候就需要土这股闷热、充满能量的气，让水不过藏。五行相克，就是一气周流的时候，一气的不同部分相互制约（或者说辅助）的关系。

要点（29）　五行生克，皆以气而不以质。

《四圣心源·天人解·五行生克》原文：其相生相克，皆以气而不以质也，成质则不能生克矣。

《四圣心源·天人解·五行生克》原文：皆气化自然之妙也。

理解"五行生克"还有一个要点：相生相克都是基于"气"的模型描述的，都是在气的形态、运作规律上讨论的，一旦形成了物质，则不能相生相克了。依照上面的讲解，五行的相生相克都是由一气周流的变化过程所决定的，前提是我们将一气周流的生长化收藏的不同阶段命名为木、火、土、金、水。一旦气停止了变化，或者气聚成形而离开了一气周流的变化，就不能生克了。这就是为什么说"成质则不能生克矣"。我们真正理解了五行生克是因为五行都是一气变化而成的，相生相克是以气而不以质，则我们就不会将五行生克讲解成"木头、火、土、土里的金属、金属融化之后变成的水"，也不会让别人误解中医了。如果探讨五行生克都以这个"气"的模型为基础，就容易达成一致的理解。随着这本书的展开，大家会发现"气"是我们学习中医的主线，所以我总结了：学中医就一个字"气"。

1.9　脏腑生成

要点（30）　"人与天地相参"也是在"气"的层次上。

《四圣心源·天人解·脏腑生成》原文：人与天地相参也。阴阳肇基，爰有祖气，祖气者，人身之太极也。

人的道理与天的道理是一样的，人的生命是随着男人精子与女人卵子结合成受精卵的时候形成的那股气而出生的，这股祖气就是人生命之气的太极状态。同样，人之一气也是周流运动着的，也是可以分阴阳、四象、五行来

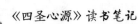

研究的，这就是"人与天地相参也"。这里的"阴阳肇基"的"肇"是初始、引发、构建的意思。我们平时说的车祸肇事者也是用这个"肇"字。这句话的意思是说祖气是人生命起源的太极，有了祖气中的能量运转，就有了阴阳，有了四象、五行，然后这一气的各个部分就逐渐构建了人的身体。人秉一气而生的第一个步骤就是生成脏腑，所以黄元御老师在建立"气"的模型之后，第一个讲解脏腑生成的过程。

要点（31） 命秉于生初者，秉于两精相抟之时的祖气。

《四圣心源·天人解·脏腑生成》原文：祖气初凝，美恶攸分，清浊纯杂，是不一致，厚薄完缺，亦非同伦；后日之灵蠢寿夭，贵贱贫富，悉于此判，所谓命秉于生初也。

人的生命源自于祖气，人之祖气的另外一个称呼是人的先天之气。人的先天一气，决定了一个人生命的极限，包括寿命、身高、智慧的极限。后天水谷精华经由人的后天之本（脾胃）纳入一气周流之中，维护、滋养着人的先天一气。后天对这一气维护、滋养的程度，决定了这个人可以将一气的极限发挥的百分比。大家更多注意到的是后天是如何影响一个人的身高、智慧、寿命、疾病的，而忽略了先天的因素。人秉一气而生，先天生成，后天濡养。命秉于生初者，秉于两精相抟生命之初时的祖气。

要点（32） 将一气类比成军队，那么脏腑就可以类比成军队的大本营。

管理一支军队，首要的任务就是为这支军队安营扎寨。人秉一气而生，人之一气是无形的能量与信息，一气是不可见的，但一气同样需要运转的大本营。所以人的形体生成过程的第一步就是形成一气的大本营，这些大本营我们称之为人体的脏腑。《素问悬解·脏象·五脏别论七》原文："所谓五脏者，藏精气而不泻也。"这就是说，人身体的五脏（肝、心、脾、肺、肾）是负责收藏精气而不让精气泄露掉的储藏室。将一气类比成军队，那么脏腑就可以类比成军队的大本营。

要点（33） 人之五行之气，木火土金水，生成五脏五腑。

《四圣心源·天人解·脏腑生成》原文：祖气之内，含抱阴阳，阴阳之间，是谓中气。中者，土也。土分戊己，中气左旋，则为己土；中气右转，则为戊土。戊土为胃，己土为脾。

前面已经讲述了中土为阴升阳降的枢轴，中气就是土，就是广义的一气。人之一气在中气斡旋之下做周流运动，斡旋的土气也分阴阳：阴的部分为己土，己土这个土气的大本营就是脾；阳的部分为戊土，戊土这个土气的大本营就是胃。

《四圣心源·天人解·脏腑生成》原文：己土上行，阴升而化阳，阳升于左，则为肝，升于上，则为心；戊土下行，阳降而化阴，阴降于右，则为肺，降于下，则为肾；肝属木而心属火，肺属金而肾属水；是人之五行也。

中气左旋的部分，就是己土，也就是脾土。脾气左旋上升，在升的过程中，木气的大本营是肝，火气的大本营是心。中气右转的部分，就是戊土，就是胃土。胃土右转下降，在降的过程中，金气的大本营是肺，水气的大本营是肾。这样，土气分阴阳为脾胃，木、火、金、水的大本营是肝、心、肺、肾。大家要注意问题阐述的先后顺序，先后顺序代表着因果关系。是先有人之一气，然后才有人之一气的木气部分，接着木气需要有一个大本营，这个大本营我们命名为肝。是先有气，然后将气的大本营命名为对应的五脏。这就是人之五行，对应生成人之五脏的过程。

《四圣心源·天人解·脏腑生成》原文：五行之中，各有阴阳，阴生五脏，阳生六腑。肾为癸水，膀胱为壬水，心为丁火，小肠为丙火，肝为乙木，胆为甲木，肺为辛金，大肠为庚金。

人之一气，分为五行就是木气、火气、土气、金气、火气。土气有阴阳，阴为己土，己土之气的大本营是脾；阳为戊土，戊土之气的大本营是胃。同样，木、火、金、水这四部分气也是有阴阳的。人之木气也有阴阳：阴为乙木，乙木之气的大本营是肝；阳为甲木，甲木之气的大本营是胆。人之火气也有阴阳：阴为丁火，丁火之气的大本营是心；阳为丙火，丙火之气的大本营是小肠。人之金气也有阴阳：阴为辛金，辛金之气的大本营是肺；阳为庚金，庚金之气的大本营是大肠。人之水气也有阴阳：阴为癸水，癸水之气的大本营是肾；阳为壬水，壬水之气的大本营是膀胱。总结起来就是，人之一气分为五行之气，五行之气的阴气部分生成五脏，是为肝、心、脾、肺、肾；五行之气的阳气部分生成五腑，是为胆、小肠、胃、大肠、膀胱。按照天地一气的木生、火长、金收、水藏，人体一气的作用是一样的，即肝气主升，心气主长，脾气主化，肺气主收，肾气主藏。

要点（34）　天干与五脏五腑对应关系，顺从人之一气的周流顺序。

《四圣心源·天人解·脏腑生成》原文：戊土为胃，己土为脾。肾为癸水，膀胱为壬水，心为丁火，小肠为丙火，肝为乙木，胆为甲木，肺为辛金，大肠为庚金。

在阐述五行与五脏五腑对应关系的时候，出现"甲乙丙丁戊己庚辛壬癸"十个天干。与天干相关的内容，我们需要了解两个方面。第一个方面是：天干的顺序与一气周流的顺序是一致的。一气周流的顺序是木火土金水，天干的顺序是甲乙丙丁戊己庚辛壬癸，两个顺序是一致的。木气分甲乙，甲木为胆，乙木为肝。火气分丙丁，丙火为小肠，丁火为心。土气分戊己，戊土为胃，己土为脾。金气分庚辛，庚金为大肠，辛金为肺。水气分壬癸，壬水为膀胱，癸水为肾。第二个方面是：数字的阴阳，奇数为阳，偶数为阴。以"甲乙"者两个数字为例，"甲"的排序是第一，"乙"的排序是第二，甲乙对应的是五行中的木气，所以木气中的阳气部分就是甲木，木气中的阴气部分就是乙木。其他也类似，丙火为阳，丁火为阴；戊土为阳，己土为阴；庚金为阳，辛金为阴；壬水为阳，癸水为阴。

要点（35）　五脏之气为阴，阴主升；六腑之气为阳，阳主降。

阴升阳降的规律在五行之气的每一气中都有体现。脏为阴，升则为阳；腑为阳，阴主升，阳主降，降则为阴。当观察一气的时候，水气为阴，火气为阳；此时火气按照一气周流的顺序接下来就应该下降，水气按照一气周流的顺序接下来就应该上升。所以说阴升阳降，阴升而化阳，阳降而化阴，一气周流才能顺畅进行，生生不息，周流不止。当独立地观察木气的时候，木气中也包含阴阳，木气之阳为甲木胆气，木气之阴为乙木肝气，甲木胆气主降，乙木肝气主升。类似经常还说的是：戊土胃气主降，己土脾气主升；壬水膀胱主降，癸水肾气主升。

要点（36）　五行各一，而火分君相；脏有心主相火之阴，腑有三焦相火之阳也。

"相火"是中医学习的一个难点。在前面讲解"五行相生"的时候提到土是一个多义字，当我们说"土为四象之母，实生四象"的时候，土就是广义的土、就是一气；当我们说"火生土、土生金"的时候，土就是狭义的土，就是一气中最闷热、湿热的那部分气。土是一个多义字，在不同地方有不同的含义。相火同样有多种含义，我用"查找阅读法"将《黄元御医书十一种》出现相火的600多处逐一阅读过去，慢慢得到了对"相火"的完整理解，慢慢认识到相火是一个多义词。我们这里先讲解相火的第一个含义。

《四圣心源·天人解·脏腑生成》原文：五行各一，而火分君相；脏有心主相火之阴，腑有三焦相火之阳也。

人之一气分为两部分就是阴阳，分为四部分就是四象，分为五部分就是五行。黄元御老师说的"五行各一，而火分君相"，实际上就是将人之一气分为六部分，木、君火、相火、土、金、水。相火是对人之一气按六分法进行划分的时候所特指的一气的某一部分气，是火气进一步细分的一部分。为了理解火可以进一步细分为君火与相火，我们用一杯水来类比。原来我们将一杯水按温度分为烫的水、温的水、凉的水、冰的水，烫的水可以进一步细分为超级烫的水与一般烫的水，那么水按温度就分为五个部分了，即超级烫的水、一般烫的水、温的水、凉的水、冰的水。所以同样地，一气中的火气可以进一步细分为君火与相火。

这样，相火的第一个含义我们就识别出来了。人之一气进行五分则为木、火、土、金、水，进行六分则为木、君火、相火、土、金、水，相火是对人之一气进行六分的时候所特指的一气的某一部分气。五行各一，而火分君相，五行实对六脏六腑。君火与相火都是对应五行中的火，将火气这一行进一步细分为君火与相火，上则为君火，下则为相火，而相火又有阴阳，脏有心主相火之阴，腑有三焦相火之阳也。人之一气的相火这部分气，阴气部分的大本营是心主，阳气部分的大本营是三焦。这样人之一气的五行，实际上就对应了人的六脏六腑，六脏为肝、心、心主、脾、肺、肾，六腑为胆、三焦、小肠、胃、大肠、膀胱。在中医原理中，心主与心基本上是在一起的，所以最后就经常被说成五脏六腑，肝、心、脾、肺、肾为五脏，胆、小肠、胃、大肠、膀胱、三焦为六腑。

要点（37）　相火的第二个含义：蛰藏在水里的能量。

接着来看相火的第二个含义。通过"查找阅读法"继续看"相火"的典型引用地方。《素问悬解·养生·四气调神论二》原文："逆冬气则少阴不藏，肾气寒陷而独沉，相火蛰藏，则肾水温升，而化乙木，少阴不藏，相火外泄，水寒不能生木，故肾水独沉。"这句话有两个用到相火的地方。一个是说相火如果蛰藏，则肾水很温暖，有能量，这样乙木就可以生长。实际上就是说，如果相火蛰藏在水里，则水气里能量充沛，就能生长木气。另外一个相火的引用则相反，说的是少阴不藏，相火泄露在外面，则水里不能生木，则水气不能进入下一阶段的木生火长。大家注意，这里"少阴"的概念是我们还没有讲解到的，我们在"天人解"的"经脉起止"小节会讲解，这里将少阴理解成肾水就可以了。

继续看另外一个相火的引用。《素问悬解·病论·逆调论四十二》原文："肾为癸水，水中之气，是为阳根，生木化火，全赖乎此；阳根者，手足少阳之相火，蛰藏于癸水也。"这里非常明确地说，肾是癸水，癸水中的气，就是肾气，是阳根，后面一气周流的水可以生发出木气、长成火气都依赖于这个阳根。阳根就是相火蛰藏在癸水里的能量。这里又出现了一个我们没有学习的"少阳"的概念，我们一样会在"天人解"的"经脉起止"小节进行讲解，这里将"手足少阳之相火"直接理解成相火就可以了。

我们继续来看第三个引用。《素问悬解·养生·生气通天论四》原文："相火在水，阴气封藏，乃三阳之根，如天之斗极也。"这里说的也是，相火是封藏在水里的，是阴这个收敛能力将它封藏在水里，它是后面三阳的根，是后面阳气生发的根。继续看《素问悬解·养生·生气通天论四》原文："凡阴阳之要，阳密乃固，阳强不能密，阴气乃绝。"黄师注解："阳强不秘，相火炎升，精血消亡，阴气乃绝。"这里说的是，阴阳运转的要点是：阳气要秘藏，一气周流到水这个阶段的时候，能量要秘藏在水里。如果阳气这个能量没有秘藏在水里，则相火上升、泄露，火气一直在上而不能进行金收水藏，则人之一气的阴气就没有形成，阴气乃绝。

这样我们就得到了相火的第二个含义：相火就是蛰藏在水里的能量，是谓阳根，是一气下一个循环生长的基础。以弹簧的例子来类比：在弹簧收缩、缩小到最小的过程中，弹簧的能量必须收藏在弹簧中，否则弹簧就松松散散、没有能量，接下来弹簧就不能顺利弹开、弹开到最大了。

要点（38）　西医概念的脏腑是器官，中医概念的脏腑是气的大本营。

中医与西医讲解的脏腑概念有很大的不同。西医说脏腑的时候，看到的是器官；例如，肝脏就是肝这个器官，肝脏周围的黏膜、韧带、静脉是有另外的称呼的；而中医说肝脏的时候，理解的是肝气的大本营。肝气，是人之一气的木气部分，特指乙木，是人体之一气的上升之气；肝脏，则是肝气的大本营。中医说的肝脏不仅仅是看得见的解剖学展示出来的肝脏，还包括肝脏周围的黏膜、韧带、静脉等一体化的系统，甚至还包括我们解剖可能没有观察到的能量与信息。这个就正如我们观察到的三个弹簧的差别，其不仅仅是能量的差别，还有压缩方式这样的信息的差别。

中医概念中，脏腑为宫城，脏腑之气才是宫城的主人。中医的这种概念，在日常保养身体、诊断、治病中，引发了我的两个思考。第一个思考是在诊断的时候。例如，肝气在人体中负责筋的生长，主指甲的荣枯，肝气对外的表现就是青色。如果一个人的指甲干裂、嘴唇瘀青，则这个人的肝气就有问题，对应的肝脏也很有可能有问题。可能在某些时刻，中医认为肝气有问题的时候，西医的一些关于肝脏的指标还没有达到警戒线，西医还没认识到肝脏有问题。

第二个思考是关于人体某个器官切除的思考,例如常见的胆囊切除手术。人体一气周流是一直存在的,不会因为胆囊切除而中断,一气中仍然有甲木胆气的部分,就是胆气没有大本营而已。但是没有了胆囊,因为甲木之气没有大本营了,甲木之气就会特别薄弱,类似于没有缓冲地带了,有些突发情况就会处理不过来,所以胆囊切除的人不能一下子吃太多油腻的东西。人体有任何病灶,都是人体一气的无形能量长期瘀滞得不到疏通导致的。切除胆囊并没有解决瘀滞问题,这些瘀滞将有可能造成原来胆囊附近的器官发生结石,例如胆管结石等。

这就是中医与西医的脏腑概念以及思维方式的重大差别。中医思考问题,首先从气的角度,或者说能量的角度思考问题,而西医总是从物质的角度思考问题。思维方式的不一样,造成了对病证的处理方向的不一样。

要点(39)　君火与相火均为火气,是一气周流的能量代言,君火在上,相火在下。

接下去来理解君火与相火的关系。《素问悬解·运气·五运行大论七十六》原文:"五行各一,惟火有君相之分,天上之热,君火也,地下之温,相火也。君火为相火之标,相火为君火之本,相火升则君火显明于天上,君火降则相火封藏于地下;君相二火,游行于上下之间,寒来暑往,四时更代,则六气迭入,地道周备,故万物化生。"以上说明君火与相火是同一气,只是变化形态不一样而已。君火与相火都是火,或者说都是某种形式的能量。这个火有两种形态:　一种是完全扩展开来、居于一气周流最顶端位置的,我们称之为君火;一种是收藏起来、居于一气周流最低端位置的,我们称之为相火,也称之为蛰藏在水里(一气周流最低端位置)的阳根。

用一个弹簧来做比喻。君火是弹簧弹开到最大状态下的能量。相火就是随着弹簧缩小,蛰藏在弹簧中的能量,这些能量是下一阶段弹簧可以再次弹开的基础。其实弹簧最大时候的君火与弹簧最小时候的相火,都是蛰藏在弹簧的势能,或者简单说能量。更细化一点,以弹簧为例:水,压缩到最低的时候,能量表现为压缩的势能;木,弹簧在快速伸展,势能基本为零,扩展的动能最大;火,扩展到最长的时候,能量表现为拉升的势能;金,弹簧在快速收缩，势能基本为零，但是收缩的动能最大。

所以有一种说法叫作：五脏六腑皆有相火。相火是一气中的那股能量。在一气周流的全过程中，相火能量都是存在的，只是用不同的形态存储，并有不同的表现形式（象）而已。一气周流到木、火、金、水的各个阶段，一气的能量都是存在的，只是存储的方式不一样。

1.10 气血原本

要点（40） 一气中相对有形的、温升部分则为血，一气中相对无形的、清降部分则为气。

人秉一气而生，也因一气而生成六脏六腑。脏腑是人之一气的大本营，而大本营之间流动的是人之一气。在大本营间流动的一气有另外一个名称：气血。《四圣心源·天人解·气血原本》原文："午半阴生，阴生则降，三阴右降，则为肺金；肺金即心火之清降者也，故肺气清凉而性收敛；子半阳生，阳生则升，三阳左升，则为肝木；肝木即肾水之温升者也，故肝血温暖而性生发。"这里先说，肺金就是心火发展的下一阶段，是心火由热转凉、收敛的结果；接着说"肺气清凉而性收敛"，所以这里的肺金、金气，就是肺气。同样，肝木就是肾水发展的下一阶段，是肾水由寒转温、发散的结果，接着说"肝血温暖而性生发"，所以这里的肝木、木气，就是肝血。这样我们就得到了气血的定义：气血就是一气，一气中相对有形的、温升部分则为血，一气中相对无形的、清降部分则为气。肝木是肾水温升而成的，又名肝血；肺气为心火清降而成的，又名肺气。

在这里我们也会发现气也是个多义词。广义的气为人之一气。狭义的气，就是人之一气中相对无形的、清降的那部分。在学习中医的过程中，会碰到很多多义词的情况，如果心中已经有所准备，我们就可以比较顺畅地理解。

这里还有一个三阴三阳的概念，我们在这里暂时不讲，后面找机会再讲。这里只要将"三阴"理解成"人之阴气"，"三阳"理解为"人之阳气"就可以了，文章就可以顺畅读下去了。

《四圣心源·天人解·气血原本》原文："盖脾土左旋，生发之令畅，故温暖而生乙木；胃土右转，收敛之政行，故清凉而化辛金。"这里讲的就是我们前面所说的，中气为土，土分戊土与己土，戊土为胃，己土为脾。所以脾土左旋，是木火生长的原因；戊土右转，是金水收藏的原因。实际上黄元御老师在这里重复了一下前面我们已经学习过的"土枢四象，一气周流"。

要点（41）　血为阴，气为阳；血升而化气，气降而化血。

接着来理解一下气血的阴阳属性：血为阴，气为阳。肝血在内，故肝血为阴；肺气在外，故肺气为阳。肾水升而生肝血，肝血长而生心火，心火降而化肺金，肺气藏而生肾水，这就是我们理解的一气周流。肝血为阴，升而化阳；肺气为阳，降而化阴；是谓"一气周流"。

血是在内的、相对有形的，所以血是阴；气是在外的、相对无形的，所以气为阳。但是血又是温暖而性生发的，气却是清凉而性收敛、沉降的，与我们所说的温热为阳、凉寒为阴岂不是矛盾？其实，人之一气是一直周流不止的，这个不会改变，我们只是在不同的地方使用了不同的描述语言而已。例如，相对于气，血是在内的、相对有形的，所以为阴，其本体的属性是阴的，但是同时血是温暖而性生发的、往上走的，所以血的用途是让一气往上走，用处是让一气往阳气方面转化，所以血就是体阴而用阳，本体是属阴的，用处是属阳的。这就是"体"与"用"的关系。同样的，相对于血，气是在外的、相对无形的，所以气的属性、气的本体就是属阳的，但是同时气是清凉而沉降的，是让一气往下走、往里收，所以气的作用是属阴的。综合起来就是：气是"体阳而用阴"，本体是阳的、相对无形的，但是其作用是让一气往下走、让一气向阴气方向转化。

一气周流是本质，我们在不同的地方描述不同，但不会影响这个本质。学习中医只要深刻体会这个本质就不会被文字迷惑。任启松老师提点我们，学习中医要去名相，要建立一气的大"象"，也就是这个意思。我们再举一个例子，中国队与美国队比赛，"中国队大胜美国队"与"中国队大败美国队"的文字是有差异的，但是其描述的含义是一样的。

要点（42）　一天当中，人之一气周流过程中的转折点在子时与午时。

《四圣心源·天人解·气血原本》原文："午半阴生，阴生则降，三阴右降，则为肺金；子半阳生，阳生则升，三阳左升，则为肝木。"这里有一个很重要的概念是"子午"。子午是十二地支的两支。十二地支是指子、丑、寅、卯、辰、巳、午、未、申、酉、戌、亥，最常用的就是用来指示一天的十二个时辰。其中"子时"是晚上11点到凌晨1点，"午时"是上午11点到下午1点。天地之一气在一天中也是不停盈缩的，子时是缩得最厉害、天地一气闭藏得最好的时候，午时是盈得最厉害、天地一气都伸展得最好的时候。人之一气与天地一气同步盈缩，所以说"午半阴生，子半阳生"。我们在解释"天人一也"的含义的时候说，人与天地在本质"气"这个层次上是统一的，那么我们现在还需要继续说天地之气与人之一气在运动上、在盈缩上也是保持同步的。

"子半"就是晚上12点，此时人之一气沉降在下，阳气开始生发，按照四象的描述，水气开始生发为肝木。"午半"就是中午12点，此时人之一气漂浮在上，阴气开始凝聚，按照四象的描述，火气开始收敛为金气。人之一气随着天地之一气同步盈缩的道理可以看出一天中子时与午时的特殊性与重要性了。子时是人之一气由阴入阳的开始，午时是人之一气由阳入阴的开始。在一气阴阳转化的重要时刻，人最好的养生方法是保持形体的不动，让人之一气的能量聚焦到一气周流的内在运行中来，所以说睡子午觉是最好的养生方法之一。

要点（43）　肝藏血，肺藏气，而气原于胃，血本于脾。

《四圣心源·天人解·气血原本》原文：肝藏血，肺藏气，而气原于胃，血本于脾。

《四圣心源·天人解·气血原本》原文：肾水温升而化木者，缘己土之左旋也，是以脾为生血之本；心火清降而化金者，缘戊土之右转也，是以胃为化气之原。

血是人的一气自下往上生长过程中的那部分气，血的特征是"温暖而性生发"，而木气在人则为肝气，是一气中生发速度最快的那部分气，所以说血其实就是肝气，有时候也称为肝血。"肝藏血"的含义是：肝是肝脏，是一气中肝气精华凝聚而成的实体，这个实体也就是肝气、肝血、血的大本营，所以说"肝藏血"。同样，气是人的一气自上往下收敛过程中的那部分气，气的特征是"清凉而性收敛"，而金气在人则为肺气，是一气中收敛速度最快的那部分气，所以说气其实就是肺气。"肺藏气"的含义是：肺是肺脏，是一气中肺气精华凝聚而成的实体，这个实体也就是肺气的大本营，所以说"肺藏气"。

人之一气的运作规律：中气斡旋，一气盈缩，阴极生阳，阳极生阴。在中气、土气的斡旋作用下，一气才得以周流，才得以升降。中气的大本营是脾胃，中气斡旋就是脾气与胃气共同推动一气周流。脾气负责推动整体一气往上走，胃气负责推动整体一气往下走，所以血自下往上升是脾气的作用，气自上往下降是胃气的作用。所以说"肝藏血，肺藏气，而气原于胃，血本于脾"。这个原理在临床治病或者保养身体的时候有很重要的指导意义，在处理肝的问题的时候要注意脾也有问题需要处理，在处理肺的问题的时候要注意胃也有问题需要处理。

要点（44）　人参补气而生血，大枣补血而生气。

为了更进一步理解气血，也更进一步理解中医说的"象"，我们来看人参与大枣的差别。食物或者药物进入人体之后，经过脾的磨化，其精华之气纳入到人体一气，这是食物或者药物对人体产生作用的过程，这个过程在《四圣心源·天人解·精华滋生》章节有讲解。人参的气非常充沛，拿在手里就可以闻到很浓烈的气，蒸煮之后，其汤是清透的，其气也是浓烈的；而大枣的味道很浓、很甜，但是气不浓。就气味来说，气是相对无形的，味是相对有形的，气为阳，味为阴。所以说人参的精华之气属阳，相对来说就是补人的气，而大枣的精华之气属阴，相对来说就是补人的血。从这个角度来看，一气中相对有形的、温暖而生发的那部分就是血，一气中相对无形的、清凉收敛的那部分称之为气。按照一气周流的顺序，血生而化气，气降而化血，所以实际上是人参补气而生血，大枣补血而生气。

要点（45）　经络是人体一气在人的形体上巡行的路线。

《四圣心源·天人解·气血原本》原文：气统于肺，凡脏腑经络之气，皆肺气之所宣布也，其在脏腑则曰气，而在经络则为卫。血统于肝，凡脏腑经络之血，皆肝血之所流注也，其在脏腑则曰血，而在经络则为营。营卫者，经络之气血也。

《四圣心源·脉法解·二十四脉》原文：脏腑经络，本为一气，脏气结则脉气必结，脉气结则脏气必结。

《灵枢悬解·神气·决气三十九》原文：何谓脉？岐伯曰：壅遏营气，令无所避，是谓脉。

这里说的是，脏腑之气与经络之气本为一气，其实就是人体所秉而生的一气。脏腑的气如果流动不顺畅而打结，则经脉的气也一样会流动不顺畅而打结。脏腑之气与经脉之气本为一气，脏腑是人之一气的大本营，气血是人之一气在脏腑之间流动的能量，那么我们就可以这样来理解经络：经络是人体一气在人的形体上巡行的路线。

要点（46）　营卫者，气血巡行在经脉与络脉中的别名也。

《四圣心源·天人解·营气运行》原文：水谷入胃，化生气血。气之慓悍者，行于脉外，命之曰卫；血之精专者，行于脉中，命之曰营。

脏腑之气与经络之气都是人之一气，经络是人体之一气在人的形体上巡行的路线，那么营卫的定义就很清楚了：人之一气在人体之内巡行的时候，属性是阴的、温暖而生发的是营，属性是阳的、清凉而收敛的是卫。气血、营卫的概念都是一气概念衍生出来的，是一气在不同地方的不同称呼而已。

要点（47）　气统于肺，血统于肝。

《四圣心源·天人解·气血原本》原文：气统于肺，凡脏腑经络之气，皆肺气之所宣布也。血统于肝，凡脏腑经络之血，皆肝血之所流注也。

肝脏是一气中之肝气精华凝聚而成的实体，这个实体也就是肝气、肝血、血的大本营，所以说"肝藏血"。肺是一气中之肺气精华凝聚而成的实体，这个实体也就是肺气的大本营，所以说"肺藏气"。人之一气的所有组成部分都包含两个趋势，一个是温暖而性生发的趋势，一个是清凉而性收敛的趋势。所以人之一气的所有组成部分都包含气与血，血代表生发的趋势，气代表收敛的趋势。肺藏气，肺脏是所有具有收敛趋势的驱动力的大本营，所以说气统于肺，凡是脏腑经络中的收敛的动力，都是肺脏这个驱动力的大本营所导致的，所以说"凡脏腑经络之气，皆肺气之所宣布也"。肝脏是所有生发趋势的驱动力大本营，所以说血统于肝，凡是脏腑经络中的生发的动力，都是肝脏这个驱动力的大本营所导致的，所以说"凡脏腑经络之血，皆肝血之所流注也"。

要点（48）　脏腑、经络、气血、营卫组成的人体生命模型。

人秉一气而生，人之一气将六脏六腑作为十二个大本营。脏腑是宫城，脏腑中流动的人之一气才是宫城的主人。脏腑中流动的人之一气又可以分为气血，血温暖生发，气清凉收敛，气血循环也是一个一气周流的过程。脏腑之外的人之形体也是有人之一气在运转的。人之一气运转在脏腑之外的巡行路线叫作经络，经络中巡行的也是人之一气，精专在经脉之内营运，有滋养作用的叫作营气，在经脉之外运行，有护卫之动且性彪悍者叫作卫气。

我们以军队模型来描述脏腑、经络、气血、营卫。以一个军队来类比人体的一气，军队中的每个人就是一气中的最基本单元，脏腑就是军队的大本营，经络就是守护区域内，军队的巡逻路线。大本营是实体组织，经络是路线图；在脏腑（大本营）之间调动的就是气血（大部队），在路线图上巡逻的就是营卫（在外不间断的巡逻队）。这个模型非常重要，后续病的轻重与治法有一个很大的区别就是：经络之病轻，易治；脏腑之病重，难治。

1.11　精神化生

要点（49）　五神"精神魂魄意"是人之一气的领导系统。

《灵枢悬解·神气·本神三十八》原文：两精相抟，凝此一段祖气，清虚灵妙，是谓之神。

《灵枢悬解·外候·天年五十》原文：失神者死，得神者生。

我们在前面讲解"五行生克"的时候提到，当我们说"土为四象之母，实生四象"的时候，这个土就是广义的土，就是一气。当我们说"火生土，土生金"的时候，这个土就是狭义的土，就是一气中最闷热、最湿热的那部分气。所以说"土"是一个多义字，在不同的地方有不同的含义。同样的，"神"这个字也是一个多义字，在不同的地方有不同的含义。广义的神实际上就是一气，人秉一气而生。我们看《灵枢悬解·神气·本神三十八》原文："两精相抟，凝此一段祖气，清虚灵妙，是谓之神。"我们再看《灵枢悬解·外候·天年五十》原文："失神者死，得神者生。"这两个地方的"神"都指的是广义的神，都是人之一气的另外一个称呼。

我们在"精神化生"小节学习的"精神魂魄"中的"神"指的是狭义的神。我们已经有了人体的基本模型：人秉一气而生，一气拥有六脏六腑共十二个大本营，脏腑之间传递的是气血，接下来我们就需要讨论这个人体模型的控制系统了，这就是精神魂魄。我们用一个企业来类比：我们已经用一群人组成了一个企业，这群人又按照工作划分好了部门，然后企业要开始运转，要顺畅开展工作，这时候就需要有领导了。人还是那个人，原来是普通员工的，一经任命就变成科长、处长了。人之一气在周流的过程中始终都还是一气，因为周流到不同阶段就有了不同的控制系统，类似于企业的领导，精神魂魄意就是一气的"领导"，是一气自主产生的控制系统，以这个类比我们来逐渐理解精神魂魄意。

要点（50）　相火能量蛰藏在水里，所以正常情况下水应该是温的。

《四圣心源·天人解·精神化生》原文：肝血温升，升而不已，温化为热，则生心火；肺气清降，降而不已，清化为寒，则生肾水。

黄元御老师在这里其实就是重复了一下"土枢四象，一气周流"的道理而已。肝血温，心火热，肺气清凉，肾气寒。木生火长，金收水藏。

《四圣心源·天人解·精神化生》原文：水之寒者，五脏之悉凝也。阴极则阳生，故纯阴之中，又含阳气。火之热者，六腑之尽发也。阳极则阴生，故纯阳之中，又胎阴气。阴中有阳，则水温而精盈；阳中有阴，则气清而神旺。

这里说了"水之寒者，五脏之悉凝也"，也说了"阴中有阳，则水温而精盈"，那到底水是寒的还是温的？在"阴阳变化"小节的时候又说到木气是温暖的，火气是热的，金气是凉的，水气是寒的，这么多信息综合起来，到底表达了什么意思呢？一气是"无形的能量与信息"，我们根据"象"来对其进行研究，而"象"是人观察一气得到的感知，这样就有了对一气的"温热寒凉"的印象了。当一气处于水（蛰藏）的状态时，一气的能量最大程度上蛰藏起来，这时候人对这一气的感知就是寒的，所以这小节说"水之寒者，五脏之悉凝也"。意思是说，水是由五脏之精气凝聚而成的，在人的感觉上水是寒的。另一方面，水中包含能量，是木生火长的基础，所以有时候又说水是温的。木生火长金收水藏，水藏起来的能量是木生火长的基础，所以虽然能量藏起来了，给外界的人看起来是寒的象，而实际上水又是温暖的，这就是"阴极则阳生，故纯阴之中，又含阳气"与"阴中有阳，则水温而精盈"的含义。以弹簧来类比，当弹簧缩到最小的时候，其整个形体都是绷紧的，是充满着能量的，这个能量是弹簧下一周期可以顺利弹开的基础。

还有另一种水寒的场景，即水是真的寒、没有能量。例如《四圣心源·劳伤解·气血·血脱》原文："盖木性善达，水土寒湿，生气不达，是以血瘀。"这时候说的"水土寒湿"就是水寒与土湿的意思，指的是能量没有蛰藏到水里，导致水里能量不足，是真正的"水寒"。学习中医要时刻理解"人秉一气而生，气秉周流之态"，然后根据不同的上下文去理解不同的含义。

关于水是寒的还是温的，有三种描述：第一种是说水是五行中负责闭藏的那部分气，因为闭藏而对外表现出寒的象，实际上只是能量蛰藏起来了而已；第二种是说相火正常蛰藏在水里，因为水里藏有能量，所以水是温的；第三种是说相火本来应该蛰藏在水里但是没有蛰藏，导致水里没有能量而不能顺畅生发木火，从而说水是真的寒的。

要点（51） 火中存在一气收敛的趋势，所以正常情况下火应该是清的。

对应于水的寒与温，我们也需要理解一下火的热与清。当一气处于火（发散）的状态时，一气的能量最大程度地发散开来，这个时候人对这一气的感知就是热的，所以这一小节中说"火之热者，六腑之尽发也"。意思就是说，火由六腑的精华之气发散而成。木生火长金收水藏，火散发呈现出来的热，实际上隐含了金收水藏的趋势，所以虽然能量散发出来了，给外界的人看起来是热的象，而实际上火的下一阶段是准备收敛闭藏的。如果火气可以顺利进入到下一阶段的收敛闭藏，则火气的能量闭藏起来，呈现出来的火气就是清虚的、透亮的，这就是"阳极则阴生，故纯阳之中，又胎阴气"与"阳中有阴，则气清而神旺"的含义。用弹簧来类比，当弹簧展开到最大的时候，其整个形体是拉升的、是感觉能量被展开到最大的情况，同时整个弹簧又是充满着下一阶段的收缩趋势的，这个趋势是弹簧接下来顺利收缩的基础。土枢四象是生命的驱动力，是一气得以周流的能量基础。如果中气斡旋有力，则气蛰藏在下面就会顺利进入下一阶段的木生火长，同样气发散到上面也会顺利进入到下一阶段金收水藏，则人之一气就可以达到下温而上清的正常状态，此时就是相火可以顺利蛰藏到水里的状态。

要点（52） 神发于心，精藏于肾。

人秉一气而生，人与外界打交道实际上就是人之一气与外界打交道，而一气与外界打交道也就是"载任万物"的能力，我们称之为神，这就是狭义的神。一气中的"火气"是处于最发散状态的那部分气，发散状态的象就类似于人之一气尽可能大地张开了很多"触手"，尽可能地接触与理解人之一气的外部世界。也就是说，狭义的神是一气与外界打交道的能力，这个能力是木火土金水中"火气"具备的能力。所以狭义的神的定义就是：人之一气周流到最上面、处于火的状态。此时心气的能量与信息使得人具备"载任万物"、理解外部世界的能力，火中蕴含的能量是人之一气具备与外界打交道的能力。广义的神就是一气，一气包含精、神、魂、魄、意这五神。

"水气"则是人之一气处于收藏状态的那部分气，收藏状态的"象"就是将对外打交道的"触手"尽可能收拢起来，所以藏于肾中的精气就是一种与外界最小交互状态的"象"，这种状态的一气就是处于"精"的状态。精是收藏的状态，是下一阶段的一气周流初始的状态。当然处于"精"状态的人之一气也有很小一部分仍然与外部保持联系，不可能完全不打交道。就像一颗种子，虽然处于精气闭藏的状态，但时刻保持着对外界环境的感知，在合适的环境下就启动发芽准备生长了。所以精的定义就是：人之一气周流到最下面、处于水的闭藏状态。此时肾气的能量与信息使得人之一气可以开始下一个一气周流周期，所以人之肾气、水气被称为精。水中蕴含的能量使人之一气具备启动下一轮一气周流的能力。

《四圣心源·天人解·精神化生》的第一段实际上还是依据人体一气的模型，在此用精神这个角度来描述了"土枢四象，一气周流"的运作规律。所谓"精藏于肾"者，藏于肾水之中也。随着一气周流的收与藏的过程，能量必须蛰藏在水里，这个是一气周流接下来木火生长的基础，蛰藏在水里的能量为下一阶段木火生长的基础，故命名为阳根。阳根为阳，肾水为阴，所以说：阴中有阳，则水温而精盈。所谓"神藏于心"者，神气为阳之极，阳极生阴，则其一气周流的下一阶段就将下降，而下降的原因是中气斡旋与神气中含有的沉降趋势，火中包含的沉降趋势命名为阴根。有阴根则沉降，浊气沉降则神气清澈，所以说：阳中有阴，则气清而神旺。神藏于心，神气（火气）是关键的，是主人，脏腑中的心只是主人居住的宫城。同样，肾气（水气）是关键的，是主人，脏腑中的肾只是主人居住的宫城。注意"发"与"藏"这两个字：神是在心气中蕴含的，因为心气是处于发散状态的人之一气，所以说神"发"于心；精是在肾气中蕴含的，因为肾气是处于闭藏状态的人之一气，所以说精"藏"于肾。

要点（53） 随神往来者谓之魂，并精出入者谓之魄。

《四圣心源·天人解·精神化生》原文：神发于心，方其在肝，神未旺也，而已现其阳魂；精藏于肾，方其在肺，精未盈也，而先结其阴魄。《素问》：随神往来者谓之魂，并精出入者谓之魄。盖阳气方升，未能化神，先化其魂，阳气全升，则魂变而为神。魂者，神之初气，故随神而往来。阴气方降，未能生精，先生其魄，阴气全降，则魄变而为精。魄者，精之始基，故并精而出入也。

"神藏于心"就是说，神藏在心脏所包含的那部分气中。按照一气周流的顺序，火气是木气转化来的，而木气是藏于肝脏中的。从水气开始生发出木气，从木气中长养出火气，原来在水气中藏着的精经过木生火长的顺序，到达了火气阶段就形成了神。这个神不是突然之间就长出来的，是有一个由精向神的逐渐演变的过程的。在这个神的成长过程中，人之一气的水气成长为木气的时候，是精向神转变过程的中间状态，我们命名为魂。这就是魂的定义，这也是"神发于心，方其在肝，神未旺也，而已现其阳魂"的含义，也是《素问》中的"随神往来者谓之魂"与"魂者，神之初气，故随神而往来"的含义。

"精藏于肾"是指，精藏在肾脏所包含的那部分气中。按照一气周流的顺序，水气是金气转化来的，而金气是藏在肺脏中的。从火气开始收敛成金气，从金气中继续收敛闭藏成水气，原来在火气中发扬着的神经过金收水藏的顺序，到达了水气阶段就形成了精。这个精也不是突然之间就形成的，是有一个由神向精的逐渐演变的过程的。在这个精的形成过程中，人之一气的火气收敛成金气的时候，是神向精转变的中间状态，我们命名为魄。这就是魄的定义，这也是"精藏于肾，方其在肺，精未盈也，而先结其阴魄"的含义，也是《素问》中的"并精出入者谓之魄"与"魄者，精之始基，故并精而出入也"的含义。

肝藏魂，心藏神，肺藏魄，肾藏精，也是木生、火长、金收、水藏的顺序。精神魂魄也是符合一气周流的规律的。神藏于心在上，精藏于肾在下，肾精升而化阳神，心神降而化肾精。精化为神的过程中，水（肾气）还没有完全化为火（心气），先化为木（肝气），肝藏魂，所以说"阳气方升，未能化神，先化其魂，阳气全升，则魂变而为神"。魂者，神之初气，故随神而往来。神降为精的过程中，火（心气）还没有完全化为水（肾气），先化为金（肺气），肺藏魄，所以说"阴气方降，未能生精，先生其魄，阴气全降，则魄变而为精"。魄者，精之始基，故并精而出入也。

精神魂魄，是名四神。与阴阳化为四象、四象也可以化为五行类似，四神也可以化为五神，即精神魂魄可以化为精神魂魄意。《灵枢悬解·神气·本神三十八》原文："精、神、魂、魄、意，是谓五神"。《素问悬解·脏象·宣明五气十》原文："五脏所藏，肝藏魂，心藏神，脾藏意，肺藏魄，肾藏精，是谓五脏所藏。"精神魂魄意这五神实际上就是人之一气的五行之气的控制系统，这个控制系统因为人之一气的周流而表现出不同的能量状态，广义地说都是神，所以称为五神，狭义区分就是：精神魂魄意。所以我们调养人之五神，也可以从调养人之一气入手。

1.12　形体结聚

要点（54）　人之一气是因，所生成的形体是果。

《四圣心源·天人解·形体结聚》原文：肝主筋，其荣爪；心主脉，其荣色；脾主肉，其荣唇；肺主皮，其荣毛；肾主骨，其荣发。凡人之身，骨以立其体干，筋以束其关节，脉以通其营卫，肉以培其部分，皮以固其肌肤。

《四圣心源·天人解·形体结聚》原文：皮毛者，肺金之所生也，肺气盛则皮毛致密而润泽。肌肉者，脾土之所生也，脾气盛则肌肉丰满而充实。脉络者，心火之所生也，心气盛则脉络疏通而条达。筋膜者，肝木之所生也，肝气盛则筋膜滋荣而和畅。髓骨者，肾水之所生也，肾气盛则髓骨坚凝而轻利。五气皆备，形成而体具矣。

从中医角度看人的形体主要有五个部分：骨头，脉络，筋膜，肌肉，皮毛。人秉一气而生，男人的精子与女人的卵子形成受精卵，受精卵在母体的滋养下，逐渐形成了人体。形体是一气聚拢能量然后逐渐形成的，其中肾气负责骨头的形成，肝气负责筋膜的形成，心气负责脉络的形成，脾气负责肌肉的形成，肺气负责皮毛的形成。这就是：肝主筋，心主脉，脾主肉，肺主皮，肾主骨。

需要注意人的形体与人之五行之气的因果关系，人之一气是因，人的形体是果。我们不能认为先有了人的形体，然后才由人的一气去控制它们。人之初生，在两精相抟之后产生的祖气才是主因，祖气运动，在母体肚子里吸收能量，并慢慢在人之祖气能量与信息的作用下，逐渐形成了人的形体：骨筋脉肉皮。受精卵形成之后，在母体肚子里成形，其外貌、基因、血型等都是在人体受精卵形成的那一时刻已经决定了的。所以在形体结聚的过程中，受精卵的气（无形的能量与信息）是因，形体是果。人工授精、代孕等，不能改变精子与卵子结合的那一刹那所决定的祖气，正是那股祖气决定了人的基因、相貌、先天情况等。

形体结聚原理给出一个诊断的指引：通过看人体的外在形态，我们就可以了解人体的五行之气哪一部分有问题了。例如，"肝主筋，其荣爪"说的是肝气负责人体的筋膜的形成，肝气滋养人的指甲。如果人体的筋膜有问题，大筋软短、伸展不开，小筋弛长、不能有效收缩，就是肝气有了问题。有些人在没有理解中医基础概念的时候会问"为什么从手指甲的问题可以看出肝的问题？"是因为肝气存在于形体之前，由肝气而形成了筋膜、指甲，所以指甲脆断、筋膜收缩不张，都是肝气有问题导致的。我们需要记住五脏之气与形体的骨筋脉肉皮的对应关系，并要明确在这些对应关系中，人之一气是主因，所形成的形体是果。

1.13 五官开窍

要点（55） 官窍者，神气之门户也。

《四圣心源·天人解·五官开窍》原文：肝窍于目，心窍于舌，脾窍于口，肺窍于鼻，肾窍于耳。五脏之精气，开窍于头上，是谓五官。手之三阳，自手走头，足之三阳，自头走足。头为手足六阳之所聚会。五脏阴也，阴极生阳，阳性清虚而亲上，清虚之极，神明出焉。五神发露，上开七窍，声色臭味，于此攸辨。官窍者，神气之门户也。

人秉一气而生，也是秉一气而逐渐形成脏腑、气血、精神魂魄、形体。人有了形体之后，就要与外部打交道，这些与外部打交道的通道就是人的五官。人与外界打交道是因为有"神"，而"神"由一气中"阳气最盛、在最上面"的那部分火气所主。如果将人之一气分为"木火土金水"五个部分，则这五气的每一部分都有"阳气最盛、在最上面"的那部分火气，然后每一部分都需要在人体的最上面开一个口子与外界打交道，五气开窍在上面就是五官。肝气就是木气，肝气的阳气部分在最上面开窍于眼睛；心气就是火气，心气的阳气部分在最上面开窍于舌头；脾气就是土气，脾气的阳气部分在最上面开窍于口；肺气就是金气，肺气的阳气部分在最上面开窍于鼻；肾气就是水气，水气的阳气部分在最上面开窍于耳。这即所谓"肝窍于目，心窍于舌，脾窍于口，肺窍于鼻，肾窍于耳"。五脏之精气，开窍于头上，是谓五官。

继续看原文："手之三阳，自手走头，足之三阳，自头走足。头为手足六阳之所聚会。"这句话的总体意思就是，阳气聚于头上。三阴三阳的说法我们要等到"天人解"的"经脉起止"小节才讲解。我们在这里只要知道阳气盛于上，五神发露，上开七窍，人体就可以与外界打交道了，就可以获得"声色嗅味"的感知了。

要点（56） 五官开窍的原理用于诊断与调养。

理解了五官开窍的原理，就可以将这个原理用于日常诊断与日常身体调养。举一个我们平时说的例子：吃猪肝对眼睛好，补肝明目。这里包含三个概念：第一个概念是秉一气而生，人秉一气而生，猪作为一个生命体也是秉一气而生的；第二个概念是人秉木气而生肝脏，肝气开窍于眼睛，猪也是秉木气而生猪肝；第三个概念是人吃了猪肝，实际上是最补木气，最补血的，所以有利于人的肝气，也就是有利于人的眼睛。当然，这里指的是健康的猪肝。还有一种说法是蛇胆也是明目的，对眼睛很有好处，其实这也是按照五官开窍原理说的。"脏腑生成"小节我们知道胆是胆气的大本营，也是木气的大本营之一。还有就是鱼肝油，也是有利于眼睛的日常保健品。

五官开窍原理的另外一个应用就是用于诊断。例如，如果一个人嘴唇附近干瘪，或者是嘴唇周围有一圈黄色，则说明他最近脾胃功能很弱，因为"脾主肉，其荣唇""脾窍于口"。

要点（57）　"下温而上清"就是"下实上虚"。

《四圣心源·天人解·五官开窍》原文：清阳上升，则七窍空灵；浊阴上逆，则五官窒塞。清升浊降，一定之位。人之少壮，清升而浊降，故上虚而下实；人之衰老，清陷而浊逆，故下虚而上实。七窍之空灵者，以其上虚；五官之窒塞者，以其上实。其实者，以其虚也；其虚者，以其实也。

人健康的状态应该是下温上清的。人之一气的能量应该可以顺利蛰藏到水里，蛰藏到下面达到下温的状态；人之一气的阳气能量在火气阶段应该具备沉降的趋势，如果火气顺利沉降则不会一直漂浮在上面，火气沉降则上面是清透的状态。"下温而上清"其实就是"下实上虚"。

相火蛰藏在肾水中，相火中能量充足，所以称之为下实；火气在上而能量可以顺利沉降下来，则火气是清虚的、清透的，所以称之为上虚。上虚下实是人之一气周流的正常状态，所以为顺。下实则水里的相火能量充足，木火生长顺畅，心火清虚舒畅，神明出焉，所以五官七窍空灵。上实下虚者，火气飘荡在上面，能量不能沉降到水里，下一周期的一气周流、木生火长就丧失了基础，相火不能通过金收水藏而蛰藏在水里，则火气逆升于上，浊阴上逆则五官窒塞。火气一直飘荡在上不能沉降，称之为上实；相火没有蛰藏到水里，则称之为下虚。上实下虚则称为逆。

人在少年与壮年的时候，中气充足，"土枢四象，一气周流"很顺畅，从而清气升而浊气降，相火可以顺利蛰藏在水里，所以为上虚下实。这里上虚指的是上面的火气很清虚、清透，这里的下实指的是下面的水气能量很充足；而人之衰老的时候，中气不足，"土枢四象，一气周流"不顺畅，从而清气不能升而陷于下，浊气不能降而飘荡在上，这时候就是下虚上实，这里的下虚指的是水里没有能量，这里的上实指的是浊气不能沉降而堵塞在上。

所以虚与实有两种含义。上虚指的是人之一气在上，清虚灵妙；下虚指的是人之一气没有降，相火不能蛰藏在水里。上实指的是，上面本来应该是清虚灵妙的，但是火气能量不能沉降，浊气不能沉降，一气周流堵塞在上面，就跟一个实心的石头一样，结结实实堵在那里。下实指的是人之一气的相火蛰藏在水里，水里能量充足的状态。最后一句话"其实者，以其虚也，其虚者，以其实也"的含义其实是：其上实者，以其下虚也；其上虚者，以其下实也，即上面火气不能清虚灵妙，是因为下面水气中能量不足，不能顺畅推动下一周期的一气周流；上面火气清虚灵妙，是因为下面水气中能量充足，下一周期的木生火长很顺利。这就是"上虚下实为顺，上实下虚为逆"。我们只要把握好"土枢四象，一气周流"的基本原理，就可以很轻松地理解虚与实这对多义词，会理解文章的本来意思，不会被迷惑。

1.14 五气分主

要点（58） 人之一气是用概举的方法来认识这个世界的。

《素问悬解·脉法·经脉别论十一》原文：天至广，不可度，地至大，不可量，大神灵问，请陈其方。天至广，不可度，地至大，不可量者，言天地广大，生物无穷，难以数目计也。请陈其方者，请言其概举之法也。草生五色，五色之变，不可胜视，草生五味，五味之美，不可胜极。万物虽繁，五色五味概之。

人体的五官开窍之后就开始认识这个世界。这个世界的各种事物是如此丰富，人体是如何认识这个世界的这么多事物的呢？从中医角度看，就是：概举之法，五气分主。即将所有的事物按照五种颜色、五种味道、五种气味、五种声音等方式来归纳总结。其实天地之间的所有物种都是有气的，这个气与人之一气是相类似的，这也是我们前面所说的天人一也的概念。人体认识这个世界所有事物的方式是通过人之一气去感应，所以天地之间的所有物种用五种类型来分类，刚好与人之一气的五行属性对应。《素问悬解·脉法·经脉别论十一》原文："万物虽繁，五色五味概之。"这里说的是天地之间万物繁杂、不可胜数，描述这些繁杂的万物可以用五色与五味来概举它们。颜色有很多变化，但是可以用五种颜色作为其典型代表；味道也有很多变化，但是一样可以用五种味道来概举。同样概举的还有五声、五嗅、五味、五种液体。这样的概举之法有效，主要原因就是人之一气分为五行，五行就是五气，五气各有所主的"声色嗅味"。

要点（59） 五气各有所主是因为同气相感。

《四圣心源·天人解·五气分主》原文：肝属木，其色青，其臭臊，其味酸，其声呼，其液泣。心属火，其臭焦，其味苦，其声笑，其液汗，其色赤。脾属土，其味甘，其声歌，其液涎，其色黄，其臭香。肺属金，其声哭，其液涕，其色白，其臭腥，其味辛。肾属水，其液唾，其色黑，其臭腐，其味咸，其声呻。

《四圣心源·天人解·五气分主》原文：盖肝主五色，五脏之色，皆肝气之所入也。入心为赤，入脾为黄，入肺为白，入肾为黑。心主五臭，五脏之臭，皆心气之所入也。入脾为香，入肺为腥，入肾为腐，入肝为臊。脾主五味，五脏之味，皆脾气之所入也。入肺为辛，入肾为咸，入肝为酸，入心为苦。肺主五声，五脏之声，皆肺气之所入也。入肾为呻，入肝为呼，入心为言，入脾为歌。肾主五液，五脏之液，皆肾气之所入也。入肝为泪，入心为汗，入脾为涎，入肺为涕。

认知这个世界的概举之法在这里推广到五个方面：颜色、嗅、味道、声音、液体。颜色分为：青、赤、黄、白、黑。嗅分为：臊、焦、香、腥、腐。味道分为：酸、苦、甘、辛、咸。声音分为：呼、笑、歌、哭、呻。液体分为：泪、汗、涎（口水）、鼻涕、唾。

一方面要记住肝心脾肺肾这五气与具体类别的对应关系，另一方面最主要还是要理解"五气分主"的"主"这个字的含义。主的意思应从三个递进的层次来理解。第一个层次是，人之一气与天地万物的一气在气这个层次上都有一样的运作规律、一样的模型。第二个层次是，天地万物的一气也是有五行属性的，天地万物的五行之气分别负责形成了万物的形态。第三个层次是，人之五行之气感知万物的形态是人的五行之气与万物的五行之气同气相感。人与万物首先在气的层次是一样的，万物有外在形态，然后才有了人对万物的感知。中医一直要保持思考"气""能量与信息"这个层次的问题，"五气分主"的含义也在于此。后续思考所有的生理、病理、医理、药理，都要持续保持对"气"的关注，所以我们在学习"天人解"的时候首先提出了学

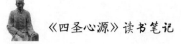

习中医的主线就是一个"气"字。

1.15 五味根原

要点（60）　酸是让一气往里收的"象"，辛是让一气往外散的"象"。

《四圣心源·天人解·五味根原》原文：木曰曲直，曲直做酸。金曰从革，从革作辛。

参考《素问悬解·养生·金匮真言论三》原文："东方青色，入通于肝，开窍于目，藏精于肝，故病在头；其类木，其味酸；西方白色，入通于肺，开窍于鼻，藏精于肺，故病在背；其类金，其味辛。"肝气的属性是木，其本味是酸。木气的属性是生发的，如果直升很顺利则生发之性得到发扬，则人之一气就不会出现任何异常情况；如果被压抑着不能生发，则人之一气就会出现酸的象来。肺气的属性是金，其本味是辛。肺气本性应该是下降、收敛的，如果下降收敛顺利则本性得到顺从，所以一气不会表现出任何异常情况；如果肺气不能向下收敛而导致逆升在上，则气滞留在上，对外就表现出辛辣的象，即表现出上火的现象。

人之一气认知这个世界万物的其中一个方法是味道。脾主五味，五脏之味，皆脾气之所入也，入肺为辛，入肾为咸，入肝为酸，入心为苦。脾气负责人体一气对万物的味道感知，味道分五种，即酸、苦、甜、辛、咸。在这小节我们要理解味道的本质，我们用气对外表现的"象"来理解味道的本质。酸味给我们的象就是让人之一气收敛起来，人吃了酸的东西，就会感到气往里收；而如果人吃了辛辣的东西，就会感到气往上走、往外发散，对外表现为"上火"。

要点（61）　本味为泻，对宫之味为补。对木气酸为泻，辛为补；对金气辛为泻，酸为补。

《素问悬解·脏象·脏气法时论九》原文：肝欲升散，故以辛味散之。辛散则为补，酸收则为泻，故用辛补之，酸泻之，凡本味为泻，对宫之味为补。

《素问悬解·脏象·脏气法时论九》原文：肺欲收，急食酸以收之，用酸补之，辛泻之。

酸是让一气往里收的象，辛是让一气往外散的象，这被黄元御老师总结为"本味为泻，对宫之味为补"。我们先来理解一下"宫"这个字。宫指的是宫墙，对宫指的是方位相对的宫墙。我们平时看古装的电视剧，经常看到东宫太子与西宫太后，所以这里"对宫之味为补"的"宫"指的是"木气方位在东，金气方位在西"之东西方位。木气是居住在东宫的主人，金气是居住在西宫的主人，所以木气与金气是对宫之气。

木气的本味是酸的，金气的本味是辛的，本味为泻，对宫之味为补。酸味的食物让人之一气往里收，使得木气的生发之气受阻，所以酸味的食物对肝气来说有泻的作用，是让肝气生发慢下来的食物；辛辣的食物让人之一气往外走，使得木气的生发之力加强，所以辛辣的食物对肝气来说有补的作用，是让肝气加快速度上升的食物。综合起来说，对木气而言，酸为本味，酸对木气是泻，辛对木气是补，辛辣是木气对宫之气金气的本味。同样类推，辛辣的食物对肺气来说有泻的作用，是让肺气不能顺利收敛的食物；而酸味的食物对肺气来说有补的作用，是让肺气加强收敛能力的食物，所以对金气来说辛为本味为泻，酸为对宫之味为补。

知道了上述原理之后，我们就可以在日常生活中应用这些原理。例如，春天阳气生发的时候，对大多数人而言，在聚餐的时候适当喝点白酒、吃点辛辣的食物，让人之一气的生发能力增强，顺应天地一气的生发是比较好的。当我们应用这些原理来改善我们的日常生活，呵护我们的气的时候，其实我们就是在应用中医为我们自己调理身体，并不需要等病了再治疗。

要点（62）　金木不遂其性则病生，水火各遂其性则病作，治宜对宫之味。

接着我们来理解水与火的味道。《四圣心源·天人解·五味根原》原文："火曰炎上，炎上作苦；金曰从革，从革作辛。""火曰炎上，炎上作苦"说的是火气如果一直燃烧在上，就会出现烧焦的味道，就是苦的味道，这也是"五气分主"中所说的"心属火，其臭焦，其味苦"。"水曰润下，润下作咸"说的是水气如果一直浸泡在下不能生发木火，就会出现咸的味道，即"五气分主"中所说的"肾属水，其臭腐，其味咸"。

《四圣心源·天人解·五味根原》原文：火性炎上，上炎则作苦。水性润下，润下则作咸。木性升发，直则升而曲则不升，郁而不升，是以作酸。金性降敛，从则降而革则不降，滞而不降，是以作辛。使坎离交媾，龙虎回环，则火下炎而不苦，水上润而不咸，木直升而不酸，金从降而不辛。

火气的本性是发热、向上发散的，如果一直在上面炎热而不能接下来按照一气周流的顺序降下来，则上炎而作苦；水气的本性是在下收藏、沉降在下面的，如果一直在下面而不能接下来按照一气周流的顺序生发出木火，则在下面浸泡着而作咸。所以说，对于火气与水气，不能总顺着它们各自的性子，不能让火气一直在上面，也不能让水气一直在下面，如果一直顺着它们的性子来，人之一气就不能顺畅周流了，人就生病了。木气的本性是生发向上的，如果不能生发就郁而作酸；金气的本性是降敛往下的，如果不能降敛则上逆作辛。所以说对于木气与金气，应该顺着它们的本性来，木气应该生发，金气应该降敛，如果没有顺着它们的本性来，人之一气就不能顺畅周流了，人也就生病了。总结起来就是：金木不遂其性则病生，水火各遂其性则病作。

《长沙药解·卷一·大枣》原文：木宜直升，曲则作酸，金宜从降，革则作辛，水宜上行，润下则咸，火宜下济，炎上则苦；酸则木病，故宜辛散，辛则金病，故宜酸收，咸则水病，故宜苦温，苦则心病，故宜咸寒；金木不遂其性则病生，水火各遂其性则病作，治宜对宫之味，所以反逆而为顺也。

我用"查找阅读法"翻阅《黄元御医书十一种》，发现了《长沙药解·卷一·大枣》有相关描述，其主要内容与原理就是：金木不遂其性则病生，水火各遂其性则病作，治宜对宫之味。说的就是对于金气与木气，如果不顺着它们的性子来人就生病；对于水气与火气，如果顺着它们的性子来人也生病，治病都需要用对宫之味。前面已经说了，木气的酸与金气的辛是对宫之味，水气的咸与火气的苦也是对宫之味。木气酸则说明生发不够，就应用辛味的食物补充木气。金气辛而逆升，则应用酸味的食物补充金气的收敛能力。水气一直润下作咸而不能生发，则应用苦温的食物，助气生木。火气一直炎上而不能降敛，则应用咸寒的食物让一气降下来。

要点（63） "坎离交媾，龙虎回环"就是"土枢四象，一气周流"很顺畅。

《四圣心源·天人解·五味根原》原文：使坎离交媾，龙虎回环，则火下炎而不苦，水上润而不咸，木直升而不酸，金从降而不辛。

接下来我们要理解一下"坎离交媾，龙虎回环"。坎卦与离卦是八卦中的两卦。八卦包括：乾卦（天）、坤卦（地）、巽卦（风）、兑卦（泽）、艮卦（山）、震卦（雷）、离卦（火）、坎卦（水）。在中国文化中，这八个卦代表了天地之间最常见的"象"。还记得我们研究气的方法也是研究"象"吧，《易经》的八卦采用相同的一套研究方法。先天八卦（如图1）以天地立极，以一个现代的时钟顺时针方位来看，先天八卦的方位是：最上面十二点钟方位是乾卦（天），一点半方位为巽卦（风），三点钟方位为坎卦（水），四点半方位为艮卦（山），最下面六点钟方位为坤卦（地），七点半方位为震卦（雷），九点钟方位为离卦（火），十点半方位为兑卦（泽）。

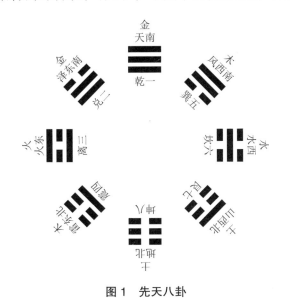

图1 先天八卦

后天八卦（如图2）的方位是：最上面十二点钟方位是离卦（火），一点半方位为坤卦（地），三点钟方位为兑卦（泽），四点半方位为乾卦（天），最下面六点钟方位为坎卦（水），七点半方位为艮卦（山），九点钟方位为震卦（雷），十点半方位为巽卦（风）。

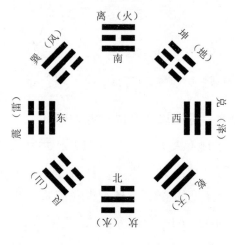

图2　后天八卦

后天八卦的坎水在下、离火在上，与一气周流的水在下、火在上是一致的。离火就是火，坎水就是水。所以我们就理解了"坎离交媾"的含义就是水升而化火，火降而化水，一气周流，水火交济。再如《四圣心源·六气解·少阴君火》原文："坎阳升则上交离位而化火。"坎就是水，坎阳就是水中之阳，就是蛰藏在水中的相火能量。相火能量升则上变为火，就是上交离位而化火的意思。"坎离交媾"指的是一气周流的阴阳变化过程中，水升而化火，火降而化水。

在"五行生克"小节我们描述了四季、方位与四象的对应关系：木温为东，为春；火热为南，为夏；金凉为西，为秋；水寒为北，为冬。木为东方，其色青；火为南方，其色红；金为西方，气色白；水为北方，其色黑；土为中央，其色黄。中国文化还用四种神兽来类比四方：东方为青龙，西方为白虎，南方为朱雀，北方为玄武。有了这些背景知识之后，我们就可以理解"龙虎回环"指的是一气周流的"木气生长，金气敛降"的过程了。总结起来就是："坎离交媾，龙虎回环"就是"土枢四象，一气周流"很顺畅。

《四圣心源·天人解·五味根原》原文：金木者，水火所由以升降也。木直则肾水随木而左升，金从则心火随金而右降。

我们需要参考《素问悬解》上的内容来理解这段话。《素问悬解·养生·阴阳应象论五》原文："天地者，万物之上下也；阴阳者，万物之能始也。水火者，阴阳之征兆也；左右者，阴阳之道路也。"对此，黄元御老师的解读是："天在上，地在下，万物在中，是万物之上下也；物秉阴阳，而化形神，是万物之能始也，才能所始；阳盛则化火，阴盛则化水，是水火为阴阳之征兆也；阳升于左，阴降于右，是左右为阴阳之道路也。"天在上，地在下，万物在中间，所以说天地在万物的上下。阴阳就是一气，万物秉一气而生形神，祖气是万物开始生成的太极，所以说阴阳是万物的能始。一气周流中，对外表现的最初始的象就分为水火，水升而化火，火降而化水，所以说水火是一气对外表现的象、是一气对外表现的征兆。一气就是阴阳，所以说水火是阴阳的征兆。一气周流中，水自左升而化火，方其半升则为木，火自右降而化水，方其半降则为金，所以说"金木者，水火所由以升降也"。木气在左，金气在右，所以也可以说成左右就是一气周流上升下降的道路，一气就是阴阳，所以也就说成"左右者，阴阳之道路也"。从我们对上面这段话的解读可以看出，用"土枢四象，一气周流"慢慢就可以轻松解读原来我们看不懂的中医经典古籍了。

要点（64） 四象之酸苦辛咸，皆土气之中郁。

《四圣心源·天人解·五味根原》原文：木曲而不直，故肾水下润；金革而不从，故心火上炎。而交济水火，升降金木之权，总在于土。土者，水火金木之中气，左旋则化木火，右转则化金水，实四象之父母也。不苦、不咸、不酸、不辛，是以味甘。

一气周流的顺序依次是木生、火长、金收、水藏。如果木气生发顺利，就是"木直则肾水随木而左升"，表示木直升而不"曲"，不曲则不委屈，所以不酸。如果金气顺利降敛，就是"金从则心火随金而右降"，表示金降敛而不"革"，不革则顺降，所以不辛。如果木气不能顺利生发，则肾水不能左升而一直处于最下面，润下则作咸。如果金气不能顺利降敛，则火气不能降敛而一直处于最上面，上炎则作苦。如果中气斡旋有力，木生、火长、金收、水藏都很顺利，则四象轮旋而不会出现酸、苦、辛、咸，则味道是甘甜的，甘甜是中土的本味。

《四圣心源·天人解·五味根原》原文：己土不升，则水木下陷，而作酸咸；戊土不降，则火金上逆，而作苦辛。缘土主五味，四象之酸苦辛咸，皆土气之中郁也。四象之内，各含土气，土郁则传于四脏，而作诸味。调和五脏之原，职在中宫也。

前面说了"坎离交媾，龙虎回环"就是"土枢四象，一气周流"很顺畅，如果中气运转不顺畅，四象的味道就出现，实际上就是土气在某个地方停滞、郁住了。按照我们"五气分主"小节中说的，肝主五色，心主五嗅，脾主五味，肺主五声，肾主五液，五气分主是因为人之一气与外界打交道，人之一气与天地万物之气进行同气相感，脾胃的土气与天地万物的味道相关，所以说"调和五脏之原，职在中宫也"，调和五脏的味道，职责在居住在"中央宫城"的中气。

1.16 五情缘起

要点（65） 五气之情志，从一气周流顺序也。

《四圣心源·天人解·五情缘起》原文：肝之气风，其志为怒。心之气热，其志为喜。肺之气燥，其志为悲。肾之气寒，其志为恐。脾之气湿，其志为思。

《四圣心源·天人解·五情缘起》原文：盖阳升而化火则热，阴降而化水则寒。离火上热，泄而不藏，敛之以燥金，则火交于坎府；坎水下寒，藏而不泄，动之以风木，则水交于离宫。木生而火长，金收而水藏。当其半生，未能茂长，则郁勃而为怒。既长而神气畅达，是以喜也。当其半收，将至闭藏，则牢落而为悲。既藏而志意幽沦，是以恐也。物情乐升而恶降。升为得位，降为失位，得位则喜，未得则怒，失位则恐，将失则悲。自然之性如此，其实总土气之回周而变化也。

人秉一气而生，也秉一气形成脏腑、形体，然后开五官与外界打交道以分辨五气五味，又因为与外界打交道而产生五种情绪。肝之志为怒，心之志为喜，肺之志为悲，肾之志为恐，脾之志为思，五行之气所主的情志与五气在"土枢四象，一气周流"中的顺序、五气的本性是对应的。黄元御老师以一气的生长化收藏顺序来对应人的情绪的变化，人总是喜欢上升而不喜欢下降，升则为得到一些位置，升为得位，降为失位，得位则喜，未得则怒，失位则恐，将失则悲。黄元御老师将情绪类比成一个人往上爬与往下跌的过程，这个与一气的上升与下降类似。一个人爬到最上面，得到了自己想要的位置则喜，心在上，所以喜为心气的情绪；而如果失去了上面的位置，沦落在下面，则恐，肾在下，所以恐为肾气的情绪；在往高位爬升的过程中需要使劲，如果遇到阻碍，则怒，肝在左升的位置，所以怒为肝气的情绪；在往低处跌落的过程中，因为位置的下降而会伤心，则悲，肺在右降的位置，所以悲为肺气的情绪。故怒、喜、悲、恐是一个人爬升、在上、跌落、在下的一气周流过程。土为中气，为一气周流的枢轴，若枢轴不能顺畅运转，中气凝滞，则人的情绪也不能运转，而生忧思，忧思表现的象就是一动不动在那里停留着。

我们再按照木生、火长、金收、水藏的顺序来理解这些情绪。一气开始往上升，进入木气阶段，若受到阻碍，就如同一个人往高位爬，爬到一半有阻碍，这时候人最容易发怒，所以木气的情绪是怒；人之一气爬升到最上面，进入火气阶段，就如同一个人爬到他想要的位置上，这时候人就高兴，所以火气的情绪是喜；如果人之一气往下走，进入金气阶段，就如同人要从高位掉下来，在掉的过程中就自悲自怜，所以金气的情绪为悲；如果人之一气走到最下面，进入水气阶段，就如同人已经失去了他的位置，对未来充满恐惧，人就恐慌，所以水气的情绪是恐。这里又出现了"坎离"这两个字，我们暂且先简单理解为"离就是火，坎就是水"，那么上面这段话就可以理解成"火上热，泄而不藏，敛之以金，则火交于水；水下寒，藏而不泄，动之以木，则水交于火"，这样就很好理解了。其实这还是在重复"土枢四象，一气周流"。

《四圣心源·天人解·五情缘起》原文：己土东升，则木火生长；戊土西降，则金水收藏。生长则为喜怒，收藏则为悲恐。若轮枢莫运，升降失职，喜怒不生，悲恐弗作，则土气凝滞，而生忧思。

这里说的是，"土枢四象，一气周流"运转不顺畅，则土气凝滞，人就呈现出忧虑、思考的状态。当人在思考的时候，即人之思绪停留在所思考的某个事情上，人之一气对外表现出停留的象，就是一气周流不顺畅的象。大家平时应该也有这样的感觉，就是思考很深入了，思考一个问题太久了，人就会处于不动弹的状态。

要点（66）　五声与五情的对应关系。

《四圣心源·天人解·五情缘起》原文：心之志喜，故其声笑，笑者，气之升达而酣适也。肾之志恐，故其声呻，呻者，气之沉陷而幽菀也。肝之志怒，故其声呼，呼者，气方升而未达也。肺之志悲，故其声哭，哭者，气方沉而将陷也。脾之志忧，故其声歌，歌者，中气结郁，故长歌以泄怀也。

人有了情绪后发出来的五种声音也跟这五种情绪是对应的：怒的声音是呼，喜的声音是笑，悲的声音是哭，恐的声音是呻吟，忧思的声音是歌。人往上爬的时候，如果还没有爬到高处的位置，正在很努力的时候，发出的声音就是呼喊、呼叫。人爬到他想要的位置，这时候发出的声音就是高兴的笑声。若人即将失去原本的位置，正在往下掉落的时候，发出的声音就是悲伤的哭泣。如果人已经失去了原本的高位，在最下面的时候，发出的声音就是恐慌的呻吟了。如果人之一气凝滞不动，就需要通过唱歌来抒发情怀。这就是五种情绪对应的五种声音。声音其实也是人之一气对外表现的象。情绪对人之一气产生影响，则会表现出声音的"象"。心的情志为喜，所以声音为"笑"；肾的情志为恐，所以声音为"呻"，因为此时肾气不足，气不得生长，且人无能为力的时候就是呻吟；肝的情志为怒，所以声音为"呼"，此时人之一气在努力爬升，呼呼喘气；肺的情志为悲，所以声音为"哭"，此时人的心情是灰暗的，气是往下走的，但是气的能量还有，还没有到呻吟的地步，只是悲伤地哭；脾的情志为思，所以声音为"歌"，因为土气容易因湿而凝滞，所以需要唱歌以泄怀。

心的情志为喜，其声为"笑"，那是不是笑就表示心气旺盛，是好的呢？

正确的理解是：什么事情都应适可而止，适当的笑容是好的，过分了就不好了。《灵枢悬解·神气·本神三十八》原文："肺金主悲，克于心火，心火主笑，心气虚则长令不遂，侮于肺金而为悲，实则长令畅茂而笑不休，笑者，阳气升达而心神酣适也。"这里说的是：心气足而不过分，则阳气升达，心神酣适而笑；心气不足，则气不能升达，所以情绪就被肺气所主导而为悲；另一方面如果心气太过，则人会笑不停。其他情绪也有类似的不足与有余的情况，所有的情绪都应适可而止，不足与有余都会伤身。

要点（67） 恐胜喜的治病例子。

《素问悬解·养生·阴阳应象论五》原文：怒伤肝，悲胜怒；喜伤心，恐胜喜；思伤脾，怒胜思；悲伤肺，喜胜悲；恐伤肾，思胜恐。

《素问悬解·运气·六元正纪大论八十一》原文：心主喜，其声笑，心神乱则笑语。

《素问悬解·雷公问·疏五过论七十》原文：暴喜则伤阳，火泄根拔，故神散也。

情绪治病其实也是五行生克的道理。一气周流是"阴阳相贯，如环无端"的，就是时时刻刻都有气在上面，也时时刻刻有气在下面，这时候周流是没有偏向的，人之情绪就是平和的。若人之一气偏向了火气，则人之情绪就偏向了喜悦，而如果人被强烈的喜悦情绪充满了，人之一气就强烈地偏向了火气，如果绝大部分气都偏向了火气，气不能进入金收水藏的下一阶段了，人之一气在上面下不来了，一气周流就出现了问题了。火气持续保持在上则会耗散掉，这就是"喜伤心"。有一个人人耳熟能详的例子：范进中举。范进参加了很多次科举考试，一直到年龄很大了都没有中举人，在最后一次考试前，为了去考试而被各种人羞辱，在觉得自己不可能中举人的情况下，突然得知自己得中举人，在这突然之间的大喜之下，"喜伤心"，他的心被大喜所伤，心神发散，人就疯了。

那么范进的疯病是如何治好的呢？这就回到"喜伤心，恐胜喜"上来了。范进的老丈人抽了他一个嘴巴，骂他："该死的东西，你中了什么？"范进被一打、一吓，就恢复了正常的神志。一气周流到上面是心气，心属火，心的情绪是喜悦。暴喜则心气不能收藏，心之火气继续上炎，则肾气发散而不能收，所以人就喜疯了。心主喜，其声笑，心神乱则笑语。一个喜疯的人，心气上炎而不沉降，一气周流被阻在上面了，这个时候如果被吓一下，肾气就被激发起来了，按照五行生克"火性炎升，伏之以水气，则火不过炎"，肾气被激发之后，就可以协助心气的收藏，心气收藏，则人不再喜疯。

要点（68）　怒胜思的例子。

再举一个怒胜思的例子：文挚治齐闵王之忧虑症。公元前280年，齐闵王患了忧虑病，整日闷闷不乐，沉默寡言，常无故叹气。经许多医生治疗，就是不见好转。齐太子听说邻近的宋国有一位叫文挚的名医，医术高明，就派人前往宋国请来文挚医生。文挚详细询问了齐王的病情说："齐王的病我是能治好的。但是，齐王的病治好后，必然是要杀死我文挚的。"太子吃惊地问："这是什么缘故？"文挚说："齐王的病必须用激怒的方法治疗，否则是无法治好的，可如果我激怒了齐王，我的性命也难保全了。"太子急得不得了，向文挚恳求说："如果先生能治好父王的病，我和母亲拼死也要保住你。"文挚与齐王约好看病时间，第一次文挚未去，第二次又失约。连续失约三次后，齐王非常恼怒，痛骂不止。有一天文挚终于来了，连礼也不行就走到病床前，不脱鞋就上床，还踩着齐王的衣服问病，气得齐王咬牙切齿，不搭理文挚，文挚更是得寸进尺地用粗话怒骂齐王，齐王再也按捺不住，从病床上翻身起来大骂不休。这一怒一骂，郁闷一泻，齐王的忧虑症也就痊愈了。齐王病愈后怒气未消，不听太子和王后的解释，将文挚投入鼎中活活煮死。

土性濡湿，疏之以木气，则土不过湿。脾气的情绪是忧思，过度忧思则伤脾，脾伤则茶饭不思。脾属土，土气凝滞，则可用木气疏通它。肝属木，肝气的情绪是怒，所以激怒一个茶饭不思、忧思过度的人，就可以恢复他的生气，恢复他的一气周流了。继续拓展去思考，我们是不是可以思考到更多情志相胜与治病的例子呢？《素问悬解·养生·阴阳应象论五》原文："怒伤肝，悲胜怒；喜伤心，恐胜喜；思伤脾，怒胜思；悲伤肺，喜胜悲；恐伤肾，思胜恐。"其实这就是五行生克的道理。例如，对于一个时常处于惊恐状态的人，按照"思胜恐"的原理，找一些需要思考的活儿让他不断地做，是不是就可以安抚他的情绪？例如让他下围棋或者让他解一些文字游戏、数独之类的事情。在生活中灵活应用中医原理，就可以达到养生的目的，而不一定要等到生病了再想办法治病。

1.17 精华滋生

要点（69） "纯阴纯阳"的例子说明学习中医的上下文很重要。

《四圣心源·天人解·精华滋生》原文：阴生于上，胃以纯阳而含阴气，有阴则降，浊阴下降，是以清虚而善容纳。阳生于下，脾以纯阴而含阳气，有阳则升，清阳上升，是以温暖而善消磨。

《灵枢悬解·神气·本神三十八》原文：神者，阳气之灵者也，而究其由来，实化于魂；魂以半阳而化纯阳，则神发焉，故随神往来者，谓之魂；精者，阴液之粹者也，而究其根本，实生于魄；魄以半阴而生纯阴，则精盈焉，故并精出入者，谓之魄。

《素灵微蕴·脏象解》原文：五脏之部，心位于上，肾位于下，肝位于左，肺位于右，脾位于中；谷气为阳，升于心肺，谷精为阴，入于肾肝；肾为纯阴，阴极则阳生，心为纯阳，阳极则阴生，故上亦有精而下亦有气；下之气，阳之根也，上之精，阴之根也。

在这里我们看到了"胃为纯阳、脾为纯阴"的说法，要如何理解这个"胃为纯阳、脾为纯阴"呢？我们用"查找阅读法"查找了《黄元御医书十一种》中对"纯阳"与"纯阴"的引用，发现了两个典型代表。一个是《灵枢悬解·神气·本神三十八》原文里面提到了"魂为半阳，神为纯阳，魄为半阴，精为纯阴"，另外一个是《素灵微蕴·脏象解》说的"心为纯阳，肾为纯阴"。从这三个对纯阴、纯阳的引用来看，纯阴、纯阳就是一个相对的说法。在脾胃一起说的时候，我们说脾为纯阴，胃为纯阳；在心与肾一起说的时候，心为纯阳，肾为纯阴。在五脏一起说的时候，我们还是说心为纯阳，肾为纯阴，肝为半阳，肺为半阴。回到"精华滋生"这小节，我们关键是要连起来理解"胃为纯阳，阳极生阴，阴生则降，故胃清虚而善容纳"与"脾为纯阴，阴极生阳，阳生则升，故脾温暖而善消磨"。这里面最重要的是要理解：胃是阳的，是土气在上面的那部分，按照一气周流的顺序，其下阶段发展方向是往下的；脾是阴的，是土气在下面的那部分，按照一气周流的顺序，其下阶段发展方向是往上的。

我们在讲解气血的过程中，也用到了"本体"与"作用"的"体用"描述方式。血是"体阴而用阳"，本体是阴的、有形的，但是其作用是让一气往上走，用处是让一气往阳气转化。气是"体阳而用阴"，本体是阳的、无形的，但是其作用是让一气往下走，用处是让一气往阴气转化。对应地说，实际上在脾胃这个系统中还有一种说法：胃的本体是阳的，其作用是往下的，是收纳，所以其用处是阴的；脾的本体是阴的，其用处是往上的，是消磨、生发，所以其作用是阳的。胃是"体阳而用阴"，脾是"体阴而用阳"。所以这里说"阴生于上，胃以纯阳而含阴气，有阴则降，浊阴下降，是以清虚而善容纳；阳生于下，脾以纯阴而含阳气，有阳则升，清阳上升，是以温暖而善消磨"。

我们通过解释"胃为纯阳、脾为纯阴"再次强调这个事情：一气周流是气的本质，不同地方的描述不同不会影响这个本质。学习中医只要深刻体会这个本质就不会被文字迷惑。在脾胃这个环境下，脾为阴，胃为阳，脾气上升，胃气下降，形成一个一气周流的模型。就跟我们前面讨论相火是"蛰藏在水里的能量"的概念一样，脾为阴，脾气之所以能上升，是因为脾气中蕴含了能量，脾气中蕴含的这个能量，我们有时候称之为"脾阳"。这就是为什么一会儿说"脾为纯阴"，一会儿又说"脾阳磨化"了，两者并不矛盾。

要点（70）　水谷入胃，脾阳磨化，渣滓下传，而为粪溺，精华上奉，而变气血。

《四圣心源·天人解·精华滋生》原文：水谷入胃，脾阳磨化，渣滓下传，而为粪溺，精华上奉，而变气血。

水谷被胃容纳之后，因为脾气中的能量可以慢慢将水谷磨化，这个就跟我们看到的机械或者手工的磨盘磨化豆子类似，脾阳磨化水谷之后，精华与渣滓就可以分离了。精华是相对无形的、清轻的部分，所以上奉为气血；渣滓是相对有形的、重浊的部分，所以下传为粪尿。

一个人的脾胃不好有两种情况：一种是人虽然饿，但是恶心呕吐，吃不下东西，这个时候就是胃的问题，胃气不能下降，胃气上逆；另外一种是人可以吃得下东西，但是很久不能消化，很久不能再想吃东西，不会觉得饿，这个时候就是脾的问题，脾阳不足，脾的能量不足，不能磨化完食物。

要点（71） 五脏之精神气血，总由土气之所化生也。

《四圣心源·天人解·精华滋生》原文：气统于肺，血藏于肝。肝血温升，则化阳神；肺气清降，则产阴精。五脏皆有精，悉受之于肾；五脏皆有神，悉受之于心；五脏皆有血，悉受之于肝；五脏皆有气，悉受之于肺。总由土气之所化生也。

"气统于肺，血藏于肝"这句话跟我们在"气血原本"中说的"肝藏血、肺藏气"是一样的意思；而"肝血温升，则化阳神；肺气清降，则产阴精"实际上还是在讲解"土枢四象、一气周流"。

肾藏精，肾是肾气的大本营，肾气是人之一气的水的部分，其最主要的职责就是收藏，收藏起来的人之一气的能量称之为精。"五脏皆有精"的含义就是五脏之气都有肾气所代表的闭藏的能力、闭藏的趋势。例如在肝气中，虽然肝气总体是生发的、往外发散的，但是也有闭藏的能力、闭藏的趋势，肝气也可以进一步细分为木、火、土、金、水五个部分。肝气中的水的部分就是肝气的闭藏部分，就是肝气的精。因为人之一气的闭藏能力在肾气中最充足，所以五脏之中的闭藏能力都归肾气所统领，所以说"五脏皆有精，悉受之于肾"。

心气是人之一气的火的部分，其主要职责就是飘荡在上面，张开触角，与外界打交道。"五脏皆有神"的意思是，人之一气的木火土金水五个部分，都可以与外界打交道，但都归心气所统领，所以说"悉受之于心"。"五脏皆有血，悉受之于肝；五脏皆有气，悉受之于肺"比较好理解，就是我们在"气血原本"中说的"肝藏血，肺藏气"。即《四圣心源·天人解·气血原本》

原文："气统于肺，凡脏腑经络之气，皆肺气之所宣布也；血统于肝，凡脏腑经络之血，皆肝血之所流注也。"

最后理解一下"总由土气之所化生也"。这句话说的是五脏之精神气血总由土气之所化生。五脏生于五气，五气是由人之一气所区分而成的。肝藏血，肺藏气，心藏神，肾藏精，指的是五脏之气各有所担负的责任，但是每股脏气都由人体之一气所化，都是由土气所化。

要点（72） 脾胃是人体后天之本。

《四圣心源·天人解·精华滋生》原文：土爱稼穑，稼穑作甘，谷味之甘者，秉土气也。五谷香甘，以养脾胃，土气充盈，分输四子。己土左旋，谷气归于心肺；戊土右转，谷精归于肾肝。

脾胃磨化水谷，水谷的精华上奉之后还分两个部分：谷气是水谷精华中"气"的部分，相对无形的精华部分纳入到心肺；谷精是水谷精华中"精"的部分，相对有形的精华部分纳入到肾肝。总结起来还是说水谷精华纳入到人之一气。五谷的精华之气被人体纳入之后，首先养脾胃，脾胃的土气充盈，则输送给木火金水四象，四象乃土气所生，四象是土气的孩子，所以说"分输四子"。

《四圣心源·天人解·精华滋生》原文：脾胃者，仓廪之官，水谷之海，人有胃气则生，绝胃气则死。胃气即水谷所化，食为民天，所关非细也。

人体从外界吸收能量要靠脾胃，胃收纳，脾消磨。脾胃就像一个大家族或者说政府的粮仓，是人之一气补充的来源。这与"土枢四象，一气周流""土为四象之母，四象都是土气所变化而生"的人体一气基本模型是一致的。我们学习中医的人经常说"肾气是先天之本""脾胃是后天之本"，这种说法也是以人之一气为基础来思考的。《四圣心源·天人解·脏腑生成》原文："阴阳肇基，爰有祖气，祖气者，人身之太极也。"这里说的是人生命的太极，人生命开始的地方就是男人之精子与女人之卵子相结合而形成的受精卵，精子之气与卵子之气结合而形成新生命。男人中的精子之气与女人中的卵子之气都源自于肾气，人的生命的先天起源于肾气，肾气是人之先天之本。受精卵通过母体育化形成人体，出生之后就需要脾胃去消化食物以获得食物的精华之气，形成对人之一气的补充，所以脾胃为人的后天之本。

要点（73）　从中医角度思考"一天喝八杯水"是错误的。

先来看看"八杯规则"倡导者宣称的观点：观点一，渴是极度缺水的标志，许多人处于慢性缺水状态，已经不能感知需要水的信号了；观点二，人们会将渴误以为是饿，所以喝水可以抑制食欲，有助减肥；观点三，人们在每摄取 1 卡路里食物的同时需要摄取 1 毫升水，考虑到普通人每天摄入大约 1900 卡路里的热量，因此就同时需要 1.9 升水，即八杯水。但是中医认为，人渴是因为人体内的"津液"不足，津液不是喝进去的水就可以直接补充的，跟汽车加油不一样。水和食物一样，进入人体之后，需要脾阳运化，水中精气可以被纳入到人体的津液与一气周流系统中，水中的渣滓部分，则进入膀胱而为小便。不同的人，对津液的消耗并不一样，脾阳消磨的能力也不一样，很多人已经是脾阳衰，再喝这么多水，绝对是增加了五脏的负荷，对身体是有很大坏处的。健康饮水的原则与方式：觉得渴了才喝水，喝水要喝温热的开水，小口慢喝为最佳。这样的喝水方式，是不伤脾阳的。

要点（74）　以形补形是非常有道理的。

中医有一种说法也是经常被人质疑的，就是以形补形，如红糖是红色的，所以补血；豆子长得跟人的肾脏差不多，所以吃了可补肾；如此等等。从中医临床实践的角度出发，这是很有道理的，但是其原理是什么呢？人秉一气而生，一气可以分为五气，五气生五脏，然后生人的形体。五脏的形状实际上是受人之五气的属性影响的，也受天地之气的影响。同样，世间万物也是秉天地之气而生，其生长的形状也受天地之精气的属性影响。因为人形体的形状、颜色等与天地万物的形状、颜色等都是秉气而生，则相同颜色、相同形状的东西，一般情况下就具备相同的天地之精气。所以吃某个形状、颜色的食物，其精华之气就可补充人体对应形状、颜色的躯体，即以形补形。以形补形实际上内在的含义有以下三点：形体由气决定，相同的形状与颜色代表相同的气，实际上归结为以相同的气补相同的气。

1.18　糟粕传导

要点（75）　水之消化，较难于谷。

《四圣心源·天人解·糟粕传导》原文：水谷入胃，消于脾阳，水之消化，较难于谷。

这里的要点是"水之消化，较难于谷"。我的思考是：水是一种具备很强"闭藏"能力的液体，这也是四象中"生长收藏"中"藏"的那部分气命名为"水气"的原因。水闭藏能力强的特点还可以从它散发的气味来理解。一般的食物、药物都会散发出自己特有的气味，而我们很难闻到水的气味，说明水将自己的精华之气闭藏得很好。因为水的闭藏、容纳的能力比一般的食物强，所以磨化水得到水中的精华之气就需要耗费更多的能量，这就是"水之消化，较难于谷"的原因。

与"水之消化，较难于谷"相关的日常生活问题，就是我们喝水与感觉到"渴"的问题。我们会感觉到渴，是因为我们体内的津液不够，津液不够是因为人之一气敛藏化为津液的能力不足，或者可以敛藏化津液的精华之气不足。人喝水或者吃东西后，需要脾阳将喝下去的水或者吃下去的东西磨化，并将精华之气上奉，肺气敛藏这些精华之气形成人体的津液，人的口渴才会慢慢消失。如果脾阳的磨化能力不足，或者肺气敛藏的能力不足，则人会感觉到喝水不解渴，甚至会因为不断喝水而持续伤害脾阳，越喝水则脾阳磨化能力越弱，越喝水则越口渴。水本来就难以磨化，如果是冰水、冰啤酒或其他冷饮，那么就需要更多的脾阳能量来磨化。如果过量或者长期饮用这些东西，就可能大大伤害脾阳，人的脾胃受伤，不能有效地吸收外部水谷的能量，人的身体就慢慢受损了。所以说，冷饮之类的东西最好少饮用。小孩的一气相比大人的一气，流通更加顺畅，更加接近最原始的状态，但是气总体能量是比较弱的，非常容易受到外界的影响，所以冷饮对小孩的脾胃功能影响更大，这个要特别注意。

要点（76）　雾化之水，粗者入于膀胱而为溲溺；事物之糟粕后传，是为大便。

《四圣心源·天人解·糟粕传导》原文：缘脾土磨化，全赖于火，火为土母，火旺土燥，力能克水，脾阳蒸动，水谷精华，化为雾气，游溢而上，归于肺家，肺金清肃，雾气降洒，化而为水，如釜水沸腾，气蒸为雾也。气化之水，有精有粗。精者入于脏腑而为津液，粗者入于膀胱而为溲溺。溲溺通利，胃无停水，糟粕后传，是以便干。

这里细化了精华滋生的描述。食物经过"胃收纳，脾消磨"之后，形成了三部分：第一部分是雾化的水气中的精华部分，其上奉成为气血；第二部分是雾化的水气中的粗陋部分，其进入膀胱而成为小便；第三部分是磨化剩余的渣滓部分，其随着大肠小肠后传，成为大便。因为水谷中的水气都被脾阳磨化成雾气了，水谷中的水都被蒸腾出去了，所以剩余食物中的渣滓糟粕传递下去成为大便时，质地就是干的。

这节增加了肺气的描述——"水谷精华，化为雾气，游溢而上，归于肺家，肺金清肃，雾气降洒，化而为水"。水谷之精华纳入到人体一气实际上需要三个过程：胃受纳，脾消磨，肺收纳。"归于肺家"是因为肺主收敛，将水谷精华收敛到人之一气里。水谷的精微之气通过脾阳磨化形成之后，会从哪里开始加入到人的一气周流中呢？肝气是向外发散、向上浮升的，所以肝气不可能。肾气是最凝聚的，也就是最封闭的，所以也不可能来负责纳入水谷之精气。心气是发散状态的，所以心气与水谷精微之气合并是可能的，然后肺气来负责将心气与水谷精微之气合并的气收纳入人体一气周流中。这就是我理解的"脾阳蒸动，水谷精华，化为雾气，游溢而上，归于肺家，肺金清肃，雾气降洒，化而为水"的含义。

要点（77）　上焦如雾，中焦如沤，下焦如渎。

《四圣心源·天人解·糟粕传导》原文：《灵枢·营卫生会》：上焦如雾，

中焦如沤，下焦如渎。气水变化于中焦，沤者，气水方化，而未盛也。及其已化，则气腾而上，盛于胸膈，故如雾露。水流而下，盛于膀胱，故如川渎。

水谷入胃，脾阳磨化，这个是人体受纳水谷的第一步。脾胃在中焦，磨化的过程全凭脾的阳气，阳气为热，故脾阳磨化的过程类似于煲粥的状态，故曰"中焦如沤"。水谷刚刚磨化，跟糨糊一样，是为沤。脾阳磨化水谷之后，精华之气往上走，故为雾状；肺金收敛精华之气而降洒到各经，与雾气凝为露水之状，故曰"上焦如雾"。水谷磨化之后，精华之气上奉则糟粕下传。糟粕之水则为溲溺，糟粕之物则为大便。糟粕之水顺流而下，故曰"下焦如渎"。川渎就是河流的意思，就是说下焦的水流出去跟河流一样。

要点（78） 理解"三焦"是一个多义词。

《素问悬解·刺法·刺法论五十六》原文：所谓宜从而不宜逆者，膈与脾肾之处，膈居上焦，脾居中焦，肾居下焦，是皆五脏之位，不可忽也；不知者反之，则五脏伤矣；而膈居心肺之下，三处之中，尤为至要，中膈者，泻其神气，其病虽愈，不过一岁必死，切宜慎之。

《灵枢悬解·营卫·营卫生会三十七》原文：上焦出于胃之上口，并咽喉，以上贯胸膈而布胸中，此上焦之部，宗气之所在也；中焦亦并胃中，出于上焦之后，后，下也，此中焦之部，中脘之分也；下焦者，州都之会，水别回肠，注于膀胱，而渗入焉；此下焦之部，州都之会所也，故水谷者，常并居于胃中，既成糟粕，俱下于小肠，而成下焦。

《四圣心源·天人解·脏腑生成》原文：五行各一，而火分君相；脏有心主相火之阴，腑有三焦相火之阳也。

《难经悬解·卷上·二十五难》原文：有十二经，五脏六腑十一耳，其一经，何等经也？然：一经者，手少阴与心主别脉也；心主与三焦为表里，俱有名而无形，故言经有十二也。

上焦、中焦、下焦这三个"焦"加起来组成的"三焦"与我们在"脏腑生成"小节学习的"脏有心主相火之阴，腑有三焦相火之阳也"中的三焦是不一样的。

相火实际上有四个含义。相火的第一个含义指的是人之一气按六分法进行研究的时候的一部分气。六分法即将人之一气六分为木、君火、相火、土、金、水。五行各一，而火分君相，五行实对六脏六腑；相火又有阴阳，脏有心主相火之阴，腑有三焦相火之阳也；人之一气的相火这部分气，阴气部分的大本营是心主，阳气部分的大本营是三焦。相火的第二个含义就是指蛰藏在水里的能量，是谓阳根，是一气下一个循环生长的基础。相火的第三个含义：既然脏腑中有相火之阴的心主（又称之为心包）与相火之阳的三焦，则人之一气在对应的人体上巡行的时候，也有心包经与三焦经，这时候很少称呼其为相火的经络，但是实际上也是属于相火作为脏腑对应的经络。相火的第四个含义：胆经木气向三焦经火气转化过程中，胆经之气、三焦经之气，以及整个动态转化过程称为少阳相火。在很多时候，我们经常用三焦这个词来作为相火的替代。

作为替代相火的"三焦"的词，显然不属于上焦、中焦、下焦这三个"焦"加起来所组成的"三焦"的意思。在这里我们发现了三焦的另外一种含义：人体的方位。上面的引用说明：膈的方位是上焦，脾的方位是中焦，肾的方位是下焦，且"皆五脏之位"，即有原文所言"心肺膈居上焦，脾居中焦，肾、小肠、膀胱居下焦"。

要点（79） 川渎之决，由于三焦。

《四圣心源·天人解·糟粕传导》原文：川渎之决，由于三焦。《素问·灵兰秘典论》：三焦者，决渎之官，水道出焉。盖三焦之火秘，则上温脾胃而水道通；三焦之火泄，则下陷膀胱而水窍闭。

黄元御老师再次重复：三焦之火秘藏于肾脏中，则上温脾胃而通水道；三焦之火如果还很旺盛但是泻于膀胱，则病闭癃而小便不通畅；三焦之火如果虚了，则小便收不住，遗尿。

《四圣心源·天人解·糟粕传导》原文：《灵枢·本输》：三焦者，足太阳少阴之所将，太阳之别也。上踝五寸，别入贯腨肠，出于委阳，并太阳之正，入络膀胱，约下焦，实则闭癃，虚则遗溺。以水性蛰藏，太阳寒水蛰藏，三焦之火秘于肾藏，则内温而外清。水府清通，上窍常开，是以气化之水渗于膀胱，而小便利。

　　这里三焦指的是相火、蛰藏在水里的能量。足太阳指膀胱，足少阴指肾，膀胱是壬水的大本营，肾是癸水的大本营。"三焦者，足太阳少阴之所将"，这里说的是，三焦这个相火，这个应该蛰藏在水里的能量，是膀胱与肾所率领的能量，实际上就是说相火是蛰藏在膀胱壬水与肾癸水中的能量。"太阳之别也"这句话说的是，三焦这条经络是足太阳膀胱经的别经，是足太阳膀胱经生出来的枝杈。继续看"上踝五寸，别入贯腨肠，出于委阳，并太阳之正，入络膀胱"，这里指的是三焦经这条经络的走向、方位，是足太阳膀胱经的别经。最后一句话"约下焦，实则闭癃，虚则遗溺"说的是，三焦之火如果还很旺盛但是泻于膀胱，则病闭癃而小便不通畅；三焦之火如果虚了，则小便收不住，遗尿。

　　黄元御老师写作文章，总是先写结论，再在后面说明原因。这里也先说明"三焦之火秘藏者水道通"的结论，再用"以水性蛰藏，太阳寒水蛰藏，三焦之火秘于肾藏，则内温而外清；水府清通，上窍常开，是以气化之水渗于膀胱，而小便利"来说明推导过程。如果相火能量可以顺利蛰藏到水里，水里相火能量充实则人之一气周流就很顺畅，火气到了上面就会顺利开始收敛沉降，这就是下实而上虚的状态，也就是下温而上清的状态。人之一气在上清虚通透，则上窍常开，五官不塞。人之一气的三焦相火闭藏于肾，则内温而外清。膀胱水府清通，上窍常开，水谷磨化之后的气化之水，粗鄙部分就进入膀胱而形成小便，并顺利排出体外。

　　《四圣心源·天人解·糟粕传导》原文：若太阳寒水不能蛰藏，三焦之火泄于膀胱，膀胱热癃，水窍不开，脾胃寒郁，但能消谷，不能消水，水不化气上腾，爰与谷滓并入二肠，而为泄利。泄利之家，水入二肠而不入膀胱，是以小便不利。所谓实则闭癃者，三焦之火泄于膀胱也。

　　水进入了胃之后，脾阳不足不能磨化水，水顺着食物的糟粕进入了大肠与小肠，人就拉肚子了。脾胃不好的人，就是脾的阳气不足的人，一旦吃了生冷的东西，脾的阳气更加不能磨化，人就更加容易拉肚子。水如果可以被脾阳磨化则化为雾气，雾气上升而被肺气收敛，雾气的精华部分被纳入人之一气，雾气中粗鄙、糟粕部分则被注入膀胱而成为小便，而如果水不能被雾化而直接进入人体的大肠与小肠，则人就拉肚子，所以拉肚子的人小便就比较少。

1.19 经脉起止

要点（80） 六脏六腑，是生十二经。

《四圣心源·天人解·经脉起止》原文：胆、胃、大肠、小肠、三焦、膀胱，是谓六腑。肝、心、脾、肺、肾、心包，是谓六脏。六脏六腑，是生十二经。

人之五行，各有阴阳，是生五脏五腑。五行各一，火分君相，脏有心主相火之阴，腑有三焦相火之阳也。总结起来就得到以下结论：胆、胃、大肠、小肠、三焦、膀胱，是谓六腑；肝、心、脾、肺、肾、心包，是谓六脏。与六脏六腑对应，一气在人体内巡行的路线称为十二经。

要点（81） 三阴三阳的由来。

《四圣心源·天人解·经脉起止》原文：经有手足不同，阳明大肠、太阳小肠、少阳三焦，是谓手之三阳经。阳明胃、太阳膀胱、少阳胆，是谓足之三阳经。太阴脾、少阴肾、厥阴肝，是谓足之三阴经。太阴肺、少阴心、厥阴心主，是谓手之三阴经。

《素问悬解·经络·阴阳离合论二十一》原文：帝曰：愿闻三阴三阳之离合也。岐伯曰：圣人南面而立，前曰广明，后曰太冲。太冲之地，名曰少阴。少阴之上，名曰太阳。太阳根起于至阴，名曰阴中之阳。中身而上，名曰广明。广明之下，名曰太阴。太阴之前，名曰阳明。阳明根起于厉兑，名曰阴中之阳。厥阴之表，名曰少阳。少阳根起于窍阴，名曰阴中之少阳。

《素问悬解·经络·阴阳离合论二十一》原文：帝曰：愿闻三阴。岐伯曰：外者为阳，内者为阴，然则中为阴，其冲在下，名曰太阴。太阴根起于隐白，名曰阴中之阴。太阴之后，名曰少阴。少阴根起于涌泉，名曰阴中之少阴。少阴之前，名曰厥阴。厥阴根起于大敦，阴之绝阳，名曰阴中之绝阴。

三阴三阳是人之一气的另外一种称呼，三阴为厥阴、少阴、太阴，三阳为少阳、阳明、太阳。手有三阴三阳，足也有三阴三阳，所以就为六阴六阳，与人体六脏六腑对应起来了。足厥阴肝，足少阴肾，足太阴脾，足少阳胆，足阳明胃，足太阳膀胱，手厥阴心包，手少阴心，手太阴肺，手少阳三焦，手阳明大肠，手太阳小肠。

《素问悬解·经络·阴阳离合论二十一》中黄帝问岐伯，三阴三阳的概念是如何的。岐伯第一个回答的就是三阴三阳的"少阴、太阳"的名称由来。东、南、西、北四个方位对应木、火、金、水四象，这里"南面而立，前曰广明"即指太阳，说的就是南方为火，为阳，为太阳；而北方为水，为阴，为少阴。所以我的理解就是：水火立极，少阴太阳，太阳为火，少阴为水。

少阴为水，水分壬水、癸水。壬水为阳，对应之腑为膀胱；癸水为阴，对应之脏是肾。火分丙火、丁火。丙火为阳，对应之腑为小肠；丁火为阴，对应之脏是心。水与火是人之一气的两个极点，少阴与太阳就是两个极点，所以水中的阳气部分就是太阳，水中的阴气部分就是少阴，壬水就是太阳膀胱壬水，癸水就是少阴肾癸水。同样火气中的阴气部分是少阴，火气中的阳气部分是太阳，丙火为太阳小肠丙火，丁火为少阴心丁火。火在上，水在下，所以与火相关的两个经脉（手太阳小肠经、手少阴心经）在上，与水相关的两个经脉（足太阳膀胱经、足少阴肾经）在下。

接下来岐伯解释的是太阴阳明。一气从火气敛降成水的过程，经过了土化、金收的两个过程。土为太阴，金为阳明。"广明之下，名曰太阴，太阴之前，名曰阳明"，所以人之一气自外往里就是：太阳，阳明，太阴，少阴。土为太阴，金为阳明，按照一气周流的顺序，不是应该土在金前面吗？其实这是一个观察角度的问题。实际上人之一气是一团三维的无形的能量与信息，土气在中央，金气在外面收敛，在火气向水气演进过程中，从局部的土与金的小系统来看，土是阴，金是阳，土在内，金在外，土为太阴，为阴，自内往外化，金为阳明，为阳，自外往里收敛。

土分戊土与己土，戊土为阳，对应之腑是胃；己土为阴，对应之脏是脾。金分为庚金与辛金，庚金为阳，对应之腑为大肠；辛金为阴，对应之脏为肺。土与金是一对，所以土气与金气中的阴气部分都是太阴，土气与金气中的阳气部分都是阳明。另外，土在内、在下，金在上、在外，所以与土相关的两条经络就在下面，戊土为足阳明胃经，己土为足太阴脾经；与金相关的两条经络就在上面，庚金为手阳明大肠经，辛金为手太阴肺经。

一气在从水生长为火的过程中，经过了木生、火长的过程，就是一个蛰藏在水里的能量逐渐释放出来的过程。水火立极的火就是君火，这里的火是相火，木为厥阴，相火为少阳。木分甲木、乙木，甲木为阳，对应之腑为胆；乙木为阴，对应之脏是肝。相火分阴阳，阴为心包，阳为三焦。木气与相火是一对，所以木气中的阳气部分为少阳胆，木气中的阴气部分为厥阴肝，相火中的阳气部分为少阳三焦，相火中的阴气部分为厥阴心包。另外，木气为阴，相火为阳，木气是自下往上生长的，所以与木气相关的经脉在下面，为足厥阴肝经、足少阳胆经；与相火相关的经脉在上面，为手厥阴心包经、手少阳三焦经。厥阴是木气开始生长的地方，所以在人之一气的最里面，少阳为阳气最开始的地方，所以在阳气的最里面挨着阴气的地方。所以人之一气就从外到里就变成：太阳，阳明，少阳，太阴，少阴，厥阴。

按照三阴三阳与五行的对应，十二经分为：甲木（足少阳胆经），乙木（足厥阴肝经），丙火（手太阳小肠经），丁火（手少阴心经），戊土（足阳明胃经），己土（足太阴脾经），庚金（手阳明大肠经），辛金（手太阴肺经），壬水（足太阳膀胱经），癸水（足少阴肾经），相火之阳（手少阳三焦经），相火之阴（手厥阴心包经）。六阳六阴，分行于左右手足，是谓二十四经也。

要点（82）　人体经脉走向可以协助辨证。

《四圣心源·天人解·经脉起止》原文：手之三阳，自手走头。手阳明，自次指，出合谷，循臂上廉，上颈，入下齿，左之右，右之左，上挟鼻孔。手太阳，自小指，从手外侧，循臂下廉，上颈，至目内眦。手少阳，自名指，循手表，出臂外，上颈，至目锐眦。三经皆自臂外而走头，阳明在前，太阳在后，少阳在中。

《四圣心源·天人解·经脉起止》原文：足之三阳，自头走足。足阳明行身之前，自鼻之交頞，循喉咙，入缺盆，下乳，挟脐，循胫外，入大指次指。足太阳行身之后，自目内眦，上额，交巅，下项，挟脊，抵腰，贯臀，入腘中，出外踝，至小指。足少阳行身之侧，自目锐眦，从耳后，下颈，入缺盆，下胸，循胁，从膝外廉，出外踝，入名指。三经皆自腿外而走足，阳明在前，太阳在后，少阳在中。

《四圣心源·天人解·经脉起止》原文：足之三阴，自足走胸。足太阴行身之前，自大指，上内踝，入腹，上膈。足少阴行身之后，自小指，循内踝，贯脊，上膈，注胸中。足厥阴行身之侧，自大指，上内踝，抵小腹，贯膈，布胁肋。三经皆自腿里而走胸，太阴在前，少阴在后，厥阴在中。

《四圣心源·天人解·经脉起止》原文：手之三阴，自胸走手。手太阴，自胸，出腋下，循臑内前廉，入寸口，至大指。手少阴，自胸，出腋下，循臑内后廉，抵掌后，至小指。手厥阴，自胸，出腋下，循臑内，入掌中，至中指。三经皆自臂里而走手，太阴在前，少阴在后，厥阴在中。

理解十二经脉的方位可用于辨证与论治。人秉一气而生，一气某一部分病，则对应的经脉将出现异常，对应经脉上就会有异常痛点。例如，咳嗽为肺经异常，一般肺经中的孔最穴将特别堵塞，用养生锤敲打孔最穴将非常疼痛。如果忍住疼痛将孔最穴敲打到发热，则咳嗽将有很大缓解。

要点（83）　经脉的表里关系就是三阴三阳的对应关系。

《四圣心源·天人解·经脉起止》原文：手三阳之走头，足三阳之走足，皆属其本腑而络其所相表里之脏。足三阴之走胸，手三阴之走手，皆属其本脏而络其所相表里之腑。手阳明与手太阴为表里，足阳明与足太阴为表里，手太阳与手少阴为表里，足太阳与足少阴为表里，手少阳与手厥阴为表里，足少阳与足厥阴为表里。六阳六阴，分行于左右手足，是谓二十四经也。

手三阳指手少阳三焦经、手阳明大肠经、手太阳小肠经，这些经脉都是从手往头上走的，且都有对应的腑，这些腑也都有对应的脏，手少阳三焦对应的是手厥阴心包，手阳明大肠对应的是手太阴肺，手太阳小肠对应的手少阴心。以手太阳小肠为例子，手太阳小肠与手少阴心相表里。表里关系实际上就是脏腑的五行属性对应的阴阳关系。甲木（足少阳胆经）与乙木（足厥阴肝经）为表里，丙火（手太阳小肠经）与丁火（手少阴心经）为表里，戊土（足阳明胃经）与己土（足太阴脾经）为表里，庚金（手阳明大肠经）与辛金（手太阴肺经）为表里，壬水（足太阳膀胱经）与癸水（足少阴肾经）为表里，相火之阳（手少阳三焦经）与相火之阴（手厥阴心包经）为表里。从这个对应关系可以容易看出，表里关系就是同一个部分气的阴阳关系。

人之一气在人体中运行，大的巡行路线是经脉，十二经脉分行人体左右则为二十四脉。经脉之外还有络脉，也是人体一气可以运行的地方。经脉是人体一气巡行的大主干道，络脉则是人体一气巡行的小支流，例如两个主干道之间相通的小街道。相互为表里的两个经脉之间，有非常多的"络"，也就有非常多的联络，一个经脉之气最经常影响其相表里的另一条经脉之气，所以表里关系在诊断、治病过程中经常被用到。

1.20　奇经部次

要点（84）　二十四脉之外，别道自行的一气存储与运行路线，谓之奇经。

《四圣心源·天人解·奇经部次》原文：奇经八脉，督、任、冲、带、阳跷、阴跷、阳维、阴维。

《四圣心源·天人解·奇经部次》原文：凡此八脉者，经脉之络也。经脉隆盛，入于络脉，络脉满溢，不拘于经，内溉脏腑，外濡腠理，别道自行，谓之奇经也。

奇经八脉是经脉的络脉。经脉中的气血如果丰盈，则会进入络脉，如果络脉中的气血也已经非常充足了，就会滋养脏腑、皮肤。奇经八脉沿其他路线巡行，也是人之一气在人体中存储、巡行的地方。

《四圣心源·天人解·奇经部次》原文：督脉行于身后，起于下极之俞，并入脊里，上至风府，入属于脑，诸阳之纲也。任脉行于身前，起于中极之下，循腹里，上关元，入目，络舌，诸阴之领也。冲脉起于气冲，并足少阴，挟脐上行，至胸中而散，诸经之海也。带脉起于季胁，回身一周，环腰如带，诸经之约也。阳跷起于跟中，循外踝上行，入于风池，主左右之阳也。阴跷起于跟中，循内踝上行，交贯冲脉，主左右之阴也。阳维起于诸阳会，维络于身，主一身之表也。阴维起于诸阴交，维络于身，主一身之里也。阳跷、阳维者，足太阳之别，阴跷、阴维者，足少阴之别。

督脉是诸阳之纲，是人体一身阳气的总头领；任脉是诸阴之领，是人体一身阴气的总头领。冲脉是人身一气中血的大海，是存储气血最丰富的地方；带脉在腰间绕着人体一周，是各个经脉的约束机制。阳跷负责人体一气左右行走的阳气部分；阴跷负责人体一气左右行走的阴气部分。阳维负责人体一身的表，维持、联络人体一气在体表的运行；阴维负责人体一身的里，维持、联络人体一气在体内的运行。

"阳跷、阳维者，足太阳之别"，说的是阳跷、阳维是足太阳膀胱经的别经；"阴跷、阴维者，足少阴之别"，说的是阴跷、阴维是足少阴肾经的别经。阳跷、阳维都是负责人之一气的阳气、最外面的地方，所以与足太阳膀胱经关系密切，阳跷、阳维是足太阳膀胱经的别经。阴跷、阴维都是负责人之一气的阴气、最里面的地方，所以与足少阴肾经关系密切，阴跷、阴维是足少阴肾经的别经。

1.21　营卫运行

要点（85）　二十八脉，周而复始，阴阳相贯，如环无端。

《四圣心源·天人解·营气运行》原文：水谷入胃，化生气血。气之慓悍者，行于脉外，命之曰卫；血之精专者，行于脉中，命之曰营。

在人体路线图上巡行的人之一气，在经脉中走的是营气，在经脉之外，顺着经脉一起走的是卫气，卫气为阳在外，营气是阴在里。

《四圣心源·天人解·营气运行》原文：营卫运行，一日一夜，周身五十度。

人一呼，脉再动，一吸，脉再动，呼吸定息，脉五动，闰以太息，脉六动。一息六动，人之常也。一动脉行一寸，六动脉行六寸。《灵枢·脉度》：手之六阳，从手至头，长五尺，五六三丈。手之六阴，从手至胸，长三尺五寸，三六一丈八尺，五六三尺，合二丈一尺。足之六阳，从足至头，长八尺，六八四丈八尺。足之六阴，从足至胸，长六尺五寸，六六三丈六尺，五六三尺，合三丈九尺。跷脉从足至目，长七尺五寸，二七一丈四尺，二五一尺，合一丈五尺。督脉、任脉，长四尺五寸，二四八尺，二五一尺，合九尺。凡都合一十六丈二尺。平人一日一夜一万三千五百息，一息脉行六寸，十息脉行六尺，一日百刻，一刻一百三十五息，人气半周于身，脉行八丈一尺，两刻二百七十息，人气一周于身，脉行十六丈二尺，百刻一万三千五百息，人气五十周于身，脉行八百一十丈。

《四圣心源·天人解·营气运行》原文：营气之行也，常于平旦寅时，从手太阴之寸口始。自手太阴注手阳明，足阳明注足太阴，手少阴注手太阳，足太阳注足少阴，手厥阴注手少阳，足少阳注足厥阴，终于两跷、督、任，是谓一周也。二十八脉，周而复始，阴阳相贯，如环无端。五十周毕，明日寅时，又会于寸口，此营气之度也。

人体有二十四经脉，加上任脉、督脉、阳跷、阴跷，一共是二十八脉。人的一气在这二十八脉中循环，形成了一个环，这个环没有开头也没有结尾，这就是"阴阳相贯，如环无端"。这二十八脉有阴有阳，阴脉负责人之一气往上升，阳脉负责人之一气往下降。无论任何时候，人之一气都有部分气在上升，有部分气在下降。任何一个时刻，一气中都有一部分气正在进行"盈"的过程，而另外一部分气正在进行"缩"的过程。一气的大部分在进行盈的过程，小部分在进行缩的过程，则一气总体处于盈的过程。一气的大部分在进行缩的过程，小部分在进行盈的过程，则一气总体处于缩的过程。一气是可以任意细分的，所以不可能在某个时刻，一气的所有部分都处于"盈"的过程；也不可能在某个时刻，一气的所有部分都处于"缩"的过程。

要点（86） 子午流注描述的是经脉当令的次序。

人之一气在二十八脉中如环无端地巡行着，人之经脉之气按照一天十二个时辰都分别有对应的经脉之气当令，其顺序是：三点到五点是手太阴肺经当令，五点到七点是手阳明大肠经当令，七点到九点是足阳明胃经当令，九点到十一点是足太阴脾经当令，十一点到十三点是手少阴心经当令，十三点到十五点是手太阳小肠经当令，十五点到十七点是足太阳膀胱经当令，十七点到十九点是足少阴肾经当令，十九点到二十一点是手厥阴心包经当令，二十一点到二十三点是手少阳三焦经当令，二十三点到第二天一点是足少阳胆经当令，一点到三点是足厥阴肝经当令。某个时刻某条经脉当令，是因为天地一气在那个时刻对应的气最强烈，人之一气对应的经脉之气也感应到天地一气。这类似于人之一气在十二种经脉中巡行，在一天十二时辰的每一个时辰，都有某一部分气是在当人之一气巡行的"值班班长"。

要点（87）　卫气入于阴则寐，出于阳则寤，失眠就是因为卫气不能敛藏而入阴。

《四圣心源·天人解·卫气出入》原文：卫气昼行阳经二十五周，夜行阴脏二十五周。卫气之行也，常于平旦寅时，从足太阳之睛明始。睛明在目之内眦，足太阳之穴也。平旦阳气出于目，目张则气上行于头，循项，下足太阳，至小指之端。别入目内眦，下手太阳，至小指之端。别入目锐眦，下足少阳，至小指次指之端。上循手少阳之分侧，下至名指之端。别入耳前，下足阳明，至中指之端。别入耳下，下手阳明，至次指之端。其至于足也，入足心，出内踝，下入足少阴经。阴跷者，足少阴之别，属于目内眦。自阴跷而复合于目，交于足太阳之睛明，是谓一周。如此者二十五周，日入阳尽，而阴受气矣，于是内入于阴脏。

《四圣心源·天人解·卫气出入》原文：其入于阴也，常从足少阴之经而注于肾，肾注于心，心注于肺，肺注于肝，肝注于脾，脾复注于肾，是谓一周。如此者二十五周，平旦阴尽而阳受气矣，于是外出于阳经。其出于阳也，常从肾至足少阴之经，而复合于目。卫气入于阴则寐，出于阳则寤。一日百刻，周身五十，此卫气之度也。《难经》营卫相随之义，言营行脉中，卫行脉外，相附而行，非谓其同行于一经也。

水谷精气之慓悍者，行于脉外，是为卫气。卫气，就是人之一气在人体上巡行的阳气部分，是"卫外而为固"的那部分气。气入于阴则睡，出于阳则醒，失眠就是因为卫气不能敛藏而入阴，需要用降敛之药将人之卫气收敛起来。这就说明了为什么在相对冷的环境下，人睡着就容易感冒，因为卫气潜藏到里面，"卫外而为固"的能力降低了。

1.22　小结

要点（88）　人秉一气而生，气的运动规律是"土枢四象，一气周流"。

一气，就是万物发展的起源，也就是人体的太极。在上面定义的基础上，其实生命体与气最主要的关系有这三个：气是生命体中包含的"无形的能量与信息"；生命体得气则生，失气则死；两个生命体的最大差别就在于其包含的能量与信息不同。

气在两精相抟的时候产生，生命也在这个时候产生。当男女交合之时，两精相抟，凝此一段祖气，清虚灵妙，是谓之神。即《四圣心源·天人解·脏腑生成》所言"人与天地相参也；阴阳肇基，爰有祖气，祖气者，人身之太极也"。

气运动规律的研究方法，不以数推，以象之谓。我们没有办法精准测量"气"，但是"气"对外表现的"象"（现象）是我们可以感受与衡量的。研究气的方法：二法就是阴阳，四法就是四象，五法就是五行，六法就是木、君火、相火、土、金、水。

气的运作规律是：土枢四象，一气周流。土枢四象是生命的驱动力，是一气得以周流的能量基础；一气周流是生命的运动形式，是土枢四象的具体结果。四象就是阴阳的升降，阴阳就是一气的浮沉。一气的运转状态是顺序发展的：木生，火长，金收，水藏，然后又是木生，火长，金收，水藏。周而复始，永不停歇。

一气，也就是四象，运作规律是一气周流的如环无端、永不停歇。一气周流不是说某个时候一气都是木气，接着一气都是火气，然后是金气，再就是水气，而是说，任何时候，一气都在那儿，一部分是木气，一部分是火气，一部分是金气，一部分是水气，只是在某个时候，一气中的大部分都是木气，故一气整体对外呈现了木气的"象"；另外一个时候，一气中的大部分都是火气，故一气整体对外呈现了火气的"象"。同理，金气与水气也是一样的。这个观点的证据体现在《四圣心源·天人解·营气运行》中的"二十八脉，周而复始，阴阳相贯，如环无端"。既然一气周流是跟一个"环"一样，而且还没有"端"（开始端与终结端），那么任何时候一气都有所有的四象之气，只不过是上午木火之气更盛，下午金水之气更盛而已。

"一气周流"是大"象"，"土枢四象"是凝聚力。如何理解土枢四象？举个例子，人群在操场上按顺时针转圈，其表现出两个现象：一个是保持转动，一个是聚而不散。还记得"一气混茫"吗？一气的特点是充满能量、混混茫茫，是必须保持转动的，不转动人就不能活着了。聚而不散，是因为一气中保持了能量与信息，类似于一个团队、一群人有一个目标与使命，这些能量、信息、目标、使命将这群人（一气）凝聚在一起。总结起来：土枢四象是生命的驱动力，是一气得以周流的能量基础；一气周流是生命的运动形式，是土枢四象的具体结果。

中气斡旋，阴极生阳，阳极生阴。这个是以阴阳来描述"土枢四象，一气周流"的概念。一气的每一个微小部分都一直在进行着生长收藏的循环：气收敛到最小为阴；阴极生阳，气开始往外扩展，阴升则为阳；气扩展到最大为阳；阳极生阴，气开始向内收敛，阳降则为阴。

五行生克就是一气周流的自然结果。五行相生，就是在一气周流的过程中，气的变化顺序而已。五行相克，就是一气周流的时候，一气的不同部分相互制约（或者说辅助）的关系。

五行生克，以及与这相关的气、阴阳、四象、五行的基础概念，是中医理论的基石。如前所说，《四圣心源·天人解》是黄师认为最重要的章节，而在"天人解"中，黄师将阴阳变化引出的太极、阴阳、四象、五行概念以及五行生克概念作为前两小节，说明黄师也将五行生克作为中医最基础、最重要的概念来阐述了。我个人认为五行生克就是中医理论的基石。五行生克这么重要是因为它描述了"气"的基础运作规律。

要点（89） 人秉一气而形成人体。

人秉一气而生，秉一气而产生人体的脏腑，脏腑是人体一气的大本营。五行之气，是生五脏五腑；五行各一，而火分君相，是为六脏六腑。按照一气周流的五行，人的脏腑首先有五脏五腑，五脏为肝、心、脾、肺、肾，五腑为胆、小肠、胃、大肠、膀胱。火可以分为君火与相火，相火也有脏腑，分别为心主为脏、三焦为腑。故人之脏腑即成六脏六腑。

相火是一个多义词。第一个含义：相火是对人之一气进行六分的时候所特指的一气的某一部分气。第二个含义：相火是蛰藏在水里的能量，是谓阳根，是一气下一个循环生长的基础。第三个含义：相火指相火之阴的公包与相火之阳的三焦。第四个含义：少阳相火指胆经木气向三焦经火气转化过程中，胆经之气、三焦经之气，以及整个动态转化过程。

气血者，脏腑之间流动的能量也。气血就是一气。一气中相对有形的、温升的部分则为血；一气中相对无形的、清降的部分则为气。肝木是肾水温升而成，又名肝血；肺金为心火清降而成，又名肺气。肝藏血，肺藏气，而气源于胃，血本于脾。

营卫是气血在经络中运行时的另外一个称呼。气统于肺，凡脏腑经络之气，皆肺气之所宣布也，其在脏腑则曰气，而在经络则为卫。血统于肝，凡脏腑经络之血，皆肝血之所流注也，其在脏腑则曰血，而在经络则为营。营卫者，经络之气血也。

精神魂魄意者，一气之五行之神也，是谓五神。人秉一气而生，气秉周流之态，是人体的最基本模型。这个模型也需要控制系统，也就是精神魂魄意。一气中的火气中蕴含着的能量，让心可以与外界打交道，心可以载任万物的那部分气，谓之为神，这就是神发于心。一气中的水气中蛰藏着的能量，让肾可以生长木火，启动下一轮一气周流的那部分气，谓之为精，这就是精藏于肾。魂魄的定义就是：随神往来者，谓之魂，并精出入者，谓之魄。

人秉一气而生躯体，肝心脾肺肾分别主筋脉肉皮骨，分别开窍于眼舌口鼻耳。肝主筋，其荣爪；心主脉，其荣色；脾主肉，其荣唇；肺主皮，其荣毛；肾主骨，其荣发。肝窍于目，心窍于舌，脾窍于口，肺窍于鼻，肾窍于耳。

五脏之精气，开窍于头上，是谓五官。要时刻记住，五气是主因，形体是结果。受精卵形成之后在母体肚子里形成人体，其外貌、基因、血型等都是在人体受精卵形成的那一刻注定的，是由那一刻形成的人之一气决定的，所以在形体结聚的过程中，受精卵中的气（无形的能量与信息）是因，形体是果。人工授精、代孕等，不能改变精子与卵子结合的那一刹那所决定的那股祖气，正是那股祖气决定了人的基因、相貌、先天情况等等。

五气各有所主，肝主色，心主嗅，脾主味，肺主声，肾主水。五气各自的特质与外部万物同气相求。因为五气，是生五脏；因为五脏，是生躯体。因为五气，是开五官，故五官各有其气而与外界万物"同气相感"，曰"五气各有所主"。中医认识这个世界的概举之法：万物虽繁，五色五味概之。颜色有很多变化，但是有五种颜色可以作为其典型代表；味道也有很多变化，但是一样可以用五种味道来概举。同样概举的是五声、五嗅、五味、五液。这样的概举之法有效，主要原因就是人之一气分为五行，五行就是五气，五气各有所主的声、色、嗅、味。

五气各有所味，本味为泻，对宫之味为补。金木不遂其性则病生，水火各遂其性则病作，治宜对宫之味，所以反逆而为顺也。对于金气与木气，如果不顺着它们的性子人就生病；对于水气与火气，如果太顺着它们的性子人也生病。治病都需要对宫之味。例如《素问悬解·脏象·脏气法时论九》原文："肝欲升散，故以辛味散之；辛散则为补，酸收则为泻，故用辛补之，酸泻之。凡本味为泻，对宫之味为补。"五气致病的起因都是一气在五行之气的地方郁住了。

五情亦因五气而起，五情亦合于五行生克之理也。气往上升，升到一半，若受到阻碍，就跟一个人往高位上爬，爬到一半而还没有爬上去一样，则人之一气的情绪就是怒；而若人之一气升到最上面，就跟人爬到他想要的位置一样，人就高兴，人之一气的情绪就是喜；若人之一气往下走，就跟人要从高位掉下来一样，在掉的过程中，人就悲凉，人之一气的情绪就是悲；若人之一气已经闭藏在下面，就跟人已经失去了他的高官厚禄而无依无靠一样，人就恐慌，人之一气的情绪就是恐。我们还总结了情绪导致生病，以及利用情绪治病的原理。《素问悬解·养生·阴阳应象论五》原文："怒伤肝，悲胜怒；喜伤心，恐胜喜；思伤脾，怒胜思；悲伤肺，喜胜悲；恐伤肾，思胜恐。"利用情绪治病的原理其实就是五行生克的道理。

要点（90） 人体运作规律。

水谷入胃，脾阳磨化，渣滓下传，而为粪溺，精华上奉，而变气血。人秉一气而生，人因一气而生形体之后，需要吸纳水谷精华而养育一气，需要排出糟粕以保持形体运作。营卫在经脉与络脉中时刻运行。水谷的精华之气，需要脾阳磨化、肺气播散，然后进入人体的一气周流环境。所以吃进去的东西能不能转化为一气的能量，最重要的还是看脾阳磨化的能力。

川渎之决，由于三焦。人体排出糟粕能力的核心是三焦。三焦之火若虚，则遗溺；三焦之火若实，而且随着太阳寒水蛰藏在水中，则小便利；三焦之火若实，但是没有收藏好而泄于膀胱，则膀胱热癃，小便不利。泄利之家，水入二肠而不入膀胱，是以小便不利。三焦之火蛰藏在肾水里，是木火生长的根基，是身体健康的根基。

六脏六腑，是生十二经。脏腑之外，人还有形体；形体之内，人的一气也在运行。与六脏六腑对应，一气在人体内巡行的路线也分为十二条，即为十二经。

奇经八脉者，经络之络脉也，经脉隆盛，则气血流于络脉。人体气血隆盛，则不仅仅是在经脉中巡行，而会存储在络脉中。在需要的时候，人体可以快速调动这些存储的能力来应对身体的异常。

营行脉中，卫行脉外，相附而行。营卫行于经脉中，正常的情况下一天环行五十度。营卫就是人之一气在人体中运行时对气血的另外一种称呼。

2 六气解

要点（91） 人本为一气，病也是一气，诊断是一气，治病还是一气。

《四圣心源·六气解》原文：内外感伤，百变不穷，溯委穷源，不过六气。六气了彻，百病莫逃，义至简而法至精也。仲景既没，此义遂晦，寒热错讹，燥湿乖谬，零素雪于寒泉，飘温风于阳谷，以水益水而愈深，以火益火而弥热。生灵夭札，念之疚心，作六气解。

人的内伤病与外感病，具体形态非常多，百变不穷，但是其致病根原都是六气。如果彻底了解了六气，那么所有病的原理就都清楚了。有时原理非常简单，但是其中蕴含的道理与治法非常精深。黄元御老师认为张仲景之后很多人都搞错了治病的大方向，将寒凉的药用在体寒的人身上，将温热的药用在体热的人身上，因此导致的生灵夭札让人不忍，故黄师在《四圣心源》的"天人解"之后就写作了"六气解"。

黄元御老师说的实际上是人生病就是因为六气，而我总结为：人本为一气，病也是一气，诊断是一气，治病还是一气，六气是一气的六个动态过程。

2.1 六气名目

要点（92） 六气是人之一气的六个动态过程。

《四圣心源·六气解·六气名目》原文：厥阴风木（足厥阴肝，乙木；手厥阴心主，相火）；少阴君火（手少阴心，丁火；足少阴肾，癸水）；少阳相火（手少阳三焦，相火；足少阳胆，甲木）；太阴湿土（足太阴脾，己土；手太阴肺，辛金）；阳明燥金（手阳明大肠，庚金；足阳明胃，戊土）；太阳寒水（足太阳膀胱，壬水；手太阳小肠，丙火）。

第一组是：水火立极，少阴太阳，代表人之一气"水升而化火，火降而化水"的两个动态过程，代表着少阴君火与太阳寒水。少阴君火由"手少阴心，丁火"与"足少阴肾，癸水"组成，太阳寒水则由"足太阳膀胱，壬水"与"手太阳小肠，丙火"组成。

第二组是：土化金收，太阴阳明，代表人之一气"土化湿让人之一气走慢点，金化燥让人之一气走快点"的两个动态过程，代表着太阴湿土、阳明燥金。太阴湿土由"足太阴脾，己土"与"手太阴肺，辛金"组成，阳明燥金则由"手阳明大肠，庚金"与"足阳明胃，戊土"组成。

第三组是：木生火长，厥阴少阳，代表人之一气"厥阴风木为阴主生发，让能量逐渐绽放；少阳相火为阳主收敛，让能量逐渐潜藏"的两个动态过程，代表着厥阴风木、少阳相火。厥阴风木由"足厥阴肝，乙木"与"手厥阴心主，相火"组成。少阳相火则由"手少阳三焦，相火"与"足少阳胆，甲木"组成。

要点（93） 水火立极，少阴君火与太阳寒水。

《素问悬解·经络·阴阳离合论二十一》原文：圣人南面而立，前曰广明，后曰太冲。太冲之地，名曰少阴。少阴之上，名曰太阳。

《四圣心源·六气解·六气从化》原文：手少阴以君火主令，足少阴水也，从妻化气而为热。足太阳以寒水主令，手太阳火也，从夫化气而为寒。

《四圣心源·六气解·六气从化》原文：癸水上升，而化丁火，故手少阴以君火司气，而足少阴癸水在从化之例。丙火下降，而化壬水，故足太阳以寒水当权，而手太阳丙火在奉令之条。

《四圣心源·六气解·六气从化》原文：所谓将来者进，成功者退，自然之理也。

水火是一气周流的两个顶端，水火立极，少阴太阳。少阴与太阳的第一个含义指的是脏腑：少阴是足少阴肾与手少阴心，太阳是足太阳膀胱与手太阳小肠。少阴与太阳的第二个含义指的是方位：少阴指的是北方，是水；太阳指的是南方，是火。

水火是一气的两个极点，火在顶端，水在底端，水生而化火，火降而化水。足少阴肾的本体是阴，其趋势是上升，足少阴肾气升而化手少阴心气。少阴君火的含义：足少阴肾水升而化手少阴心火的过程中整体的那部分气，包括足少阴肾气、手少阴心气，以及肾气向心气逐渐转化的动态过程。手太阳小肠的本体是阳，气趋势是沉降，手太阳小肠之气降而化足太阳膀胱之气。太阳寒水的含义：手太阳小肠之火降而化足太阳膀胱之水的过程中整体的那部分气，包括手太阳小肠之气、足太阳膀胱之气，以及小肠之气向膀胱之气转化的动态过程。

在足少阴肾之水气转化为手少阴心之火气的整个过程中应该有一个主负责、一个协助负责的角色，主负责就是主令，协助负责就是从令。在转化过程中，关于谁主负责与谁协助负责，黄元御老师总结的一句话是"将来者进，成功者退"。水火立极，水升而化火，火降而化水，以升降为目的，所以就是"将来者进"：肾水已经升而化火了，所以少阴君火以手少阴心火主令，足少阴肾水从令。同样，手太阳小肠之火气转化为足太阳膀胱之水气的整个过程中，心火已经沉降为膀胱之水了，所以太阳寒水以足太阳膀胱经主令，手太阳小肠从令。

要点（94）　土化金收，太阴湿土与阳明燥金。

《素问悬解·经络·阴阳离合论二十一》原文：中身而上，名曰广明。广明之下，名曰太阴。太阴之前，名曰阳明。

《四圣心源·六气解·六气从化》原文：足太阴以湿土主令，手太阴金也，从母化气而为湿。手阳明以燥金主令，足阳明土也，从子化气而为燥。

《四圣心源·六气解·六气从化》原文：土之化金也，土气方盛，而金气初萌，母强子弱，故手太阴以辛金而化气于湿土。金气方盛，而土气已虚，子壮母衰，故足阳明以戊土而化气于燥金。

太阴与阳明的第一个含义指的是脏腑：太阴是足太阴脾与手太阴肺，阳明是足阳明胃与手阳明大肠。太阴与阳明的第二个含义指的是方位：太阴指的是中央与西南，在人则为内，为阴；阳明指的是西方，在人则为外，为阳。

太阴为土，阳明为金，土寄位为西南，金的方位是西，所以按照方位来说，太阴的方位是西南，阳明的方位是西。当寄位于西南的时候，土指的是狭义的土。另外一方面，仅仅从中土来说，戊土为胃，为足阳明胃，己土为脾，为足太阴脾，脾为阴在内，胃为阳在外，所以从方位角度来说，很多时候太阴代表的方位为里、为脏，阳明代表的方位为外、为腑。

土分戊土与己土，金分庚金与辛金，所以一气周流的土化金过程就分两个过程：一个是戊土演进为庚金，一个是己土演进为辛金。太阴湿土的含义：足太阴脾土转化为手太阴肺金的过程中整体的那部分气，包括足太阴脾气、手太阴肺气，以及脾土向肺金转化的动态过程。阳明燥金的含义：足阳明胃土转化为手阳明大肠之金气的过程中整体的那部分气，包括足阳明胃气、手阳明大肠之气，以及胃土向大肠之金气转化的动态过程。如果太阴湿土的湿气太重则人之一气走得太慢，如果阳明燥金的燥气太重则人之一气走得太快，土化金收。太阴阳明的第三个含义：代表人之一气的"土化湿让人之一气走慢点，金化燥让人之一气走快点"的两个动态过程。

土气化为金气，己土脾化为辛金肺的过程属阴，因为转化还没有成功，所以是"土气方盛，而金气初萌，母强子弱"，这时候就应该以土气为主令，金气为从令，所以就是足太阴脾经主令、手太阴肺经从令。黄师描述这个为"手太阴以辛金而化气于湿土"。土气化为金气，戊土胃化为庚金的过程属阳，因为转化已经成功，所以是"金气方盛，而土气已虚，子壮母衰"，这时候就是手阳明大肠经主令，足阳明胃经从令。黄师描述这个为"足阳明以戊土而化气于燥金"。

要点（95） 木生火长，厥阴风木与少阳相火。

《素问悬解·经络·阴阳离合论二十一》原文：厥阴之表，名曰少阳。

《四圣心源·六气解·六气从化》原文：足厥阴以风木主令，手厥阴火也，从母化气而为风。手少阳以相火主令，足少阳木也，从子化气而为暑。

《四圣心源·六气解·六气从化》原文：木之化火也，木气方盛，而火气初萌，母强子弱，故手厥阴以相火而化气于风木。火气既旺，而木气已虚，子壮母衰，故足少阳以甲木而化气于相火。

厥阴与少阳的第一个含义指的是脏腑：厥阴是足厥阴肝与手厥阴心包，少阳是足少阳胆与手少阳三焦。厥阴与少阳的第二个含义指的是方位：厥阴风木的方位是东方；少阳相火的方位是"厥阴之表"。厥阴是木气开始生长的地方，所以在人之一气的最里面，少阳为阳气最开始的地方，所以在阳气的最里面，挨着阴气的地方。厥阴的方位在最里面，准备生发；少阳的方位在太阴与阳明之间。

木分为甲木与乙木，相火分为阴（心包）与阳（三焦），所以一气周流的木气化相火过程就分为两个过程：一个是乙木之气演进为心包之气，一个是甲木之气演进为三焦之气。厥阴风木的含义：足厥阴肝木转化为手厥阴心包的过程中整体的那部分气，包括足厥阴肝气、手厥阴心主之气，以及肝木之气向心包之气转化的动态过程。少阳相火的含义：足少阳胆木之气转化为手少阳三焦之气的过程中整体的那部分气，包括足少阳胆气、手少阳三焦之气，以及胆木之气向三焦之气转化的动态过程。厥阴少阳的第三个含义：代表人之一气的"厥阴风木为阴主生发让能量逐渐释放，少阳相火为阳主收敛让能量逐渐潜藏"的两个动态过程。

木气化为火气，乙木肝化为心主的过程属阴，因为转化还没有成功，所以是"木气方盛，而火气初萌，母强子弱"，这时候就应该以木气为主令，火气为从令，就是足厥阴肝经主令、手厥阴心主从令。黄师描述这个为"手厥阴以相火而化气于风木"。木气化为火气，甲木胆化为三焦的过程属阳，因为转化已经成功，所以是"火气既旺，而木气已虚，子壮母衰"，这时候就应该以火气为主令，木气为从令，也就是手少阳三焦经主令，足少阳胆经从令。黄师描述这个为"足少阳以甲木而化气于相火"。

2.2　六气从化

要点（96）　内伤者，病于人气之偏，外感者，因天地之气偏，而人气感之。

《四圣心源·六气解·六气从化》原文：天有六气，地有五行。六气者，风、热、暑、湿、燥、寒。五行者，木、火、土、金、水。在天成象，在地成形，六气乃五行之魂，五行即六气之魄。人为天地之中气，秉天气而生六腑，秉地气而生五脏。六气五行，皆备于人身。

《四圣心源·六气解·六气从化》原文：内伤者，病于人气之偏，外感者，因天地之气偏，而人气感之。

人秉一气而生，人有生命是因为人之一气的存在。天地同样也有一气，如果将天地作为整体一气来说，天地一气的天气部分就是阳，地气部分就是阴。人作为整体一气，阳气部分与天气对应，阴气部分与地气对应，所以说"人为天地之中气，秉天气而生六腑，秉地气而生五脏"，所以也说"六气五行，皆备于人身"。人的气可以按照五行来研究，也可以按照六气来研究。人秉天的六气、地的五行而生，实际上就是说人秉一气而生。

人之病有两大类：一类是内伤，一类是外感。人在不生病的时候，人之一气是按照"土枢四象，一气周流"的规律在运行着的。这时候人之一气实际上就是人之十二脏腑之气各司其职，人之一气运行顺畅。人生病则是人之一气的运转即"一气周流"出现了异常。引起异常的原因主要有两个：一个是外感，一个是内伤。天地之一气也可以分为六气，当天地之六气出现了偏向某一气的情况，而人之一气感应到天地六气的偏向而导致人之一气也出现了偏向，则人生病（外感病）了。人之一气因为七情六欲而出现了偏差，从而导致人之一气的运作出现了偏差，则人也生病（内伤病）了。天地的六气与人之六气是一样的，也分为厥阴风木、少阴君火、太阴湿土、少阳相火、阳明燥金、太阳寒水。人之六气或者天地六气出现偏向某一气的情况下，则会出现风、热（火）、暑、湿、燥、寒这六种象。

要点（97） 六气顺序的理解。

《四圣心源·六气解·六气从化》原文：内外感伤，总此六气。其在天者，初之气，厥阴风木也，在人则肝之经应之。二之气，少阴君火也，在人则心之经应之。三之气，少阳相火也，在人则三焦之经应之。四之气，太阴湿土也，在人则脾之经应之。五之气，阳明燥金也，在人则大肠之经应之。六之气，太阳寒水也，在人则膀胱之经应之。

《素问悬解·运气·六元正纪大论八十一》原文：初之气，少阳相火司令……二之气，阳明燥金司令……三之气司天，太阳寒水用事……四之气，厥阴风木司令……五之气，少阴君火司令……终之气，太阴湿土司令，故湿令行。

《伤寒悬解·仲景微旨·伤寒传经》原文：伤寒传经，一日太阳，二日阳明，三日少阳，四日太阴，五日少阴，六日厥阴；日传一经，亦与温病相同。

黄师再次强调了一下"内外感伤，总此六气"，说的是人生病无论是内伤还是外感总是离不开六气，然后用初之气、二之气、三之气、四之气、五之气、六之气来说了一下气的顺序。人之一气的周流是"阴阳相贯，如环无端"的，就是没有开始的端头，也没有结束的端头，是一个环状的周流方式，所以没有所谓的谁是最初、谁是最后的问题，关键是这个气的先后顺序。

《伤寒悬解》中的伤寒传经是指人得了外感伤寒或者中风之后，病随着人之一气的周流顺序逐渐深入六经的过程，其实也就是人之六气的流动顺序。《素问悬解》与《伤寒悬解》对六气的排列顺序是一样的，都是：厥阴风木→少阴君火→太阴湿土→少阳相火→阳明燥金→太阳寒水。黄元御老师在"六气解"中对六气中三之气与四之气的排序与《素问悬解》与《伤寒悬解》不同。我仔细阅读了《四圣心源》全文，暂时没有发现治病过程中对这个排序的特别引用，可以先将顺序的不同暂时存疑，以后再深入思考。

2.3　六气偏见

要点（98）　人之六气，不病则不见，凡一经病，则一经之气见。

《四圣心源·六气解·六气偏见》原文：人之六气，不病则不见，凡一经病，则一经之气见。平人六气调和，无风、无火、无湿、无燥、无热、无寒，故一气不至独见。病则或风，或火，或湿，或燥，或热，或寒，六气不相交济，是以一气独见。如厥阴病则风盛，少阴病则热盛，少阳病则暑盛，太阴病则湿盛，阳明病则燥盛，太阳病则寒盛也。

《伤寒说意·六气解》原文：一经有一经之性情，经气和平，彼此交济，一经之性情不至偏见；一经病则自见其本气，而一经之性情遂处发现；《伤寒》六经之证，六经之性情发现也；仲景为六经写真，知六气也；知六气之变化，则知六经之性情矣。

人本是一气，病也是一气，而一气又可以细分为六气或分为十二经，则人生病的时候就需要诊断出具体生病的是哪一气。人之六气，在没有生病的时候，就不会对外表现出六气的象，凡是一个经脉生病，则对应经脉的气就能够看到对应的象。中医就是通过观察一气中的某一部分气对外表现出了象，则知道这部分气生病了，这就是中医诊断的纲领：凡一经病，则一经之气见。

"气"本不可见，"一经之气见"就是说该经所包含的气对外表现出可见到的"象"来。例如厥阴病则风盛，少阴病则热盛，少阳病则暑盛，太阴病则湿盛，阳明病则燥盛，太阳病则寒盛。

《金匮悬解·内伤杂病·黄疸》原文：肝木藏血，而华皮肤，水土温燥，乙木荣达，则五气调和，色不偏见，其一色偏呈者，一脏埋郁，而木气不达也。下后土败阳亏，水邪上凌，木郁湿土之中，则见黄色，木郁寒水之内，则见黑色，木气自郁，则见青色。

《四圣心源·天人解·五气分主》原文：盖肝主五色，五脏之色，皆肝气之所入也。入心为赤，入脾为黄，入肺为白，入肾为黑。

以土气为例，土气进一步细分也可以分为木、火、土、金、水，则土气中的木气主升，土气中的金气主降。如果土气中的木气部分不能升，则称为"木气郁于土气"。肝主五色，"五脏之色，皆肝气之所入"。如果木气郁在土气中，则人体对外呈现黄色；如果木气郁在水气里，则人体对外呈现黑色；如果木气自己郁在木气中，则人体对外呈现青色。

《四圣心源·杂病解上·颠狂根原》原文：凡人一脏之气偏盛，则一脏之志偏见，而一脏之声偏发。颠病者，安静而多悲恐，肺肾之气旺也；狂病者，躁动而多喜怒，肝心之气旺也。肺肾为阴，肝心为阳，二十难曰：重阴者颠，重阳者狂，正此义也。

《素灵微蕴·悲恐解》原文：凡一脏之气偏盛，则一脏之志偏见，悲者燥金之气盛，恐者寒水之气盛，忧思者湿土之气盛也。

《难经悬解·卷下》原文：六十一难曰：经言望而知之谓之神，闻而知之谓之圣，问而知之谓之工，切而知之谓之巧，何谓也？然：望而知之者，望见其五色，以知其病。闻而知之者，闻其五音，以别其病；问而知之者，问其所欲五味，以知其病所起所在；切脉而知之者，诊其寸口，视其虚实，以知病在何脏腑也；经言以外知之曰圣，以内知之曰神，此之谓也。

如果人之六气生病，则生病的那部分气对应的情绪、情志也就会出现。中医所谓的望而知之是可以做到的，望见其色而知其病也。《四圣心源·天人解》章节的形体五官、气味情绪等章节描述的"五气各有所主"，都是望闻问切用的诊断原理。

要点（99） 以此气之偏盛，定缘彼气之偏虚。

《四圣心源·六气解·六气偏见》原文：以此气之偏盛，定缘彼气之偏虚。如厥阴风盛者，土金之虚也。少阴热盛、少阳暑盛者，金水之虚也。太阴湿盛者，水木之虚也。阳明燥盛者，木火之虚也。太阳寒盛者，火土之虚也。以六气之性，实则克其所胜而侮所不胜，虚则己所不胜者乘之，而己所能胜者亦来侮之也。

人本是一气，一气就是六气，六气中任何一气显示出性情或显示出它的象则这一气就生病了。显示出某一气的象，如果这个象太过盛的话，一定是人之一气的其他气的偏虚。以厥阴风木之气偏盛为例子，厥阴风木是足厥阴肝经主令，以木气为主，按照五行生克，木克土，金克木，现在厥阴风木的木气太旺盛，说明金气不能克制木气，让木气太盛了；另一方面，木气过于旺盛，木克土，则说明土气是虚弱的。这就是"厥阴风盛者，土金之虚也"。同样，如果少阴君火、少阳相火太盛的话，水克火、火克金，则水气与金气多半是虚弱的；太阴湿土之气如果太盛的话，土克水、木克土，则木气与水气偏虚；阳明燥金之气如果太盛的话，火克金、金克木，则火气与木气偏虚；太阳寒水之气如果太盛的话，水克火、土克水，则土气与火气偏虚。

"侮"与"乘"其实是从另外一个角度来描述的五行生克。以"金克木，木克土"为例子说明之。"实则克其所胜"的含义是：木气实、木气盛壮则克土，让土气濡湿性减弱。"而侮所不胜"的含义是：木气实，则虽然金克木，但是木气因为旺盛也可以欺侮金气，让金气不能顺利敛降。"虚则己所不胜者乘之"的含义是：本来金克木，木气虚，则金气不仅仅克制木气，而且是金气"乘"木气。这里"乘"的含义是"乘胜前进""乘虚而入"。"而己所能胜者亦来侮之也"的含义是：虽然木克土，但是木气虚，则土气反过来欺侮木气，土气濡湿让木气不能生发起来。

要点（100） 究之一气之偏盛，亦缘于虚。

《四圣心源·六气解·六气偏见》原文：究之一气之偏盛，亦缘于虚。厥阴能生，则阳气左升而木荣，其风盛者，生意之不遂也。少阴能长，则君火显达而上清，其热盛者，长气之不旺也。阳明能收，则阴气右降而金肃，其燥盛者，收令之失政也。太阳能藏，则相火闭蛰而下暖，其寒盛者，藏气之不行也。土为四维之中气，木火之能生长者，太阴己土之阳升也；金水之能收藏者，阳明戊土之阴降也。中气旺则戊己转运而土和，中气衰则脾胃湿盛而不运。

厥阴风木之气足够旺盛，则木气自然能够生长成火气，不会在木气阶段表现出"风"的现象。现在木气表现出了"风"的现象，则说明厥阴风木之气的生发之力不够，郁而不升导致了"风"的象，所以厥阴风木本身也是不够旺盛的。其他各气也是如此。一气独见虽可能出现偏盛的状态，但是在偏盛之中，要注意到人体一气的偏虚；若人体一气健壮，则人不病也。

土为四维之中气，中气健康旺盛则己土升、戊土降，木生火长金收水藏，人之一气就不生病了。中气旺则戊己转运而土和，中气衰则脾胃湿盛而不运，所以中气衰则病。

要点（101） 土湿而木贼之，这是土气困败的根本原因。

《四圣心源·六气解·六气偏见》原文：土生于火而火灭于水，土燥则克水，土湿则水气泛滥，侮土而灭火。水泛土湿，木气不达，则生意盘塞，但能贼土，不能生火以培土，此土气所以困败也。

水泛土湿是中气困败的根本原因。先回顾一下五行生克中与土有关的内容：火生土、土克水、水克火。再回顾一下土湿、土燥的概念：土湿就是一气凝滞、停滞不能再转动的象，土燥就是一气转动加快的象。土湿导致一气不能转动，而水气的趋势是闭藏，土转动不了不能克水则水气的闭藏能力就会更加凸显，这时候水气闭藏得很厉害而火气不能外发，则火气就会不足，所以说"土湿则水气泛滥，侮土而灭火"。土湿的情况下，水气闭藏的能力泛滥，木气不能生发，木气的生发之性不能得到发扬，则"生意盘塞"，木气的生发意向就像盘山公路一样曲折而不能到达上面。木气不能顺畅生发则"但能贼土，不能生火以培土"，这就是土气之所以困败的原因。木气不能顺畅周流到火气阶段导致火气不足，火生土，所以土气也不足，土气不足则中气困败。

《金匮悬解·内伤杂病·黄疸二十三》原文：诸黄，腹痛而呕者，甲木之贼戊土，而胃气上逆也。

《金匮悬解·内伤·虚劳十四》原文：木位在左，是为克伤中气之贼，柴胡、白蔹泻相火而疏甲木，黄卷、防风，燥湿土而达乙木，所以剪乱而除中州之贼也。

《金匮悬解·内伤·虚劳十六》原文：凡五劳七伤，不离肝木，肝木之病，必缘土虚；以中气劳伤，己土湿陷，风木郁遏，生气不达，于是贼脾位而犯中原；脾败不能化水谷而生肌肉，故羸瘦而腹满；肝藏血而窍于目，木陷血瘀，皮肤失荣，故肌错而目黑。

上面的三个例子，总结"贼"这个字的用法就是：甲木贼戊土，乙木贼己土。"贼"，在这里指伤害的意思。木气贼土，即木克土。己土左旋升而化木火，戊土右转降而化金水，己土主升，戊土主降。木分阴阳，甲木为阳主降，乙木为阴主升。乙木的生发之力源自于己土，甲木的沉降之力来自于戊土。己土生发乙木，如果生发得顺利，则木升而化火，火气按照一气周流顺序，下一阶段就化土，即所谓"木生火，火生土"也。己土生发乙木，如果因为土湿而滞留，生长能力不足，则木气不能正常生发而克伐脾土，也不能达到火气状态，则"火不能生土"。土气的能量用来生发木气，而能量如果不能从火气中得到补充，则中土、中气的能量将逐渐耗损，这就是土气溃败的原因。

要点（102）　　阴易盛而阳易衰，土湿而病者多，土燥而病者少。

《四圣心源·六气解·六气偏见》原文：血藏于肝而化于脾，太阴土燥，则肝血枯而胆火炎，未尝不病。但足太阴脾以湿土主令，足阳明胃从燥金化气，湿为本气而燥为化气，是以燥气不敌湿气之旺。阴易盛而阳易衰，土燥为病者，除阳明伤寒承气证外，不多见。一切内外感伤杂病，尽缘土湿也。

肝藏血，而血本于脾。脾土如果过于燥热则肝血容易枯槁，胆气中相火过于旺盛、炎热，人就会生病。当然，土湿容易使中气困败也会导致人生病。总结起来就是：土气应该燥与湿都刚刚好，如此人才不会生病。

土气分戊土与己土，戊土为足阳明胃，己土为足太阴脾，而足太阴脾是太阴湿土的主令之气，足阳明胃是阳明燥金的从令之气，总体上来说，土气的性情容易受到足太阴脾的影响，所以土气容易湿而较少燥，这就是"足太阴脾以湿土主令，足阳明胃从燥金化气，湿为本气而燥为化气，是以燥气不敌湿气之旺"。

人秉一气而生，人之一气时刻处于周流的状态，木生火长，金收水藏，而相火之能量随金下蛰，藏于水里，是下一轮木火生长的基础。在一气周流的过程中，能量易流失而不藏，能量不能随相火敛藏于金水之中，则一气周流将逐渐停止。能量损耗则生命衰，能量耗尽则人命丧。能量易失而难得，故曰"阴易盛而阳易衰"也。

黄师在整个《黄元御医书十一种》中反复强调，除了阳明伤寒承气证之外，土燥为病者非常少，所以我们在治病与调养身体的情况下要特别注意土湿的情况。黄师甚至下了这个论断"一切内外感伤杂病，尽缘土湿也"，这个我们在后面学习"杂病解"的时候慢慢体会。

2.4　本气衰旺

要点（103）　　六气病显现哪条经脉之气，主要看其经脉本气的衰旺。

《四圣心源·六气解·本气衰旺》原文：经有十二，司化者六经，从化者六经。

从化者不司气化，总以司化者为主，故十二经统于六气。病则或见司化者之本气，或见从化者之本气，或司化者而见从化之气，或从化者而见司化之气，全视乎本气之衰旺焉。

这里的"司化"与"从化"的概念其实就是我们之前说的"主令"与"从令"。司化的"司"就是起主要作用、引领的意思，跟司机的"司"是一个意思。手上三条阳经、三条阴经，脚上也是三条阳经、三条阴经，一共是十二条经脉，归纳到六气（六气是厥阴风木、少阴君火、少阳相火、太阴湿土、阳明燥金、太阳寒水）中，厥阴风木以足厥阴肝经司化，手厥阴心主从化；少阴君火以手少阴心经司化，足少阴肾经从化；少阳相火以手少阳三焦经司化，足少阳胆经从化；太阴湿土以足太阴脾经司化，手太阴肺经从化；阳明燥金以手阳明大肠经司化，足阳明胃经从化；太阳寒水以足太阳膀胱经司化，手太阳小肠经从化。这就是十二经统于六气。

如果某一条经脉之气生病了，依据这条经脉的六气归属，则这条经脉对外表现出来的象有两种可能：第一种是它归属六气的司化之气的性情，第二种是它归属六气的从化之气的性情。是第一种还是第二种，主要看它归属之气的司化之气与从化之气的衰旺情况。

要点（104） 少阴君火，司化者性热，从化者性寒。

《四圣心源·六气解·本气衰旺》原文：手少阴以君火司化，足少阴之水从令而化热者，常也。而足少阴之病寒，是从化者自见其本气，以水性原寒。手少阴之病寒，是司化者而见从化之气，以君火原从水化也。

少阴君火是手少阴心经司化，足少阴肾经从化。如果手少阴心经出现"热"的象，说明手少阴心经生病了，因为心经的本气（火气）比较旺盛，所以就显现出手少阴心经本气的象；如果手少阴心经出现"寒"的象，说明手少阴心经生病了，因为心经的本气比较虚弱，所以就显现了少阴君火的从化之气足少阴肾经之气的"寒"的象。同样，如果足少阴肾气出现"寒"的象，说明足少阴肾经病了，因为肾气的本气还相对旺盛，所以出现了肾水寒的象；如果足少阴肾气出现"热"的象，说明足少阴肾经病了，因为肾气的本气还相对很弱，所以出现了少阴君火司化者手少阴心经的本气"热"象。

要点（105）　太阳寒水，司化者性寒，从化者性热。

《四圣心源·六气解·本气衰旺》原文：足太阳以寒水司化，手太阳之火从令而化寒者，常也。而手太阳之病热，是从化者自见其本气，以火性原热。足太阳之病热，是司化者而见从化之气，以寒水原从火化也。

太阳寒水以足太阳膀胱经司化，手太阳小肠经从化。如果足太阳膀胱经出现"寒"的象，说明足太阳膀胱经生病了，因为膀胱经的本气比较旺盛，所以就显现出来足太阳膀胱经本气（水气）的象；如果足太阳膀胱经出现"热"的象，说明足太阳膀胱经生病了，因为膀胱经的本气比较虚弱，所以就显现了太阳寒水的从化之气手太阳小肠经之气的"热"的象。同样，如果手太阳小肠经出现"寒"的象，说明手太阳小肠经生病了，因为手太阳小肠经还相对虚弱，所以出现了太阳寒水司化者足太阳膀胱经的本气"寒"的象；如果手太阳小肠经出现"热"的象，说明手太阳小肠经生病了，因为手太阳小肠经的本气还相对较强，所以出现了手太阳小肠经的本气"热"的象。

要点（106）　厥阴风木，司化者性风，从化者性热；少阳相火，司化者性热，从化者性风。

《四圣心源·六气解·本气衰旺》原文：足厥阴以风木司化，手厥阴之火从令而化风；手少阳以相火司化，足少阳之木从令而化暑者，常也。而手厥阴之病暑，足少阳之病风，是从化者自见其本气，以火性生暑，而木性生风也。

厥阴风木以足厥阴肝经司化，手厥阴心包经从化。如果足厥阴肝经出现"风"的象，说明足厥阴肝经生病了，而且因为足厥阴肝经的本气还比较强，所以显现出足厥阴肝经本气的"风"象；而如果足厥阴肝经出现"热"的象，说明足厥阴肝经生病了，而且因为足厥阴肝经的本气还比较弱，所以足厥阴肝经出现了厥阴风木的从化之气手厥阴心包经之气的"热"的象。同样，如果手厥阴心主出现"风"的象，说明手厥阴心主生病了，而且因为足厥阴肝经的本气比较旺盛，所以手厥阴心主出现了厥阴风木的司化者足厥阴肝经之气的"风"的象；如果手厥阴心主出现了"热"的象，说明手厥阴心主生病了，而且因为手厥阴心主的本气比较旺盛，所以就出现了厥阴风木的从化者手厥阴心主的"热"的象。

少阳相火以手少阳三焦经司化，足少阳胆经从化。手少阳三焦之气生病，则有可能出现手少阳三焦的"火"的象，也有可能出现足少阳胆经的"风"的象。足少阳胆经生病，也一样有可能出现手少阳三焦的"火"的象，也有可能出现足少阳胆经的"风"的象。到底出现哪一种象，主要是看三焦经与胆经的本气衰旺情况。

要点（107）　太阴湿土，司化者性湿，从化者性燥；阳明燥金，司化者性燥，从化者性湿。

《四圣心源·六气解·本气衰旺》原文：足太阴以湿土司化，手太阴之金从令而化湿；手阳明以燥金司化，足阳明之土从令而化燥者，常也。而手太阴之病燥，足阳明之病湿，是从化者自见其本气，以金性本燥而土性本湿也。

太阴湿土以足太阴脾经司化，手太阴肺经从化。足太阴脾生病就有可能出现"湿"的象，也有可能出现"燥"的象，到底出现哪一种象，主要就看足太阴脾的本气是衰弱还是旺盛。手太阴肺生病也一样看本气是衰弱还是旺盛，从而有可能病湿或者病燥。阳明燥金以手阳明大肠经司化，足阳明胃经从化。所以同样地，手阳明大肠与足阳明胃生病也都有可能出现湿或燥的情况，到底出现哪一种象，主要还是看阳明燥金的司化之气旺盛还是从化之气旺盛。

要点（108）　六气常见形态概述。

《四圣心源·六气解·本气衰旺》原文：大抵足太阳虽以寒化，而最易病热。手少阴虽以热化，而最易病寒。厥阴原以风化，而风盛者固多。少阳虽以火化，而火败者非少。金性本燥，而手太阴从土化湿者，常有七八。土性本湿，而足阳明从金化燥者，未必二三也。

六气之病，虽然有可能呈现主令之气的本气，也有可能呈现从化之气的本气。但是其经常出现的情况可以概括为生病的常见现象：厥阴风木风易多，少阳相火火易衰，足太阳寒水易化热，手少阴君火易化寒，手太阴易化湿而足阳明难化燥。

"足太阳虽以寒化，而最易病热"，这里首先说的是足太阳膀胱经最易病热。足太阳膀胱经负责将人之一气的能量收藏在水里，而我们知道收藏能量比较难，释放能量比较容易，所以经常出现能量不能顺利收藏的情况，能量不能收藏而发散出来，则足太阳膀胱经最容易病热。既然能量比较难以收藏在水里，则足少阴肾经就比较容易出现能量不足的情况，肾水中能量不足则少阴君火容易火气不足，所以手少阴心经也就容易病寒，这就是"手少阴虽以热化，而最易病寒"。

少阳相火不容易蛰藏在水里，所以这里说"少阳虽以火化，而火败者非少"。足厥阴肝经生病，在生病之初，肝经的能量一般都还比较足，所以肝气堵在那里不能顺畅生发起来则容易生风，所以说"厥阴原以风化，而风盛者固多"。又，"阴易盛而阳易衰，土燥为病者，除阳明伤寒承气证外，不多见。一切内外感伤杂病，尽缘土湿也"，所以这里总结的是"金性本燥，而手太阴从土化湿者，常有七八；土性本湿，而足阳明从金化燥者，未必二三也"。

2.5　厥阴风木

要点（109）　风者，天地之生气。

《四圣心源·六气解·厥阴风木》原文：风者，厥阴木气之所化也。在天为风，在地为木，在人为肝。足厥阴以风木主令，手厥阴心主以相火而化气于风木，缘木实生火，风木方盛，子气初胎，而火令未旺也。

少阴是火热的象，太阴是土湿的象，少阳是相火热的象，阳明是金燥的象，太阳是水寒的象，为什么代表生发之力的木气，对外表现的象会是"风"呢？可以将人体一气的周流运动比喻成一个在环状的水管中流动着的水，阴阳相贯，如环无端。若水很顺畅地流着，则看不到任何现象，若水管的某个地方堵着，则堵着的地方前面就会压力大，特别是如果水管质量不好，撑破水管则水流将到处喷射，这就是一种"运动"的现象。在自然界中，运动着同时又看不见的象就是"风"了，木气的生发力量，就是让一气"动起来"的力量，所以木气的象应该是"风动"之象。这就是"厥阴风木"的含义。例如，一些医案说"抽筋"是一种"风"象，源于木气之郁，也是因为明白了"抽筋就是人之躯体四肢不受控制地抽'动'"这个道理。

要点（110） 木生于水而长于土。

《四圣心源·六气解·厥阴风木》原文：冬水闭藏，一得春风鼓动，阳从地起，生意乃萌。然土气不升，固赖木气以升之，而木气不达，实赖土气以达焉。盖厥阴肝木，生于肾水而长于脾土。水土温和，则肝木发荣，木静而风恬；水寒土湿，不能生长木气，则木郁而风生。

冬水闭藏，一得春风鼓动，阳从地起，生意乃萌。这里用一年四季中冬天结束、春天来临来比喻人之一气下一周期的周流开始过程。在一气周流中，木气是水气演变而来的，所以说"木气生于水气"。人之一气的运作规律是：中气斡旋，一气盈缩，阴极生阳，阳极生阴。在中气、土的斡旋作用下，一气才得以周流，才得以升降。中气的大本营是脾胃，中气斡旋是指脾气与胃气的共同作用，脾气负责推动人之一气往上走，胃气负责人之一气往下走，所以血自下往上升是脾气的作用，气自上往下降是胃气的推动作用，所以说"木气长于土"。总结起来就是"木生于水而长于土"，木气是水气演变出来的，水气中没有能量则木气不生，木气的上升依赖于土气的斡旋，中土没有能量则木气不长。"水寒土湿，不能生长木气"讲的就是水寒则木气不生，土湿则木气不长。

要点（111） 厥阴风木生病的对外表现是：疏泄，枯燥。

《四圣心源·六气解·厥阴风木》原文：木以发达为性，己土湿陷，抑遏乙木发达之气，生意不遂，故郁怒而克脾土，风动而生疏泄。凡腹痛下利，亡汗失血之证，皆风木之疏泄也。

木气的本性是生发，如果己土脾很湿使得木气不能生发则会出现"风"的现象，其中"疏泄"就是风的一种现象。疏泄可以包括肚子疼、拉肚子、出汗、失血等，这些都是厥阴风木不能生长导致的疏泄状况。后面我们会在"劳伤解"中学习到，失血有很多种，包括鼻子出血、口中吐血、小便带血或者大便带血，都是厥阴风木不能顺利生发导致的"疏泄"现象。这就是厥阴风木生病的第一个象：疏泄。

《四圣心源·六气解·厥阴风木》原文：肝藏血而华色，主筋而荣爪，风动则血耗而色枯，爪脆而筋急。凡眦黑唇青，爪断筋缩之证，皆风木之枯燥也。

厥阴风木以足厥阴肝经主令，肝藏血，肝血滋润形体让形体看起来有光彩的颜色。在"天人解"中我们还学习了"肝主筋，其荣爪"。如果因为厥阴风木有病而导致的疏泄，将人体的气血能量疏泄出人之一气周流之外，则会导致肝血能量丧失，则"血耗而色枯，爪脆而筋急"。肝血耗散后人的形体就没有这么润泽了，从而出现指甲容易断、人也容易抽筋的情况，这就是厥阴风木之病的第二个象：枯燥。枯燥的含义就是肝血不能柔润温养人的形体，所以出现了"眦黑唇青，爪断筋缩"等症状。

要点（112）　凡病之起，无不因于木气之郁。

《四圣心源·六气解·厥阴风木》原文：及其传化乘除，千变不穷。故风木者，五脏之贼，百病之长。凡病之起，无不因于木气之郁。以肝木主生，而人之生气不足者，十常八九，木气抑郁而不生，是以病也。

《素问悬解·脉法·诊要经终论十七》原文：肾水寒则肝木不生，脾土湿则肝木不长。

《素问悬解·养生·四气调神论二》原文：逆冬气则少阴不藏，肾气寒陷而独沉，相火蛰藏，则肾水温升，而化乙木，少阴不藏，相火外泄，水寒不能生木，故肾水独沉。是风木伤根，春为痿厥之由也。

足厥阴肝经生病导致的疏泄与枯燥现象，在其他经脉中的传递、变化、相乘等，虽千变万化，但是都可以归纳为疏泄与枯燥两大类。所以说"故风木者，五脏之贼，百病之长"，意思是厥阴风木是偷取五脏精华之气的能量的贼，厥阴风木主疏泄，将人之一气的能量疏泄掉了，人就生病了。疏泄恰是由木气之郁引起的，肝气负责生发，生发力量不足则会导致人之一气周流的能量不足，所以木气抑郁而生发不足是所有病的起因。肝木是人之生发之气，是一气周流的力量新循环的开始，若肝木能生，则人之一气周流力量充足，自然不病。人基本上都是因肝木之气生发不够而生病。肝气的生发之力不够有两个主要原因：肝气不生，肝气不长。此"凡病之起，无不因于木气之郁"之大概解释也。木气之郁，主要是水寒土湿，而水寒则因为相火不能顺利蛰藏于水中。

要点（113） 厥阴风木病，下之则寒湿俱盛，上之则风热兼作。

《四圣心源·六气解·厥阴风木》原文：木为水火之中气，病则土木郁迫，水火不交，外燥而内湿，下寒而上热。手厥阴，火也，木气畅遂，则厥阴心主从令而化风，木气抑郁，则厥阴心主自现其本气。是以厥阴之病，下之则寒湿俱盛，上之则风热兼作，其气然也。

人之一气是"土枢四象，一气周流"地运转着的，土作为枢纽、轴心，驱动人之一气按木生、火长、金收、水藏顺序运转着。木气是水气向火气演进过程的中间状态，所以说"木为水火之中气"。木气抑郁则水不能生火，己土脾也不能上升而一样出现抑郁，所以说"病则土木郁迫，水火不交"。《四圣心源·天人解·五行生克》原文："土性濡湿，疏之以木气，则土不过湿。"现在木气抑郁而不升，则土性濡湿情况就会加重，土湿则中气斡旋能力不足，接下来则会导致水不能升为火、火不能降为水。木气顺利生长，一气周流运转正常，则手厥阴相火将顺利蛰藏到水里。现在木气抑郁而不长，则相火收藏之令不能执行，下面水里不能收藏能量则寒，上面火中能量不能降敛则热，故下寒而上热也。水在下，水没有能量而不能上升则内湿；火在上，火气不能沉降则外燥。总结起来就是厥阴风木之病除了前面的疏泄、枯燥之外，人体下半部就会出现寒湿并重的情况，上半部就会出现风热燥的现象。这就是厥阴风木生病的特征。

2.6 少阴君火

要点（114）　少阴君火易化寒。

《四圣心源·六气解·少阴君火》原文：热者，少阴君火之所化也。在天为热，在地为火，在人为心。少阴以君火主令，手少阴心，火也，足少阴肾，水也，水火异气，而以君火统之，缘火位于上而生于下。坎中之阳，火之根也。坎阳升则上交离位而化火，火升于水，是以癸水化气于丁火。水化而为火，则寒从热化，故少阴之气，水火并统，而独以君火名也。

水向火演进的过程中，足少阴肾水与手少阴心火这两条经脉之气，以及两经的经气转化过程中的总体一气统称为少阴君火。在这个转化过程中，水是以转化为火为目的的，所以少阴君火以手少阴心火主令，足少阴肾水从令。水中的阳气是水上升为火的关键，所以黄元御老师在这里强调了水升为火的过程，坎中之阳，火之根也。这里再次出现了"坎离"这两个字，按照坎是水、离是火理解，整个意思就顺畅了。

《四圣心源·六气解·少阴君火》原文：君火虽降于手，而实升于足。阳盛则手少阴主令于上，而癸水亦成温泉；阴盛则足少阴司气于下，而丁火遂为寒灰。以丁火虽司气化，而制胜之权，终在癸水，所恃者，生土以镇之。但土虽克水，而百病之作，率由土湿，湿则不能克水而反被水侮。土能克水者，惟伤寒阳明承气一证，其余则寒水侮土者，十九不止。土溃则火败，故少阴一病，必寒水泛滥而火土俱负，其势然也。

少阴君火包括手少阴心经与足少阴肾经，人体十二经脉的走向我们在"天人解"的经脉起止中学习了，足少阴肾经从足往胸口走，手少阴心经是从胸中走向手，所以说少阴君火之气"虽降于手，而实升于足"。我们在"本气衰旺"中学习了，如果手少阴心经的气很旺盛则说明足少阴肾水中的能量是充足的，所以就是"癸水亦成温泉"；如果肾水中能量不足，足少阴肾水上升化为手少阴心火之气不足，手少阴心火微弱，那么就是"丁火遂为寒灰"了。

土气分戊土足阳明胃与己土足太阴脾,足太阴脾是太阴湿土的主令之气,足阳明胃是阳明燥金的从令之气,所以总体来说土气的性情主要受足太阴脾经的影响,所以土气就容易湿而较少燥。对于这个原理,黄元御老师总结的就是"阴易盛而阳易衰,土燥为病者,除阳明伤寒承气证外,不多见。一切内外感伤杂病,尽缘土湿也"。所以少阴君火生病最经常出现的情况就是"寒水泛滥而火土俱负",肾水寒、心火弱、中土湿,是少阴君火生病的最常态。

要点(115) 至于上热者,此相火之逆也。

《四圣心源·六气解·少阴君火》原文:至于上热者,此相火之逆也。火中有液,癸水之根,相火上逆,灾及宫城,心液消亡,是以热作。凡少阴病热,乃受累于相火,实非心家之过。而方其上热,必有下寒,以水火分离而不交也。见心家之热,当顾及肾家之寒。盖水火本交,彼此相交,则为一气,不交则离析分崩,逆为冰炭。究之火不胜水,则上热不敌下寒之剧,不问可知也。

黄元御老师在这里说明了发热的原理,"至于上热者,此相火之逆也",说的是如果出现身体上半身或者体表发热的情况都是"相火之逆"。相火是蛰藏在水里的能量,人之一气按照"土枢四象,一气周流"的顺序运行着,其关键是能量必须随着金气收敛水气闭藏而被收藏在肾水里,蛰藏在水里的能量是一气周流下一期周期开始的基础。上面发热的情况,就是相火的能量不能蛰藏在水里而滞留在上面导致的。"火中有液,癸水之根"指的是人之一气的火气,具备让一气沉降下来的趋势,这个沉降下来的趋势是肾水的起源,有时候我们又称之为"阴根",阴气之根。"相火上逆,灾及宫城,心液消亡,是以热作"说的是相火上逆则火气中的沉降趋势受到影响导致火气不能顺利沉降,火气燃烧在上而津液耗损,人体就发热了。凡是少阴病热,都是相火逆升,与少阴君火无关,凡少阴病热,乃受累于相火,实非心家之过。所以我们治疗也都将集中在如何让相火沉降,而不仅仅是清上热。

"方其上热,必有下寒,以水火分离而不交也"与"见心家之热,当顾及肾家之寒",说的就是治病的一个非常重要的原则:当病人有上热之时,不能只清上热,要更加注意到下寒的情况。因为上热是因为相火能量不能顺利蛰藏到水里，若仅仅是清除病人的上热则相当于将人之一气的能量清除出去，会使人之一气的下一个周期周流的能量更加不足，人之一气周流将更加不顺畅，上热将越清越厉害。持续清除上热，则将导致人之一气的能量都被清除得差不多，实在没有能量再热了，这时候人之一气的中气能量就大大受损了。上热是"标"，下寒是"本"，治疗的时候促进相火能量的沉降是治本，稍微清除一下上热是治标。

《四圣心源·六气解·少阴君火》原文：血根于心而藏于肝，气根于肾而藏于肺。心火上热，则清心家之血；肾水下寒，则暖肾家之气。故补肝之血则宜温，补心之血则宜清，补肺之气则宜凉，补肾之气则宜暖，此定法也。

血藏于肝，气藏于肺。血为阴在下，由人之一气的火气沉降而成，所以说血产生的根原是人之一气的心气、火气，所以说"血根于心而藏于肝"。气为阳在上，由人之一气的水气生发而成，所以说气产生的起源是人之一气的肾气、水气，所以说"气根于肾而藏于肺"。

2.7 少阳相火

要点（116） 川渎之决，由于三焦。

《四圣心源·六气解·少阳相火》原文：暑者，少阳相火之所化也。在天为暑，在地为火，在人为三焦。手少阳以相火主令，足少阳胆以甲木而化气于相火，缘火生于木，相火既旺，母气传子，而木令已衰也。

这里就是重新说明少阳相火由手少阳三焦经主令、足少阳胆经从令。

《四圣心源·六气解·少阳相火》原文：三焦之火，随太阳膀胱之经下行，以温水脏，出腘中，贯腨肠，而入外踝。君火升于足而降于手，相火升于手而降于足。少阳之火降，水得此火，而后通调，故三焦独主水道。《素问·灵兰秘典》：三焦者，决渎之官，水道出焉。膀胱者，州都之官，津液藏焉，气化则能出矣。

盖水性闭蛰而火性疏泄，闭蛰则善藏，疏泄则善出。《灵枢·本输》：三焦者，入络膀胱，约下焦，实则闭癃，虚则遗溺。相火下蛰，水脏温暖而水腑清利，则出不至于遗溺，藏不至于闭癃，而水道调矣。水之所以善藏者，三焦之火秘于肾脏也。此火一泄，陷于膀胱，实则下热而闭癃，虚则下寒而遗溺耳。

"三焦之火，随太阳膀胱之经下行，以温水脏"，这里的"水脏"就是肾。少阴君火包括自足往胸口走的足少阴肾经及自胸往手上走的手少阴心经，所以说"君火升于足而降于手"。少阳相火包括自手往头上走的手少阳三焦经及自头上往脚下走的足少阳胆经，所以说"相火升于手而降于足"。这一段的内容都是在诠释"川渎之决，由于三焦"的原理，我们在"天人解"的"糟粕传导"小节已经解释过了，请回去参考阅读。

要点（117） 凡上热之证，皆甲木之不降，于三焦无关也。

《四圣心源·六气解·少阳相火》原文：手之阳清，足之阳浊，清则升而浊则降。手少阳病则不升，足少阳病则不降。凡上热之证，皆甲木之不降，于三焦无关也。相火本自下行，其不下行而逆升者，由于戊土之不降。戊土与辛金，同主降敛，土降而金敛之，相火所以下潜也。

手上的三条阳经是手少阳三焦经、手阳明大肠经与手太阳小肠经，这三条经脉之气都是自手往头上走的。足上的三条阳经是足少阳胆经、足阳明胃经与足太阳膀胱经，这三条经脉之气都是自头上往足下走的，所以说"手之阳清，足之阳浊，清则升而浊则降"。在"少阴君火"小节学习了"至于上热者，此相火之逆"，这里进一步说明了相火之所以逆，是因为足少阳胆经不降。手少阳三焦经是相火的能量所在，足少阳胆经是相火能量蛰藏到水里的通道，当看到相火逆升的结果，我们要知道这是因为甲木胆经不降导致的。我们可以类比一下：火车站滞留了太多旅客，这就是"上热"的现象，好像火车站很热闹似的；其实是因为雪灾导致的火车运转不顺畅，不能尽快将所有旅客运到该去的地方。上逆的相火就类似于火车站上滞留的旅客，不通畅的火车运输就类似于不能顺利下降的甲木胆经。

如果发现上热的情况，疏通甲木胆经让相火能量顺利沉降下来，则上热的情况就会得到大大缓解。例如牙疼、发热等类似上热的症状，在病刚刚开始的时候主要就以敲胆经为主，或者在病比较重的情况下一边吃药一边敲胆经，都会有比较好的效果。一些查不出原因而莫名低热的人，也可以尝试多敲敲胆经。"戊土与辛金，同主降敛，土降而金敛之，相火所以下潜也"，这里说的是胃气与肺气都主降，这是相火蛰藏到水里的驱动力。

要点（118） 少阳之病，多传阳明。

《四圣心源·六气解·少阳相火》原文：戊土不降，辛金逆行，收气失政，故相火上炎。足少阳虽从三焦化火，而原属甲木，病则兼现其本气。相火逆行，则克庚金，甲木上侵，则贼戊土。手足阳明，其气本燥，木火双刑，则燥热郁发，故少阳之病，多传阳明。

少阳相火是手少阳三焦经主令，足少阳胆经从令。少阳相火病则足少阳胆经会显现其本气的性情，胆经是甲木，甲木的本气性情就是风木之性。胆经甲木逆行则贼戊土，戊土是足阳明胃经，故少阳相火病时，足阳明胃经之气的沉降趋势也受到影响。同时，少阳相火逆行则影响金气的收敛，庚金手阳明大肠经的收敛之气也会受影响。这样，手阳明大肠经与足阳明胃经都受到影响，则阳明燥金的气也受到影响，阳明燥金在少阳相火的影响下燥热而气郁，这就是"少阳之病，多传阳明"。少阳之病传于阳明，在相火能量还很充足的情况下比较常见。

要点（119） 少阳相火火易衰。

《四圣心源·六气解·少阳相火》原文：然少阳之气，阴方长而阳方消，其火虽盛，而亦易衰。阴消阳长则壮，阴长阳消则病。病于相火之衰者，十之八九，内伤惊悸之证，皆相火之衰也。病于相火之旺者，十之一二而已。伤寒少阳有之。

少阳之病传于阳明，在相火能量还很充足的情况下比较常见，但是在相火衰弱的情况下更常见，这也就是"本气衰旺"小节总结了的少阳相火特点"少阳虽以火化，而火败者非少"。相火蛰藏到水里，为下一个木火生长的基础，为下一个一气周流的基础。相火不能顺利蛰藏而生病，则病之初可能看起来上热而相火旺，但是实际上相火的能量就在上热的过程中逐渐消耗、耗散，最终一气周流的能量就越来越少了。水里蛰藏能量减少，水寒而不生木，木不生火，故相火衰矣。所以说"病于相火之衰者，十之八九；病于相火之旺者，十之一二，伤寒少阳有之"。内伤惊悸之证，最易误治，黄师特此再次强调此实际上是由相火之衰导致的。

2.8　太阴湿土

要点（120）　戊土不降，则火金上逆；己土不升，则水木下陷，其原总由于湿盛也。

《四圣心源·六气解·太阴湿土》原文：湿者，太阴土气之所化也。在天为湿，在地为土，在人为脾。太阴以湿土主令，辛金从土而化湿；阳明以燥金主令，戊土从金而化燥。己土之湿为本气，戊土之燥为子气，故胃家之燥不敌脾家之湿，病则土燥者少，而土湿者多也。

太阴湿土以足太阴脾经主令、手太阴肺经从令，阳明燥金以手阳明大肠经主令、足阳明胃经从令。土分戊己，己土足太阴脾经主令太阴湿土，戊土足阳明胃经从令阳明燥金，所以总的说来土气受己土足太阴脾经的影响更大，所以"病则土燥者少，而土湿者多"。

《四圣心源·六气解·太阴湿土》原文：太阴主升，己土升则癸水与乙木皆升。土之所以升者，脾阳之发生也。阳虚则土湿而不升，己土不升，则水木陷矣。火金在上，水木在下，火金降于戊土，水木升于己土。戊土不降，则火金上逆；己土不升，则水木下陷，其原总由于湿盛也。

己土足太阴脾主升，土气是一气周流的动力来源。中气斡旋，己土左升则癸水足少阴肾水与乙木足厥阴肝木也就上升。己土之所以上升是由己土中的阳气、能量促使的，己土脾气中的阳气也称为脾阳，所以说"土之所以升者，脾阳之发生也"。如果土气很湿、土气凝滞、脾阳不足的话则水不能生发出木气，木气不能长养成火气，这就是"阳虚则土湿而不升，己土不升，则水木陷矣"。这里首先强调土气湿则气凝滞不能动，则气上升与下降都不能顺畅进行，人之一气周流就转不动了。

《四圣心源·六气解·太阴湿土》原文：阴易盛而阳易衰，故湿气恒长而燥气恒消。阴盛则病，阳绝则死，理之至浅，未尝难知。后世庸愚，补阴助湿，泻火伐阳，病家无不夭枉于滋润，此古今之大祸也。

这里再次强调"生病的人土燥的少、土湿的多"，因为"阴易盛而阳易衰"。在一气周流的过程中能量容易丧失而不易收藏，能量不能随着相火敛藏于金水之中，则一气周流会因为能量丧失而逐渐停滞。阴盛则病，阳绝则死，人之一气的阳气能量完全丧失则人死。黄元御老师眼睛有病，然后被庸医所误，用了太多苦寒之药使得他的阳气大大受损，从而眼睛瞎了。所以黄元御老师对"补阴助湿，泻火伐阳"特别深恶痛绝，经常强烈表达"病家无不夭枉于滋润"的悲叹。

要点（121）　一气凝滞，能量足则为湿热，能量不足则为湿寒。

《四圣心源·六气解·太阴湿土》原文：《子华子》：阴阳交，则生湿。

我对"阴阳交，则生湿"这句话的理解是：阳气就是火气，火气是一气的能量发散在外、发散到极致的状态，是气向外、向上运动的极致，接下来就要向内、向下收敛；由向外发散转变成向内收敛的第一步就是气的发散要停下来，要靠枢轴的机制将一气向外发散的趋势停下来，而此时停下来的状态很类似一气初始的状态，即能量充沛、闷热、迷迷茫茫、充满能量而不运动。这就是人之一气不能转动的象，就是土湿的象。这个状态跟自然界的土因为有了水而湿，因为湿而黏滞不能畅快转动很类似，所以就用"土湿"来描述了。

《四圣心源·六气解·太阴湿土》原文：湿者，水火之中气。上湿则化火而为热，下湿则化水而为寒。

人之一气如果因为上面有湿气而停留在上、转不动，则容易在人体上面形成湿热。因为人之一气按照一气周流的顺序运行到最上面的时候就是火气阶段，火气是人之一气的能量尽可能展开的那部分气，火气停留在上就有很多能量与热量堆积在上，所以说"上湿则化火而为热"。同样，如果人之一气因为下面有湿气停留在下，则容易在人体的下面形成湿寒，因为人之一气按照一气周流的顺序运行到最下面的时候就是水气阶段，水气就是将所有能量尽可能收藏起来的那部分气，气停留在下而没有能量会显示出湿寒的象，这就是"下湿则化水而为寒"。

《四圣心源·六气解·太阴湿土》原文：然上亦有湿寒，下亦有湿热。湿旺气郁，津液不行，火盛者，熏蒸而生热痰，火衰者，泛滥而生寒饮，此湿寒之在上者。湿旺水郁，膀胱不利，火衰者，流溢而为白淫，火盛者，梗涩而为赤浊，此湿热之在下者。

一气凝滞，人体的上面与下面都有可能有湿热，也都有可能有湿寒，主要是看人之一气的能量是否还充足。一气在某个部位走不动，因为能量还充足，则停留在那里形成了热的象。一气在某个部位走不动，因为能量不足，则在局部形成了寒的象。热的象可以形象地理解为在某个地方堵车了。寒的象可以理解为在某个地方道路坏了，车走不动了，但是因为车很少，所以表现为冷冷清清的样子。如果人之一气的能量还充足，则在上面会表现湿热"熏蒸而生热痰"，人表现出来的症状就是吐痰、吐浓痰；在下面也会表现湿热"梗涩而为赤浊"，人表现出来的症状就是小便艰难、小便红色浑浊。如果人之一气的能量不足，则在上面会表现出湿寒"泛滥而生寒饮"，人表现出来的症状就是吐清淡的痰；在下面也会表现出湿寒"流溢而为白淫"。《素问悬解·病论·痿论三十四》原文："白淫者，白物淫衍，流溢而下，即男女带浊之疾也。"人之一气能量不足在人体下面表现出来的就是"带下浑浊"的现象。

《四圣心源·六气解·太阴湿土》原文：便黄者，土色之下传；便赤者，木气之下陷。缘相火在水，一线阳根，温升而化乙木，木中温气，生火之母，升则上达而化火，陷则下郁而生热。木气不达，侵逼土位，以其郁热传于己土，己土受之，于是浸淫于膀胱。五行之性，病则传其所胜，其势然也。

"便黄者，土色之下传；便赤者，木气之下陷"，这里的"便"是指小便。一方面是因为上一段说的"梗涩而为赤浊"，另一方面是因为后面说的湿热"浸淫于膀胱"。相火蛰藏在水里，则水能生木、木能生火，人之一气周流就没有问题。如果水不能生木，木气郁而不升化为湿热，郁热传递给土气，土气再传递给膀胱，膀胱有郁热就会导致小便"梗涩而为赤浊"，也就是说小便不顺畅，伴红色或有浑浊。

木克土，土气是木气所能够战胜的，所以土气就是"木气所胜"。人之一气周流是顺畅进行着的，若木气郁住了，且人之一气能量还充足的话则在木气中会形成湿热。如果木气湿热，因为木克土，则人之一气就会自然加强土气的积聚以保证人之一气的平衡，这样土气也会出现郁热，这就是木气病则传其所胜即传递给土气了。同样，土气郁热也会传递给水脏膀胱。这就是"五行之性，病则传其所胜"的原理。当然，如果人之一气虚了，我的理解是这时候病就不是传其所胜，而是传其所生了，即母病及子，如木气虚则火气也就虚了。

2.9 阳明燥金

要点（122） 阴盛之家，胃土恒湿；阳盛之家，肺金恒燥。

《四圣心源·六气解·阳明燥金》原文：燥者，阳明金气之所化也。在天为燥，在地为金，在人为大肠。阳明以燥金主令，胃土从令而化燥；太阴以湿土主令，肺金从令而化湿。胃土之燥，子气而非本气，子气不敌本气之旺，故阴盛之家，胃土恒湿；肺金之湿，母气而非本气，母气不敌本气之旺，故阳盛之家，肺金恒燥。

太阴湿土以足太阴脾经主令、手太阴肺经从令，阳明燥金以手阳明大肠经主令、足阳明胃经从令。在土气中，足太阴脾经是主令湿气，足阳明胃经是从令燥气，所以土气容易受足太阴脾经的影响而化湿，所以"阴盛之家，胃土恒湿"。人之一气的阴气盛的话，脾气会湿，胃气也会湿。在金气中，手阳明大肠经是主令燥气，手太阴肺经是从令湿气，所以金气容易受手阳明大肠经的影响而化燥，所以"阳盛之家，肺金恒燥"。人之一气的阳气盛的话，大肠之气会燥，肺气也会燥。这里的"家"其实就是人的意思。

要点（123）　燥湿调停，在乎中气。

《四圣心源·六气解·阳明燥金》原文：太阴性湿，阳明性燥，燥湿调停，在乎中气。中气旺，则辛金化气于湿土而肺不伤燥，戊土化气于燥金而胃不伤湿。中气衰，则阴阳不交而燥湿偏见。湿胜其燥，则饮少而食减，溺涩而便滑；燥胜其湿，则疾饥而善渴，水利而便坚。

太阴湿土与阳明燥金是人之一气的土气向金气转化过程中的一对，太阴湿土是土气向金气转化的阴气部分，阳明燥金是土气向金气转化的阳气部分。中气斡旋是一气转动的驱动力，中气如果旺盛则土气转化为金气会很顺利。这样土气中戊土胃气会化气到阳明燥金的燥气，胃气不会过于湿；金气中辛金肺气会化气到太阴湿土的湿气，肺气不会过于燥。这样土气与金气的燥湿就刚刚好，所谓燥湿调停。如果中气衰败，土气转化为金气就会不顺畅，这样燥气与湿气就会有所偏，从而人体就会显示出燥或者湿的象。

人吸收外界精华是胃收纳、脾消磨，如果湿气偏重则人的一气转动就不顺畅，则胃不能收纳、脾不能消磨，这就是"饮少而食减"。脾不能消磨水谷，则水将不能得到消磨而直接进入大肠、小肠，水不化气则不能进入膀胱，小便减少，同时大便就会粘连、湿滑，严重者将腹泻拉肚子。这就是"溺涩而便滑"。反过来如果燥气偏盛，则人之一气转动很快，胃收纳、脾消磨都会加快，燥气盛的人体内的津液往往被燥气消耗掉了，所以"疾饥而善渴"。燥气盛的人，其水被磨化进入膀胱，所以小便就很顺畅，但是大便就很坚硬而比较困难。中医看病一般询问吃东西的情况，大便与小便的情况，并依据这些来确定人体的燥湿情况。

要点（124）　中气不败而人不死。

《四圣心源·六气解·阳明燥金》原文：阴易进而阳易退，湿胜者常多，燥胜者常少。辛金化湿者，十之八九，戊土化燥者，百不二三。阳明虽燥，病则太阴每胜而阳明每负，土燥而水亏者，伤寒阳明承气证外，绝无而仅有。是以仲景垂法，以少阴负趺阳者为顺。缘火胜则土燥，水胜则土湿，燥则克水，湿则反为水侮。水负则生，土负则死，故少阴宜负，而趺阳宜胜。以土能胜水，则中气不败，未有中气不败而人死者。

中医治病或者自我调养身体，要重视对中气的呵护，因为只要人的中气不困败，中土的能量还充足人就不容易死。这个对我们平时保养自己的身体有很大的指导意义。以前看到一个故事：有一个中医给一个乡下老人家看病，老人家说很多地方都痛，好像全身上下没有一个地方是好的；家人就很担心老人家是不是时日不多了；结果这个中医说，你看这个老人家，说话中气十足，吐一口痰吐得老远，还有好多年活头呢，不用担心。这个故事其实是有中医原理在的，这个中医原理就是：未有中气不败而人死者。

要点（125）　上燥是标，下湿是本。

《四圣心源·六气解·阳明燥金》原文：燥为寒热之中气，上燥则化火而为热，下燥则化水而为寒。反胃噎膈之家，便若羊矢，其胃则湿而肠则燥。湿为阴邪，阴性亲下，故根起于脾土而标见于膝踝；燥为阳邪，阳性亲上，故根起于大肠而标见于肘腕。所谓阴邪居下，阳邪居上，一定之位也。然上之燥，亦因于下之湿。中风之家，血枯筋缩，其膝踝是湿，而肘腕未尝非燥。使己土不湿，则木荣血畅，骨弱筋柔，风自何来！医家识燥湿之消长，则仲景堂奥可阶而升矣。

太阴在下，太阴湿土为阴，湿是属性为阴的邪气，太阴湿土由足太阴脾经主令；阳明在上，阳明燥金为阳，燥是属性为阳的邪气，阳明燥金由手阳明大肠经主令。如果人的湿气重，则足太阴脾是湿的，而人的膝盖、足踝上都是湿气体现的地方；如果人的燥气重的话，则手阳明大肠是燥的，而人的手肘、手腕就是燥气体现的地方。

土湿则人之一气不能顺畅周流转动，火不能降为水则上燥，此时下湿是根因，上燥是结果。治疗上燥的时候，一定要注意到下湿的根因。中气不运、水寒土湿是一气周流不顺畅的原因，这个与"方其上热，必有下寒，且上热不敌下寒之剧"是一样的道理。

2.10　太阳寒水

要点（126）　阳藏则外清而内温，阳泄则内寒而外热。

《四圣心源·六气解·太阳寒水》原文：寒者，太阳水气之所化也。在天为寒，在地为水，在人为膀胱。太阳以寒水主令，足太阳膀胱，水也，手太阳小肠，火也，火水异气，而以寒水统之，缘水位于下而生于上。离中之阴，水之根也。离阴降而下交坎位而化水，水降于火，是以丙火化气于壬水。火化而为水，则热从寒化，故太阳之气，水火并统，而独以寒水名也。

《四圣心源·六气解·太阳寒水》原文：水性本寒，少阳三焦之火，随太阳而下行，水得此火，应当不寒。不知水之不寒者，癸水而非壬水也。盖水以蛰藏为性，火秘于内，水敛于外，是谓平人。木火主里，自内而生长之，故里气常温；金水主表，自外而收藏之，故表气常清。血生于木火，故血温而内发；气化于金水，故气清而外敛。

少阳三焦的能量应该依着足太阳膀胱经的收藏能力而收藏在水里，这样水里有了能量则不寒，是下一周期一气周流的基础。水分壬水与癸水，壬水为足太阳膀胱，癸水为足少阴肾，壬水为阳在外，清凉而收敛，癸水为阴在内，温暖而生发，所以黄元御老师说能量是收藏在癸水中，不是收藏在壬水中，壬水应该是寒的，癸水应该是温暖的。

"天人解"说：火气是一气中发散到最外面的气，水气是一气中收藏到最里面的气，火气在外而水气在里，而这里说"火秘于内，水敛于外"，那么到底火是在外还是在内呢？其实这就是一种描述方法而已，不会改变一气周流的本质。用一个圆圈来理解一气周流，圆圈左边升起，右边沉降。当我们说火气在外、水气在里的时候，我们是按照圈子的上半圈是火，圈子的下半圈是水来理解的。当我们说火气在内往外生长，水气在外往里收敛的时候，火气就在圈子的左半边，水气就在圈子的右半边。

《四圣心源·六气解·太阳寒水》原文：人之经脉，厥阴在里，春气之内生也；次则少阴，夏气之内长也；次则阳明，秋气之外收也；太阳在表，冬气之外藏也。阳藏则外清而内温，阳泄则内寒而外热。外易寒水而为热火，内易温泉而为寒冰，外愈热而内愈寒，生气绝根，是以死也。

在六气名目中，人之六气的排序自里往外依次是厥阴、少阴、太阴、少阳、阳明、太阳。如果用四季类比就减少了两个，厥阴风木代表春天，少阴君火代表夏天，阳明燥金代表秋天，太阳寒水代表冬天。如果相火蛰藏到水里顺利，则下一周期的木生火长就有基础，从而金收水藏也就顺利了，这样就可以达到"外清而内温"。如果相火蛰藏到水里不顺利则"内寒而外热"。长期"内寒而外热"则人之一气的能量就逐渐丧失了，人就死了。从这个角度来思考，那些经常没有原因而发低热的人，实际上是生命有危险的人，因为相火能量不能蛰藏到水中而耗散掉了。

《四圣心源·六气解·太阳寒水》原文：癸水温而壬水寒则治，癸水寒而壬水热则病。癸水病则必寒，壬水病则多热。以丁火化于癸水，故少阴之脏，最易病寒；壬水化于丙火，故太阳之腑，最易病热。是以病寒者，独责癸水而不责壬水；病热者，独责壬水而不责癸水也。

血为阴在内，温暖而性生发，自内往外生长；气为阳在外，清凉而性收敛，自外往里敛降。这样我们就理解了：癸水为阴在内，自内往外生长，其性情是温暖而生发的；壬水为阳在外，自外往里敛降，其性情是清凉而收敛的。所以说"癸水温而壬水寒"是正常的，"癸水寒而壬水热"是病态的，癸水寒则人之一气周流的下一周期就受影响了。如果病寒，则是癸水中能量收藏不足，所以独责癸水。如果病热，则是壬水的收藏能力不够，所以独责壬水。

要点（127） 《伤寒》六经立法，从六气也。

《四圣心源·六气解·太阳寒水》原文：仲景《伤寒》，以六经立法，从六气也。六气之性情形状，明白昭揭，医必知此，而后知六经之证。六经之变化虽多，总不外乎六气，此义魏晋而后，绝无解者。先圣之法，一线莫传，凌夷至于今日，不堪问矣。

张仲景《伤寒论》的章节是按照太阳、阳明、少阳、太阴、少阴、厥阴六经来分篇的。黄元御老师非常明确地说《伤寒论》的六经分篇方法是按照六气来区分的。其中的症状描述也符合人之六气在生病时候所表现出来的象。学习中医首先必须理解、熟悉六气，在此基础上再学习就容易多了。这段话还有一个意思是呼应"六气解"的最开头。《四圣心源·六气解》原文："内外感伤，百变不穷，溯委穷源，不过六气；六气了彻，百病莫逃，义至简而法至精也。"如果彻底了解了六气，则可以治疗各种疾病。

2.11 诊断初解

要点（128） 中医的诊断手段"望闻问切"都是为了诊断人之一气的状态。

《难经悬解·卷下》原文：六十一难曰：经言望而知之谓之神，闻而知之谓之圣，问而知之谓之工，切而知之谓之巧，何谓也？然：望而知之者，望见其五色，以知其病。闻而知之者，闻其五音，以别其病。问而知之者，问其所欲五味，以知其病所起所在。切脉而知之者，诊其寸口，视其虚实，以知病在何脏腑也。经言以外知之曰圣，以内知之曰神，此之谓也。（黄元御老师解读：以外知之，验其外而知之也。以内知之，洞其内而知之也。）

《四圣心源·六气解·六气偏见》原文：人之六气，不病则不见，凡一经病，则一经之气见。

《伤寒说意·六气解》原文：一经有一经之性情，经气和平，彼此交济，一经之性情不至偏见；一经病则自见其本气，而一经之性情遂处发现。

　　"天人解"讲解了人秉一气而有了生命，也秉一气而有了形体，并介绍了形体运作的规律。"六气解"则在人体的运作模型基础上讲解了人生病是因为六气。生病有两个原因：内伤与外感。内伤是人之六气的偏盛或者偏衰。外感是天地之气偏而人气感应也导致人之六气的偏盛或者偏衰。我们学习这些原理、学习中医的目的是保养身体或治病，所以我们需要有诊断方法来指导我们的治疗方法。这就是：人本为一气，病也是一气，诊断是一气，治病还是一气。

　　人秉一气而生，气病则人病，诊断方法是以一气的象来判断病的状态。气本不可见，可见者，气对外表现出来的可观察的象也。人之一气的哪部分生病，则那部分气所归属的经脉就会对外表现出对应的象。在"六气解"中讲解的厥阴风木、少阴君火、太阴湿土、少阳相火、阳明燥金、太阳寒水生病对外表现的象，就是诊断的依据。诊断依据的象可以是颜色、味道、情志、声音以及脉象。"天人解"的五气分主、五味根原、五情缘起等基本原理，其作用之一就是在诊断的时候使用。

　　诊断其实包括两层意思：诊的意思是检查、听诊、望诊、闻诊、问诊，断的意思是根据诊的结果断定疾病。学习中医要一直秉着思考"气"的思维，要在"气"这个框架下思考所有的东西，所以中医诊的是"气"表现出来的象，断的也是"气"的毛病。人体十二经从六气，六气本为一气，所以我们说诊一气、诊六气、诊十二经是一样的。同样，断也是断一气，断六气，断十二经。中医描述的病实际上应该是气的各种异常状况。我们来看看例子。

　　《四圣心源·杂病解上·鼓胀根原》原文：鼓胀者，中气之败也。

　　《四圣心源·杂病解中·腹痛根原》原文：腹痛者，土湿而木贼之也；脾陷则乙木之枝叶不能上发，横塞地下而克己土，故痛在少腹；胃逆则甲木之根本不能下培，盘郁地上而克戊土，故痛在心胸。

　　这两个例子都说明我们断的是"气"的异常状态。再比如我们治疗失眠的时候，有医生就写"水火离决，心肾不交"，实际上就是说一气周流的气升而不能降、气降而不能升，火气不能下济、水气不能上交。所以中医思维断出来的病，都指的是一气的异常情况，而不应该用"高血压、高血脂"之类的称呼。

要点（129） 望诊是看病人的"色"。

《素灵微蕴·五色解》原文：上工望而知之，中工问而知之，下工切而知之。六十一难：望而知之谓之神，闻而知之谓之圣，问而知之谓之工，切而知之谓之巧。神圣工巧，优劣悬殊，故四诊之中，首推望色。

《素灵微蕴·五色解》原文：四十九难：肝主色，自入为青，入心为赤，入脾为黄，入肺为白，入肾为黑。五色者，五脏之气所发，故五脏在中，上结五官，外现五色。肝官于目，心官于舌，脾官于口，肺官于鼻，肾官于耳。病生五脏，则色现五官。

人之一气生病对外表现出来的象可以是颜色、味道、情志、声音以及脉象。在《四圣心源》中仅仅第三卷讲解了"脉法解"，没有其他的望诊、闻诊、问诊的说明，所以我摘取了黄元御老师的第一本书《素灵微蕴》中的相关内容来学习。这里最关键是"病生五脏，则色现五官"，如果五脏生病，则五官会出现相关颜色的"象"。

《灵枢·五阅五使》原文：肝病者眦青，心病者舌短颧赤，脾病者唇黄，肺病者喘息鼻张，肾病者颧与颜黑。

眼睛青色的人多为肝病，舌头短、颧骨红色的人多为心病，嘴唇黄色的人多为脾病，喘息鼻孔扩张的人多为肺病，颧骨与脸色黑色的人多为肾病。有些人可能就是眼圈黑，一般的体检也没有发现什么问题，其实从中医角度来看，他还是有病了。黑色在眼睛范围内出现，则肾气与肝气往往都有问题。

《灵枢·五色》原文：青黑为痛，黄赤为热，白为寒。

《素灵微蕴·问法解》原文：痛痒者，气血之郁塞也；经络壅滞，气阻而不行，则为痛，行而不畅，则为痒；内外感伤诸病，筋脉痛楚而皮肤瘙痒者，皆经气之闭痹也。

这里说的是，痛与痒都是经气的闭塞不通，青色为肝气郁结，黑色为肾气沉陷，青色与黑色为痛。黄色为土气濡湿，红色为心气升炎不降，黄色与红色为热，白色为肺气本色所以为寒凉之色。肺气主降敛，其色白，所以外见白色则气血内收而为寒。

要点（130）　问诊之上下寒热。

《素灵微蕴·问法解》原文:《灵枢·师传》，临病人问所便；中暑消瘅则便寒，寒中之属则便热；问居四诊之一，中工用药，寒热不失，全凭此法；药之寒热，一违病人所便，则药下而病增矣。

给病人看病一定要问病人"所便"，这里的便是喜好、偏好的意思，便热是得热则便，便寒是得寒则便。如果病人倾向于凉的饮料与食物，往往是体内有热，中暑消瘅则便寒；如果病人倾向于热的饮料与食物，往往中气有寒，寒中之属则便热，是中气虚寒、能量不足的表现。如果体内有热的人用了热的药、体内有寒的人用了寒的药，则药喝下去病反而会加重，这就是"药之寒热，一违病人所便，则药下而病增矣"。

《素灵微蕴·问法解》原文:但寒热有上下，病人所便，自有正反；凡上热下寒，口嗜寒冷，及其入腹而痛满泄利者，便于上而不便于下也；从其上之便而违其下之不便，是为庸工。

询问病人的寒热时还需要注意上热下寒的情况。如果一个人喜欢寒凉的食物与饮料，但是喝下去之后又容易拉肚子，或者喝下去之后容易肚子胀满，说明这个病人的上面是热的，但是中下是寒的。一个人脾阳不足不能磨化水或者不能磨化寒凉的食物与饮料，则饮食物不能被消磨雾化而直接进入大肠与小肠，人就容易拉肚子。如果碰到这样的情况，治病的时候就需要兼顾上热与下寒的情况。"六气解"中的"上热不敌下寒"，上热是标，下寒是本，所以治病时也要首先重视下寒，稍微针对上热，这才是治病的大方向。

总结起来，问诊的第一条就是问病人喜好吃喝的是热的还是凉的，吃喝之后身体的反应如何。中医经常问别人"喜欢喝热水还是凉水"就是这个道理。喜欢热的食物，则人之一气寒；喜欢寒凉的食物，则人之一气热；喜欢寒凉的食物，但是吃了寒凉的食物又会腹痛胀满泻利，则人之一气上热下寒。

要点（131）　　闻诊寒热的确认方法。

《素灵微蕴·问法解》原文：其寒热之上下，厥有外候，胃中热则消谷，令人悬心善饥，脐以上皮热，肠中热则出黄如糜，脐以下皮热；胃中寒则腹胀，肠中寒则肠鸣飧泄；胃中寒，肠中热，则胀而不泄，胃中热，肠中寒，则疾饥，小腹痛胀，飧泄。

《素灵微蕴·问法解》原文：《灵枢·论疾诊尺》：肘所独热者，腰以上热；手所独热者，腰以下热。肘前独热者，膺前热，肘后独热者，肩背热；臂中独热者，腰腹热；掌中热者，腹中热，掌中寒者，腹中寒。

有些病人的饮食习惯不一定能通过问诊得知，例如一些喜欢冷饮的人，即使体内已经很寒凉了，但他仍然喜欢寒凉的饮料。但是病人的体征是可以通过触摸得到的，所以黄师接着说"寒热之上下，厥有外候"。想知道病人上下的寒热情况，除了问病人之外，还可以依据病人的体征得到。这里说的是可以通过病人的手、臂、肘来诊断其上、中、下的寒热。手的寒热用来诊断腰以下的寒热，肘的寒热用于诊断腰以上的寒热，臂中的寒热用于诊断腰腹的寒热，掌中的寒热用于诊断腹中的寒热。

胃中有热的表象是"消谷，人悬心善饥"，就是能吃很多东西，而且很容易饿。胃中有热的体征表现是肚脐眼以上的皮肤热。肚脐眼以上的皮热如果不方便通过触碰而得知，可以通过手、臂、肘的诊断而得知，如肘部独热的人往往肚脐眼以上（就是腰以上）热。所以说，肘热之人，胃中有热也。胃中有寒则腹胀，同样推理就是肘不热（或者说寒）。肠中有热的表现是"出黄如糜"，即粪便呈黄色且质糜烂。肠中有热则肚脐眼以下热，按照手、臂、肘的诊断，手部独热也。肠中有寒则肠鸣飧泄，同样推理就是手不热（或者说寒）。胃中寒，肠中热，则胀而不泄；胃中热，肠中寒，则疾饥，小腹痛胀，飧泄。这里其实就是将胃的寒热与肠的寒热综合起来。胃寒肠热，则腹胀而不泻；胃热肠寒则吃很多、小腹痛胀而易拉肚子。

《素灵微蕴·问法解》原文：凡身热而肢寒者，土败阳亏，不能行气于四肢也。头热而足寒者，土败火泄，不能下蛰于癸水也。朝凉而暮热者，日夕阴盛而阳气不藏也。发热而恶寒者，表闭经郁而阳气不达也。阳郁不发，则生外寒，外寒者，容有内热，阳泄不归，则生外热，外热者，多有内寒。此脏腑寒热之外候也。问其身上之寒热，问其饮食所便之寒热，参之则无微不彰矣。

中气不足则身热而肢寒：身体是热的，但是四肢是寒凉的，这是一气周流的中气不足，土败阳亏，不能将气运转到四肢的缘故。相火不能蛰藏则头热而身寒：相火不能蛰藏到水中，乃上热下寒之原，这样就会出现头热而足寒的现象。傍晚阳气不藏则朝凉而暮热：头热足寒与朝凉暮热者都是一气周流到上面，相火不能顺利蛰藏到水里导致的。

发热而恶寒者，表闭经郁而阳气不达也。阳郁不发，则生外寒，外寒者，则有内热。同样的，阳泄不归，则生外热，外热者，多有内寒。这里需要介绍一下"表闭经郁"的意思：人秉一气而生，气秉一气周流而动；除了肝心脾肺肾的大一气周流之外，人体处处都有气的周流，例如经脉中的营血自脉中向表层升、卫气自表层而向脉中降；如果体表受寒，孔窍关闭，则营血外济与卫气内敛的小一气周流就终止了，这时候即为"表闭经郁"，体表孔窍闭而经脉营血卫气不能交济则人之一气郁也。其治法应该是宣通解表，恢复一气周流。

要点（132） 问诊之饮食。

《素灵微蕴·问法解》原文：饮食者，脏腑所消受也。脾以湿土主令，胃从燥金化气，燥湿均平，则脾升而善消，胃降而善受。食而不饥者，能受不能消也，饥而不食者，能消不能受也。

接下来要询问的是病人的饮食情况，主要是询问能不能吃下东西，吃了能不能消化。食物的精华之气纳入到人之一气的过程是：胃受纳，脾消磨，肺收敛。"饮食者，脏腑所消受"指的就是胃受纳，脾消磨。脾主令太阴湿土，胃从令阳明燥金，燥湿调停则胃降而善受、脾升而善消。一个人如果感觉到饿，但是吃东西后容易反胃，或者呕吐（都是胃气逆升的表现），就是"能消不能受"。胃气顺降则善容纳，善容纳则善受食物，一个人如果吃得下东西，但是没有饥饿感，只是定点吃饭，这时候就是脾阳消磨之力差了，即所谓"能受不能消"也。

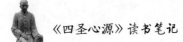

《素灵微蕴·问法解》原文：喜吞干燥者，水旺而土湿也；嗜啖滋润者，火盛而土燥也。食宿不能化者，太阴之湿增也；食停而不消者，阳明之燥减也。早食而困倦者，阳衰而湿旺也；晚饭而胀满者，阴盛而燥虚也。

喜欢吃干燥食物的人，体内湿气一般比较重；喜欢吃滋润食物的人，体内火气一般比较旺。人如果吃了饭第二天都还不消化、还不饿，则说明其足太阴脾的阳气不足、湿气太重，不能磨化食物。

《素灵微蕴·问法解》原文：水谷下咽而胸膈壅塞者，胃逆而不降也，饮食入胃而脐腹郁闷者，脾陷而不升也。胃逆而甲木上遏，则胸胁生痛，脾陷而乙木下抑，则脐肋作痛。甲木刑胃则生呕吐，呕吐者，胃逆而不受也，乙木贼脾则生泄利，泄利者，脾陷而不消也。

呕吐、吃不下东西多因胃气不能顺降而逆升；肚胀满、拉肚子多因脾阳不足不能磨化食物。

要点（133） 问诊之大小便。

《素灵微蕴·问法解》原文：水之难化，较甚于谷。水谷消磨，化而为气，上归肺部，气降津生，由经络而渗膀胱，是为小便。水注于前，则谷传于后而大便坚硬。阳衰土湿，但能化谷，不能化水，水谷并入于二肠，故大便利而小便涩。木性上达，水盛土湿，脾气下陷，抑乙木升达之性，郁怒冲突，则生痛胀。冲而莫达，则下决谷道而为溏泄。小便之利，木泄之也。水入二肠而不入膀胱，故乙木下泄，但能开其谷道，不能开其水道。水道不通，短涩而黄赤者，土湿木陷而不能泄也。淋沥之家，小便偏涩，噎膈之家，大便偏塞，虽溺色红浊，粪粒坚小，而实缘脾土湿寒，木郁不能疏泄，郁陷而生风热，传于下窍，无关于中焦也。

小便短涩而黄赤者，土湿木陷而不能泄也；小便不收而遗尿者，三焦之火虚也；小便闭癃者，三焦之火陷于膀胱也；泻利之家，小便不利者，脾土湿寒，不能磨化水谷，水入二肠而不入膀胱也。

大便坚硬者，燥胜其湿也；而伤寒阳明之便结，肠胃之热燥也；反胃噎膈之便结，胃之湿寒而肠之寒燥也；大便溏泄者，水盛土湿，脾气下陷也；

泻利者，脾土湿寒，不能磨化水谷，水入二肠而不入膀胱也；大便先硬后溏的人，也是脾气下陷、胃气湿冷的缘故。

要点（134） 问诊之睡眠。

《素灵微蕴·问法解》原文：寤寐者，阴阳之动静也。卫气昼行于六经，则阳动而为寤，夜行于五脏，则阴静而为寐。而卫气之出入，司之中气，阳衰土湿，阳明不降，则卫气升逆而废眠睡。卫秉金气，其性收敛，收敛失政而少阳不蛰，则胆木虚飘而生惊恐。虚劳之家，惊悸不寐者，土败而阳泄也。

失眠的原因是阳明不降，这里指的是足阳明胃经之气不降，戊土不降则人之一气不降。卫气出于阳则人清醒，卫气入于阴则人入睡。阴生而阳降，一气周流之自然状态也。阳明之气不降，则卫气升逆，卫气升逆则人失眠。失眠久则相火不藏，人的病就越来越重，慢慢就产生了惊悸的症状。卫气顺着金气降敛，顺利降敛则相火蛰藏在水里，收敛不顺利则相火不藏，相火不降而虚飘在上则人就会产生惊恐的心情，就会有惊悸的症状。虚劳的人，惊悸失眠的人，都是中气困败而阳气泄露、阳气不足的人。

要点（135） 问诊之痛痒。

《素灵微蕴·问法解》原文：痛痒者，气血之郁塞也。经络壅滞，气阻而不行，则为痛，行而不畅，则为痒。内外感伤诸病，筋脉痛楚而皮肤瘙痒者，皆经气之闭痹也。

问诊时还需要询问或者检查病人身体的痛痒情况。痛痒都因气血的瘀塞，查找经络痛痒点，可以知道病在哪一条经络。我个人亲历的身体调养例子给大家共享一下。我有一次胸腹部疼痛，当时是夜半不好抓药，我想到《四圣心源·杂病解上·腹痛根原》原文"腹痛者，土湿而木贼之也"，猜想既然腹痛与土湿有关，那么痛痒点应该在足太阴脾经与足阳明胃经。我寻找到足太阴脾经上的阴陵泉穴位，按下去特别疼。这个发现让我豁然开朗，身体在真正病之前，会在身体上发出信号。我的思考进一步扩展开来就是，寻找身体的痛点，并揉开它，从而未病先防。身体的不同痛点其实就是不同的病的信号。例如，我还发现我若因工作而郁闷几天则膻中穴一定疼，我就揉开它。我想，如果不揉开它，也许我就会有一些与心脏相关的疾病吧。还有一次是发现手少阴心经上的神门穴特别疼，我也揉开它。我的这些小经验，实际与黄师说的查经络痛痒点的问诊原理是一致的。

要点（136） 问诊之情志等其他相关事情。

《素灵微蕴·问法解》原文：庚桑子：人郁则为病。中气埋塞，四维莫运，由是而蒸为五气，瘀为五味，淫为五液，发为五声，征为五色，感为五情。

《四圣心源·天人解·五气分主》：肝主五色，心主五臭，脾主五味，肺主五声，肾主五液。

《四圣心源·天人解·五情缘起》：肝之气风，其志为怒。心之气热，其志为喜。肺之气燥，其志为悲。肾之气寒，其志为恐。脾之气湿，其志为思。

五气各自的特质与外部万物的同气相求，所以我们可以做到观察"象"而知病之所在。例如，肝之气风，其志为怒，则善怒之人，其病在肝。其他的色、嗅、味、声、液，以及情志的变化，可以依此类推。依据人体的味道、液体、声音、情感都可以知道人之一气的病之所在。问诊之情志以及其他相关事情都可以来自于"天人解"与"六气解"，这就是我推荐从《四圣心源》的"天人解"与"六气解"出发学习中医基础理论的原因。

《素灵微蕴·问法解》原文：一证之见，必有至理，内而五脏六腑，外而四肢九窍，凡寒热痛痒，饮食癥痕，声色臭味，情志形神之类，质问详悉，合而审焉，病如洞垣矣。问法在于善解，解极其彻，则问致其详，不解者，不能问也。

任何一个症状都是人之一气对外表现出来的象，都是有原因的，必须询问清楚，背后的原理也必须思考清楚，问得非常详细才能处方用药。"问法解"只是给了一个提纲，实际在《四圣心源》第五卷之后的任何一章一节，都有证、理、方药的描述，都可以理解为需要问诊的情况。例如《四圣心源·杂病解上·消渴根原》原文"肺消者，饮一溲二，死不治；男子消渴，小便反多，饮一斗，小便一斗；此下寒上热，下寒则善溲，上热则善饮；饮一溲一，是溺多而精少也，则犹可治"，就相当于问诊的时候，除了要问两便，还需要问便的量与饮水的量，并思考这之间的关系。

2.12 治法初解

要点（137） 药物治病原理：药物偏性的精华之气被人体一气吸收。

《四圣心源·六气解·六气从化》原文：人为天地之中气，秉天气而生六腑，秉地气而生五脏；六气五行，皆备于人身。

《素问悬解·养生·金匮真言论三》原文：东方青色，入通于肝，开窍于目，藏精于肝，故病在头；其类木，其味酸，其臭臊，其音角，其数八，其畜鸡，其谷麦。

依据一气表现出来的症状（象）去理解一气的异常，然后用各种手段去恢复人之一气的正常周流运转，就是中医治病的过程。十二经统于六气，六气本为一气，所以我们说中医治疗也是"治十二经，治六气，治一气"。在《四圣心源》中我们主要探讨的是药物治疗。人秉天地之间的全气而生，天地之间的"生长化收藏"的所有属性的气都备在人之一气中。食物与药物或者说其他动物也是秉一气而生的，但是它们都是秉天地的偏气而生，偏气的意思是其他生物得到的是天地六气五行的部分，或者不是均匀的全气。例如，鸡肉多秉木气，牛肉多秉土气，马肉多秉金气，猪肉多秉水气。食物与药物得到了天地的偏气而生，食物或药物被人的胃收纳、脾消磨之后得到的精华一气，经过肺散播而纳入到人之一气，人之一气的偏向问题得到解决，则人的病就被治好了。这就是药物或者食物治病的过程，人之一气偏而病，得到食物或药物偏性的精华之气的补充或者纠正，人之一气不偏则病就好了。

要点（138） 药物秉天地之偏气而生，偏气的衡量分为：归经，属性，表里，力度。

不同药物的精华之气可补充到人之一气的不同部分，其实这就是药物的归经，即药物的精华之气补充于人之一气的十二经脉之气的某一部分。《长沙药解》中描述任何一个药材，首先描述的是其四气五味，然后才描述其进入人体的哪条经脉。比如说，一个药物的气具备生发之气，在归经的时候一般就会入人的肝经。例如《长沙药解·卷二·牡丹皮》原文："味苦、辛，微寒，入足厥阴肝经。"

接着思考的就是药物对一气的作用方式，其实就是药物的四气五味。不同的气味对人之一气有不同的作用。例如酸味的食物就让人之一气往里收，让人之一气运转慢下来；辛味的食物则让人之一气往外发，让人之一气的运转加快。

再就是药物的温热寒凉。其主要是指药物是增加人之一气的能量还是减少人之一气的能量。还是举《长沙药解·卷二·牡丹皮》的例子，这里牡丹皮的味道是辛的，是让人之一气走快点，能解决血的瘀堵问题，另一方面其又是"微寒"的，可泻掉血瘀堵的时候堆积的热。对比《长沙药解》之桂枝，其"味甘、辛，气香，性温；入足厥阴肝、足太阳膀胱经"。同样是味辛，入足厥阴肝经，但是桂枝的属性是温的，在让经气走快一点的同时还补充肝血的能量。

然后是药物作用的表里。这里有一对典型代表就是桂枝与肉桂。桂枝与肉桂，属性都是温的，都走足厥阴肝经，都是让一气走快一点；但是不同的是，桂枝走经络之气、在表，肉桂走脏腑之气、在里。《玉楸药解·卷二·木部·肉桂》原文："肉桂本系树皮，亦主走表，但重厚内行，所走者表中之里。究其力量所至，直达脏腑，与桂枝专走经络者不同。"这里说的是肉桂的气可以直接达到脏腑，而桂枝的气主要作用于经脉。

最后思考药物作用力的大小。这里可以用来辅助思考的是丹皮、丹参、桃仁这三味药物。这三味药物都入足厥阴肝经，都能让肝血走快一点以消除血瘀，但是力量的大小有很大差别，所以在不同的情况下就需要用不同的药物。在肾气丸、温经汤之类作用较缓的药方中，只用了丹皮；在桃核承气汤、抵当汤比较急迫的药方中重用桃仁；在鳖甲煎丸、桂枝茯苓丸中则是丹皮与桃仁两者都用了。从此可以看出，桃仁与丹皮都是行瘀血的，但丹皮力量柔和一点，主要针对无形的血瘀；桃仁的力量很大，可以针对有形的瘀血；而丹参的力量在两者之间。

要点（139） 药方的作用是每一味药物的精华之气对一气产生的合力作用。

中医治病一般都是通过多个药物组合成一个药方来治病。人生病是因为人之六气有所偏，而单种药物的精华之气不能刚好与人之六气之偏的情况无缝匹配，所以单个药物往往不能达到对症治病的目的，故需要多个药物的精华之气合作来弥补人之六气的所偏。药方的原理：通过药物的组合，形成对人之六气所偏的全方位补充，最后达到治病的目的。

《金匮》薯蓣丸（薯蓣三十分，麦冬六分，桔梗五分，杏仁六分，当归十分，阿胶七分，干地黄十分，芍药六分，芎䓖六分，桂枝十分，大枣百枚为膏，人参七分，茯苓五分，白术六分，甘草二十分，神曲十分，干姜三分，柴胡五分，白蔹二分，大豆黄卷十分，防风六分。蜜丸，如弹子大，空腹酒服一丸），治虚劳诸不足，风气百疾。

薯蓣敛肺而保精；麦冬清金而宁神；桔梗、杏仁，破壅而降逆；当归、阿胶，滋肝而养血；地黄、芍药，润木而清风；芎䓖、桂枝，疏郁而升陷，此所以辅乙木之升发也；升降金木，职在中气，大枣补己土之精，人参补戊土之气，茯苓、白术、甘草，培土而泻湿，神曲、干姜，消滞而驱寒，此所以理中而运升降之枢也；贼伤中气，是惟木邪，柴胡、白蔹，泻火而疏甲木，黄卷、防风，燥湿而达乙木，木静而风息，则虚劳百病瘳矣。

我有一个隔一段时间就会发作的病：胸腹部疼痛，一般我都是用柴胡桂枝鳖甲汤治好的。但有一次，同样的胸口痛，同样的柴胡桂枝鳖甲汤，却没有达到期望中的效果。我思考了一下，在柴胡桂枝鳖甲汤中增加了 10 克的砂仁，砂仁的作用是辅助调和中焦的，结果一剂药下去病就治好了。出现这种情况，我认为是原来那剂药在恢复人之一气正常周流运转的时候，就差一点力量，所以没有起作用，加上砂仁后正好弥补了那差一点的力量，所以一气就正常运转起来了。这就跟我们推一辆车上坡一样，好几个人又拉又推，就差一点可以上到坡顶，但是就是推不动，这时候增加了一个人，一下子就把车子推上坡顶了，我们能说最后一个人的作用就很特殊，与其他人的作用不一样吗？其实最关键的还是大家合力将车子推上坡，最后一个人起的作用与前面所有的人起的作用是一样的。也许我们这样思考能够更深入地理解药方的作用。在前面的例子中，之所以在加砂仁之后柴胡桂枝鳖甲汤才起作用，是因为那次我连续工作、喝酒导致中焦运转很不畅，脾阳磨化能力不足，所以加砂仁辅助调和中焦，药方就起作用了。

要点（140）　黄师处方三原则。

处方原则可以将学习到的生命与生病的基础原理应用到处方用药的组合上。

原则一：医家之药，首在中气。这个原理就是说药方的偏气要在病人的中气可以接受的范围之内，如果中气不足则在药方中增加补充中气的药物，同时要适当用小剂量或者力量不太大的药物替代，治病不能只求速效，追求速效而不顾中气状态，往往药下之后旧病去了，新病同时也来了。《四圣心源·劳伤解·中气》将详解这个用药原则。

原则二：降肺必肺胃同降，升肝必肝脾同升。肝藏血，肺藏气，而气原于胃，血本于脾，所以肝血的原本在脾，肺气的原本在胃，治疗肝血相关的问题、生发肝气的同时就要注意对脾阳的补充。治疗肺气逆升、肺气不降的问题，也要注意胃气的沉降，也要用一些入足阳明胃经的药，例如典型代表半夏。

原则三：治水必土木兼医。在治疗水气相关的疾病时，除了要补充能量到肾气中，一般还需要增加燥湿温中、清风达木的药物。水寒一定土湿，土湿则一气转不动，所以在温暖肾气的同时一定要祛除中土湿气，否则能量加入到肾水中，一气还是转不动，则下面郁结为热。在应用祛除中土湿气的药物之外还需要加一些清厥阴风木的枯燥与生发木气的药。补肾气是补充能量，燥土湿是让一气可以顺畅运行，升达木气是让一气周流有一个启动的力量。

要点（141）　原则四：壮火散气，少火生气。

《素问悬解·养生·阴阳应象论五》原文：气味辛甘发散为阳，酸苦涌泄为阴，阴味出下窍，阳气出上窍。味厚者为阴，薄为阴之阳，气厚者为阳，薄为阳之阴。味厚则泄，薄则通，气薄则发泄，厚则发热。壮火之气衰，少火之气壮，壮火食气，气食少火，壮火散气，少火生气。

《素问悬解·养生·阴阳应象论五》原文：热盛则为壮火，壮火之气衰，少火之气壮，以壮火食气，火盛则气耗也，气食少火，火微则气生也。壮火散气，故气败于壮火，少火生气，故气益于少火也。

食物中精华之气的属性，是与食物的气味相关的，辛甘发散之气为阳，酸苦涌泄之气为阴；阴味重浊而走下窍，阳味轻清而走上窍。人秉一气而生，"壮火散气，少火生气"的"气"指的就是人体之一气。补的东西往往是性温、性热的食物或者药物。壮火与少火的"火"之含义，就是食物的辛甘发散之气，是阳。这里的食物包括药物。"壮火"是短期内补充大量阳气，"少火"是将补充阳气的时间延长从而降低单位时间内补充的阳气。大家对火堆都有直观的感受，壮火就是非常旺盛的大火堆，少火就是长久燃烧的火堆。

壮火散气，少火生气，指导我们补充人之一气要用小火。有的人身体不好了，阳气不足了，非常着急，想通过一段时间内吃大补、大热之药品，快速恢复身体，这样是不可能的。人之一气已经虚了，这时候用大补大热之药物，这股药物之火气带着一气快速转动，这样将导致人体一气的消耗，一段时间内人看来精神一些，但是药物一停，人将更加虚。这个时候就应该用少火生气的方式，慢慢补，不要用偏性太大的药物。就像一个即将熄灭的火堆，直接泼上汽油，一段时间内或是更旺盛了，但是也将火堆中不多的燃料消耗得更加厉害了。这时候就应该增加一些燃料，增加一些小火苗，烧一段时间，整个火堆就恢复正常旺盛起来了。

其实这个与原则一"医家之要，首在中气"有点相关，药方的偏性要在病人的中气可以接受的范围内，如果中气不足时用滋补力量太猛的药，会使人之一气吸收不了，反而因为一气周流速度增加而增大了人之一气的耗散。黄元御老师在《四圣心源》中的方子，药量都是很轻的，最主要是指示用药的方向、治疗的方向，每个药方的药数量不多，每味药的剂量也不大，是非常符合"小火生气"原则的。现在很多中医都喜欢用大方子，随意一剂药的药物总量就超过250g甚至500g，这是违背"少火生气"原则的。

要点（142）　从气的层次理解"同病不同方"。

人之生病是因为六气之偏，不同的药物，只要提供差不多的精华之气，都可以治相同的病。类比地，如果一个人得了饿病，可以用馒头治疗，也可以用米饭治疗，还可以用烧饼治疗。同样，如果是不同的病，只要在气的层次上生病的原因差不多，也可以用相同的药方、用相同的精华之气来治好。所以说从中医"气"的角度来看，不同的药方治相同的病，同一个药方治不同的病，都是非常可行的。

要点（143）　稳妥的自我调养态度：只用"六气解"与"劳伤解"出现过的药味。

如果想开始调养自己的身体，特别是慢性调养，可以从这六气调养开始琢磨。要非常重视与熟悉"六气解"与"劳伤解"中的这些药材，因为这些药材是黄师在几百种药材中挑选出来的。如果目的是慢慢调养自己的身体，用这些药材都是可以的。

2.13　六气治法

要点（144）　桂枝苓胶汤治厥阴风木。

《四圣心源·六气解·六气治法》原文：治厥阴风木法，桂枝苓胶汤（甘草，桂枝，白芍，茯苓，当归，阿胶，生姜，大枣）。上热加黄芩。寒加干姜、附子。

厥阴风木生病的第一个特点是疏泄，腹痛下利、亡汗失血等证都是疏泄；厥阴风木生病的第二个特点是枯燥，眼眶黑、嘴唇青色、指甲脆容易断、抽筋等等都是厥阴风木枯燥之后出现的象。关于厥阴风木的特点还有就是：病之起，皆因为生气之不足，在下半身就容易出现寒湿的象，在上半身就容易出现风热的象。有了这些回顾，治法就容易理解了：甘草补中气；桂枝入足厥阴肝经，让厥阴风木郁住的气行动起来；白芍入足厥阴肝经与足少阳胆经，酸以泻营热、敛营血，让桂枝发动起来的一气收敛一些，与桂枝一攻一守配合；

茯苓燥土，这个是针对湿气的处理；当归、阿胶补血清风，这个是补血与柔润肝血；生姜发表与行瘀涩；大枣在发表出汗之际补脾经。如果水土寒湿，则加干姜与附子温燥中下。

要点（145） 黄连丹皮汤治少阴君火。

《四圣心源·六气解·六气治法》原文：治少阴君火法，黄连丹皮汤（黄连，白芍，生地，丹皮）。少阴病，水胜火负，最易生寒。若有下寒，当用椒、附。

少阴君火以手少阴心经主令、足少阴肾经从令，病则可能化心火而热，也有可能化肾水而寒。在"少阴君火"小节我们说了，少阴一病，必寒水泛滥而火土俱负，虽有上热，但是一般上热不敌下寒，上热是标，下寒是本。所以治法是：黄连入手少阴心经，清心家之烦热；芍药入足厥阴肝经、足少阳胆经，泻相火之逆升；生地凉血滋肝，清风润木；丹皮行瘀血而泻热。如果下面水寒，则加川椒与附子温燥水土。上热为标，下寒为本，清上热则中病即止，不可长久吃清上热的药。因为清热的药实际上就是消除了堆积在上面的人之一气的能量，如果长期吃清上热的药，人之一气的能量就会受损，中气就会衰弱。中气能量不足，收藏相火到水里的能量就会不足，就会导致下寒的情况更严重。下寒一生则人之一气周流更加不顺畅，则上热就会更加厉害。如果清上热的药物很猛，或者用了很久，确确实实上热现象最终被清除，但是这个时候中气大大受损、水寒非常严重，病标没有了，病本却愈发加重了。

要点（146） 柴胡芍药汤治少阳相火。

《四圣心源·六气解·六气治法》原文：治少阳相火法，柴胡芍药汤（柴胡，黄芩，甘草，半夏，人参，生姜，大枣，白芍）。

应用少阳相火治法的要点是相火逆升。相火的特征是逆升而生热。然而相火虽然容易出现热的象，实际上如果清除这些表现出来的能量，人之一气周流的能量也就减弱了，所以相火更加容易出现衰弱的情况。所以除了用柴胡清胆经之郁火、泻心家之烦热，用黄芩泻相火而清风木；还需要用甘草补中，半夏降肺胃，人参、生姜、大枣大补中气，芍药泻热敛营，协助人之一气的能量适当收敛起来。

要点（147）　术甘苓泽汤治太阴湿土。

《四圣心源·六气解·六气治法》原文：治太阴湿土法，术甘苓泽汤（甘草，茯苓，白术，泽泻）。

太阴湿土治法的要点是祛湿。太阴湿土的最明显的特征就是湿，所以用甘草补中，茯苓、白术、泽泻泄水祛湿。

要点（148）　百合五味汤治阳明燥金。

《四圣心源·六气解·六气治法》原文：治阳明燥金法，百合五味汤（百合，石膏，麦冬，五味）。

阳明燥金治法的要点是祛燥，同时要注意有没有"上燥下湿"的情况。百合凉金润燥，泻热消郁；五味子降咳逆，止滑泻，固涩收藏；麦冬清金润燥，解渴除烦，凉肺热而止咳，降心火而安悸；石膏清心肺而除烦躁，泻郁热而止燥渴。如果是针对阳明燥金的实证，这四味药确实是足够了。但是"上之燥，亦因于下之湿"，手阳明大肠经易燥，足阳明胃经易湿。反胃噎膈之家，便若羊矢，其胃则湿而肠则燥。又例如黄师在《长沙药解·卷三·麦冬》中说了"仲景用麦冬，必与参、甘同剂"，所以说单纯的阳明燥金治法，要慎重使用。阳明燥金之气有偏，而其他气之偏也要注意到。

要点（149）　苓甘姜附汤治太阳寒水。

《四圣心源·六气解·六气治法》原文：治太阳寒水法，苓甘姜附汤（甘草，茯苓，干姜，附子）。太阳病，最易化生湿热，以化气于丙火，而受制于湿土也。若有湿热，当用栀、膏之类。

太阳水寒就需要将能量蛰藏在水里，所以用甘草补中气，茯苓祛湿，让人之一气可以顺利转动起来、沉降下来，干姜温暖中焦运转中气，附子温暖肾气。能量蛰藏在水里，有可能泄露在膀胱，所以如果在一气下降过程中有能量泄露于膀胱，则用栀子、石膏之类清其郁热。

3 劳伤解

要点（150）　"劳伤解"讲解五劳七伤的治法。

《金匮悬解·内伤·虚劳》原文：五劳，五脏之劳病也。久视伤血，久卧伤气，久坐伤肉，久立伤骨，久行伤筋，是谓五劳所伤。五劳之外，又有七伤，饱食而伤，忧郁而伤，过饮而伤，房室而伤，饥馁而伤，劳苦而伤，经络营卫气伤。

"劳伤解"的"劳"指的是过度使用形体导致的五脏之劳，如看东西过久就伤血，坐太久就伤肉，躺太久就伤气，站立太久就伤骨头，走太久就伤筋。在五脏之劳之外还有七伤：吃太饱所致之伤、情绪忧郁所致之伤、喝太多所致之伤、男女性生活过多所致之伤、饥饿所致之伤、劳作所致之伤、经络营卫之气伤。不管是脏腑之劳，还是外部之伤，都是对人之一气的损害，治法最终还是要回到修复受伤的人之一气，所以"劳伤解"是按照人之一气的中气、阴阳、精神、气血的受伤状态来治疗的。人本为一气，病也是一气，诊断是一气，治病还是一气。

《四圣心源·劳伤解》原文：人不能有生而无死，而死多不尽其年。外有伐性之斧，内有腐肠之药，重以万念纷驰，百感忧劳，往往未壮而衰，未老而病。顾保炼不谨，既失之东隅，而医药无差，冀挽之桑榆。

以上序文说的是，人既然有出生，那么就有死亡，但是人的死亡往往在没有达到人的天年岁数时就到来了。天年是两个甲子，一共一百二十年。外有伐性之斧指的是房室之劳，内有腐肠之药指的是饱食而伤，"重以万念纷驰，百感忧劳"指的是情绪忧郁之伤。人容易"未壮而衰，未老而病"，在

133

前期保养不够的情况下，期望通过医药来挽回，"既失之东隅，冀挽之桑榆"，希望通过后期的修复以挽回前面保养生命的失误。

《四圣心源·劳伤解》原文：古圣不作，医法中乖，贵阴贱阳，反经背道，轻则饮药而病加，重乃逢医而人废。金将军且将玉碎，石学士未必瓦全。叹竖子之侵陵，痛鬼伯之催促，书穷烛灭，百慨俱集，作劳伤解。

因为大部分医者并没有学习到上古中医的真正精髓，医法已经没落了，甚至完全搞反了，重视补阴而不重视阳气的呵护。阴阳的基础原理没有理解对，导致汤药不仅仅没有起作用，反而起了副作用，轻则饮药而病加，重乃逢医而人废。黄元御老师就是因为眼睛有问题被医生治瞎了一只，所以对医生要求很高，对能力不够的医生非常痛恨。

3.1　中气

要点（151）　中气衰则升降滞，病则土湿者多、土燥者少。

《四圣心源·劳伤解·中气》原文：脾为己土，以太阴而主升；胃为戊土，以阳明而主降。升降之权，则在阴阳之交，是谓中气。胃主受盛，脾主消化，中气旺则胃降而善纳，脾升而善磨，水谷腐熟，精气滋生，所以无病。脾升则肾肝亦升，故水木不郁；胃降则心肺亦降，故金火不滞。火降则水不下寒，水升则火不上热。平人下温而上清者，以中气之善运也。

这里其实就是重复"土枢四象，一气周流"的原理，重复"中气善运则下温而上清"的理论。土分戊土与己土，戊土为胃主降，己土为脾主升。己土升则水气可以生发木气，木气可以长养成火气；戊土降则火气可以收敛成金气，金气可以闭藏成水气。

《四圣心源·劳伤解·中气》原文：中气衰则升降窒，肾水下寒而精病，心火上炎而神病，肝木左郁而血病，肺金右滞而气病。神病则惊怯而不宁，精病则遗泄而不秘，血病则凝瘀而不流，气病则痞塞而不宣。

中气的能量不足则一气周流就不顺畅了，人之一气就生病了。如果是肾水中没有能量，不能生发木火，水寒则精病；如果是心火不能进入下一阶段的金收水藏过程，心火一直在上面炎热则神病；肝藏血，木气在左边不能生发则血病；肺藏气，金气在右边不能顺降则气病。

接下来阐述精神气血生病对外表现的象。神病则人惊怯而不宁，一天到晚担心这个担心那个，总觉得会有什么不好的事情发生，心神不能安宁下来。精病则遗泄而不秘，例如老年人肾气不足的时候尿收不住，或者说中年人早泄等。血病则凝瘀而不流，可见嘴唇青色、青筋暴露、静脉曲张等血凝滞、瘀堵的象。气病则痞塞而不宣，人就感觉胸闷、气胀，感觉透不过气来。

《四圣心源·劳伤解·中气》原文：四维之病，悉因于中气。中气者，和济水火之机，升降金木之轴，道家谓之黄婆。婴儿姹女之交，非媒不得，其义精矣。

和济水火、升降金木都是由于中气的能量驱动。土气所主的颜色是黄色，所以道家又将中土称为黄婆。婴儿指的是水气，姹女指的是火气，婴儿姹女之交指的是水升而化火、火降而化水，这都需要中气的推动才能顺畅进行。

《四圣心源·劳伤解·中气》原文：医书不解，滋阴泻火，伐削中气，故病不皆死，而药不一生。盖足太阴脾以湿土主令，足阳明胃从燥金化气，是以阳明之燥，不敌太阴之湿。及其病也，胃阳衰而脾阴旺，十人之中，湿居八九而不止也。

很多医书在阐述治病方法的时候都没有注意维护中气，甚至用了很多滋阴泻火的药物导致中气受损，很多人不是生病致死，而是吃药致死。在此，黄元御老师强调了我们在"六气解"中学习的"阴易盛而阳易衰，土湿而病者多，土燥而病者少"。

要点（152）　医家之药，首在中气。

《四圣心源·劳伤解·中气》原文：胃主降浊，脾主升清，湿则中气不运，升降反作，清阳下陷，浊阴上逆，人之衰老病死，莫不由此。以故医家之药，首在中气。中气在二土之交，土生于火而火死于水，火盛则土燥，水盛则土湿。泻水补火，扶阳抑阴，使中气轮转，清浊复位。却病延年之法，莫妙于此矣。

这里讲解黄元御老师药方的第一原则：医家之药，首在中气。药方的偏性要在病人的中气可以接受的范围内，如果中气不足则应该在药方中增加补充中气的药物。下面通过分析《长沙药解·卷一·甘草》的四逆汤与通脉四逆汤的差别来理解这个药方原则。

《长沙药解·卷一·甘草》原文：四逆汤：甘草二两，干姜一两半，附子（生）一枚。……治少阴病，膈上有寒饮，干呕者……治厥阴病，汗出，外热里寒，厥冷下利，腹内拘急，四肢疼者。

《长沙药解·卷一·甘草》原文：通脉四逆汤：甘草、干姜各三两，附子（生）一枚。治少阴病，下利清谷，手足厥逆，脉微欲绝者……治厥阴病，下利清谷，里寒外热，汗出而厥者。

这两个药方有两个差别。

差别一：药物用量不一样。四逆汤与通脉四逆汤的药材种类是一样的，都是甘草、干姜、生附子。这两个方子的差别在于四逆汤用了甘草二两、干姜一两半，而通脉四逆汤用了甘草、干姜各三两。差别二：病人中气情况不一样。应用通脉四逆汤的时候，病人的状况明显比应用四逆汤的时候要严重。例如，四逆汤治少阴病的时候，病人仅仅是"膈上有寒饮，干呕"；而通脉四逆汤治少阴病的时候，病人是"下利清谷，手足厥逆，脉微欲绝"。

同样三味药材，在病人的症状还不严重的时候（我理解就是中气还足的时候），就可以少用一点甘草与干姜，再用生附子一枚，鼓动一下病人的一气使之周流起来，病就可以治好了；而到了病人的症状比较严重（中气受损比较严重）时，则需要比较多的甘草与干姜，补充中气同时运转中气，然后再用附子鼓动一下病人的一气使之周流，这样才能治好病。如果病重而不重用甘草、干姜，则人之一气在附子的强力鼓动下，短期内使人看起来比较精神，但是长期看反而对身体有很大害处。

有一次，我特别忙，又熬夜、喝酒大损中气，结果牙疼了。然后我用了《四圣心源·七窍解·牙痛》的原方黄芩石膏汤，但是没有效果。黄芩、石膏都是清风泻火的药物，为什么对我的牙痛没有效果呢？其实就是因为当时我的中气转动不顺畅，没有办法吸收黄芩石膏汤的偏性之气。一个人若说话细声细气，动作缓慢，吐痰吐不远，撒尿撒不远等，都说明他的中气不足。在一个人中气不足的情况下，为他处方用药一定要非常小心，要像呵护小火苗一样地呵护他的中气，在呵护中气的基础上再增加祛除邪气的药物。

要点（153） 黄元御老师的第一方：黄芽汤。

《四圣心源·劳伤解·中气》原文：黄芽汤：人参三钱；甘草二钱，炙；茯苓二钱；干姜二钱。煎大半杯，温服。

《四圣心源·劳伤解·中气》原文：中气之治，崇阳补火，则宜参、姜，培土泻水，则宜甘、苓。其有心火上炎，慌悸烦乱，则加黄连、白芍以清心。肾水下寒，遗泄滑溏，则加附子、川椒以温肾。肝血左郁，凝涩不行，则加桂枝、丹皮以疏肝。肺气右滞，痞闷不通，则加陈皮、杏仁以理肺。四维之病，另有专方，此四维之根本也。

黄芽汤基础方包含四味药物：甘草、干姜、茯苓、人参。甘草单纯补充中气的总能量；干姜补益火土，燥湿温中，在补中气的同时强力运转中气；茯苓利水燥土，让一气周流的道路更顺畅；人参在大补中气的基础上，还可收敛一气而化生津液。可以看出这个药方非常完备，有补充中气的总能力的，有让一气转动道路更通畅的，有加强一气转动速度的，有自外往内敛一气化生人体津液的。

黄芽汤是黄师的第一方，是黄师思考很多问题都需要考虑的出发点。例如在后面治疗阳虚的天魂汤（甘草二钱，桂枝三钱，茯苓三钱，干姜三钱，人参三钱，附子三钱），其实就是由上面黄芽汤加上附子、桂枝而成，即在黄芽汤崇阳补火、培土泻水的基础上，增加了附子、桂枝以温肾、疏肝。我们后续分析很多方子的时候，若可以一眼看出来黄芽汤的底子，然后将黄芽汤底子先屏蔽掉，再分析药方的其他药物，就能够很快明白方子的含义了。

黄芽汤可以看成是一种可以增减的基础方，还可以看成是一种思考问题的方法，这个方法就是"医家之药，首在中气"。黄芽汤加减的十二味药是黄师最重要的十二味药。黄芽汤加减用的药材都非常典型：心火上炎，慌悸烦乱，则用黄连、白芍以清心家之火；肾水下寒，遗泄滑溏，则加附子、川椒以温肾家之气；肝血左郁，凝涩不行，则加桂枝以达木气之郁，加丹皮以疏通肝血之瘀；肺气右滞，痞闷不通，则加杏仁以破气下行，加橘皮以达肺气之郁，此外，橘皮还具备行滞消痰的作用。黄芽汤及其加减一共用到十二味药材：人参、甘草、茯苓、干姜、黄连、芍药、附子、川椒、桂枝、丹皮、陈皮、杏仁，这十二味药材需要重点研究透。

要点（154） 思考黄芽汤中药物的替代。

经常有人说："我用了黄元御老师的原方，但是好像没有什么效果"。这个时候其实不是原方的问题，而是原方与病人的配合问题。理解黄元御老师的方子，要非常清楚黄元御老师设置这个方子的时候的假设条件，以及其中的理与法，只有清楚了这些理与法，我们才可以灵活裁剪、使用黄元御老师的方子。要达到理解药方的理法，最好的方式就是尝试去替换方子的药物，看看是不是可以替换，以及其中的原因。黄元御老师设置黄芽汤的前提是一个人的一气周流很顺畅，不偏不倚，不上不下，不左不右，没有什么问题，只是中气虚，只是需要补充中气。在这个前提下来看是不是可以将黄芽汤中的部分药物替换一下，替换药物稍微限定一下，就是只考虑用《四圣心源》的"六气解"与"劳伤解"中出现的药物。

首先来看人参的替换。人参的第一个作用是大补中气，所以我们考虑用补中气的药物来替换。本书中补中气的药物除人参外还有甘草、大枣、干姜、生姜。人参的第二个作用是聚拢人身的气去化生津液、止渴，实际上就是让人之一气不再发散了。黄芽汤的假设是在人之一气比较正常的情况下，稍微用人参的聚拢特征就可以了，不需要酸、苦的药物来收敛。甘草只是补充人之一气，没有任何转动一气、收敛一气、生发一气的能力，所以黄芽汤中甘草不能取代人参。大枣擅长补血，其气是动少而静多，用大枣时还需要用桂枝、生姜来宣播其精华之气到人的五脏六腑。大枣同样也没有聚拢人之一气并化生津液的能力，所以也不适合在黄芽汤中替换人参。干姜温中，生姜发表，都不能替代人参敛气生水的能力。

其次来看茯苓。茯苓的作用是祛除中土的湿气。祛除湿气的药物还有猪苓、泽泻、白术。猪苓的作用是开汗孔祛湿;泽泻的作用是开膀胱之闭癃,利水而祛湿;白术补中燥湿,祛除中土的湿气,让一气走的道路顺畅起来,但是走的力量比较小,需要别的药物的帮助。用白术的时候需要桂枝、砂仁去升肝脾,或者需要生姜、半夏去降肺胃、驱浊气。黄芽汤的应用背景是中气单纯虚,所以猪苓、泽泻、白术都不合适。其实如果将黄芽汤(人参、甘草、茯苓、干姜)中的茯苓替换成白术就成了张仲景的理中汤(人参、甘草、白术、干姜)。白术气味浓郁,汁浆淳厚,祛湿而不伤燥,如果不是针对平人,而是针对稍微有点燥的人,将黄芽汤中的茯苓替换为白术也是不错的。当然如果燥得比较厉害,就不是黄芽汤可以处理的了。

甘草与干姜的替换我们就不需要思考了。甘草补充人之一气的总能量,干姜也补充人之一气的总能量,同时干姜还可强力运转中焦、运转中气,推动中气的一气周流恢复运转。除了单方,甘草干姜汤是最小的药方组合了,大家可以参考甘草的药解再思考一下。

3.2 阴阳

要点(155) 中气亏败乃阴虚阳虚所由来也。

《四圣心源·劳伤解·阴阳》原文:中气升降,是生阴阳,阴阳二气,上下回周。阴位于下,而下自左升,则为清阳;阳位于上,而上自右降,则为浊阴。清阳生发于木火,则不至于下陷;浊阴收藏于金水,则不至于上逆。清气之不陷者,阳嘘于上也;浊气之不逆者,阴吸于下也。浊气不逆,则阳降而化阴,阳根下潜而不上飞;清气不陷,则阴升而化阳,阴根上秘而不下走。彼此互根,上下环抱,是曰平人。

平人就是没有生病的人,是"土枢四象,一气周流"顺畅的人。

《四圣心源·劳伤解·阴阳》原文:而清气之左升,赖乎阴中之阳生,阳

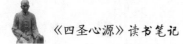

生则浮动而亲上，权在己土；浊阴之右降，赖乎阳中之阴生，阴生则沉静而亲下，权在戊土。戊己升降，全凭中气，中气一败，则己土不升而清阳下陷，戊土不降而浊气上逆，此阴虚、阳虚所由来也。

这里说了阴虚与阳虚的总纲领：阴虚与阳虚皆由中气亏败而来。

3.2.1 阴虚

要点（156）　胃土不降，金水失藏，则心液消亡，上热而病阴虚。

《四圣心源·劳伤解·阴阳·阴虚》原文：阴盛于下而生于上，火中之液，是曰阴根。阴液滋息，爰生金水。阴性沉静，其根一生，则沉静而亲下者，性也，是以金收而水藏。而金水之收藏，全赖胃土之降，胃土右降，金收于西而水藏于北，阳气蛰封，此木火生长之根本也。

阳根是蛰藏在水里的相火能量，阴根则是藏于火中、让一气下一阶段沉降的一种能量，是能量张开到最大之后即将收缩的趋势。以弹簧来类比，弹簧收缩到最小的时候即将弹开的、张开的力量类似收藏在水里的相火能量，弹簧展开到最大的时候即将收缩的、拉的力量类似藏在火里的阴根。拉的力量就是让弹簧收缩的，阴根就是让一气沉降下来的。

《四圣心源·劳伤解·阴阳·阴虚》原文：胃土不降，金水失收藏之政，君相二火泄露而升炎，心液消耗，则上热而病阴虚。

胃气不降，肺气就失去收敛的能力，所以一气的金收水藏就不顺畅，相火逆升，消耗火中的沉降能量，则上热而病阴虚。所以经常以是否有上热来判断是不是阴虚，例如脸上长痘痘、脸色很红等等。

要点（157）　病于阴虚者，千百之一，病于阳虚者，尽人皆是也。

《四圣心源·劳伤解·阴阳·阳虚》原文：病于阴虚者，千百之一，病于阳虚者，尽人皆是也。后世医术乖讹，乃开滋阴之门，率以阳虚之人，而投补阴之药，祸流今古，甚可恨也。

阴虚的人有上热，但是上热的人不一定就是阴虚。黄元御老师有一个论断：病于阴虚者，千百之一，病于阳虚者，尽人皆是也。黄师的这个观点与我们很多中医从业人员的直观感受不一样，因为现实碰到很多被大家认为是"上热阴虚""阴虚火旺"之人。

有的人因为上热则喜欢寒凉的食物，但是一旦吃了寒凉的食物又容易腹痛、胀满、泄痢。这样的人就是上热下寒。所以在问诊的时候，要注意识别这样的病人。如果因为其喜欢寒凉的食物而只知道使用寒凉之药物清其上热，而没有顾及病人的下寒情况，则是搞错了治疗的大方向。我们经常看到那些长痘痘、满脸红光、舌头长疱等有火热之象的人，但他们大部分都是上热下寒之人，上热是标，下寒是本，黄师认为这样的人，不能算作是阴虚之人。黄师认为的阴虚，就是单纯的火旺而上热，神气不敛，这样的人才能用地魄汤。但是火旺之人少，而火衰者人多，故黄师说："病于阴虚者，千百之一，病于阳虚者，尽人皆是也。"我们在实际给别人处方用药的时候，要牢记这一点。

要点（158）　地魄汤的理法：降肺胃助收藏，未可徒滋心液也。

《四圣心源·劳伤解·阴阳·阴虚》原文：人知其金水之亏，而不知其胃土之弱。胃以阳体而含阴魄，旺则气化而阴生。以气统于肺而实化于胃，肺气清降而产阴精，即胃土之右转而变化者也。是宜降肺胃以助收藏，未可徒滋心液也。

阴虚的人最重要的特点是津液不足，金收水藏的能力不足。"气统于肺而原于胃"，土枢四象，金收水藏的能力来源于戊土胃气的沉降之力，所以，治疗阴虚的重点应该是降肺胃助收藏，同时协助肺气与胃气的沉降。黄元御老师说阴虚的人"未可徒滋心液"，心液就是火中之液，就是前面我们说的"阴根"，是让一气沉降收敛的趋势、能量。那哪些药物具备让一气沉降的趋势、能量呢？按照黄芽汤加减的原文描述"心火上炎，慌悸烦乱，则加黄连、白芍以清心"，说明黄连、芍药是这样的药物。下面地魄汤中也载"麦冬、芍药，双清君相之火"，说明麦冬也是这样的药物。深入理解就是让火气沉降、消除火气上炎的药物就是增加心液的药物。黄元御老师所说"未可徒滋心液"的意思是：不能单纯地靠黄连、芍药、麦冬来治疗阴虚，要用降肺胃的、入足阳明胃经与手太阴肺经的药物来让一气收藏，降肺胃为本，清心火为标。

《四圣心源·劳伤解·阴阳·阴虚》原文：地魄汤：甘草二钱，炙；半夏三钱，制；麦冬三钱，去心；芍药三钱；五味子一钱，研；元参三钱；牡蛎三钱，煅，研。煎大半杯，温服。

《四圣心源·劳伤解·阴阳·阴虚》原文：水为阴，而阴生于肺胃，胃逆而肺金不敛，君相升泄，则心液消亡，而阴无生化之原。麦冬、芍药，双清君相之火，半夏、五味，降摄肺胃之逆，元参清金而益水，牡蛎敛神而藏精。若热伤肺气，不能化水，则用人参、黄芪，益气生水，以培阴精之原。此补阴之法也。

金收水藏则阴根下蛰而化阴精，阴虚者，金水之收藏失政也。前面我们已经说了，降肺宜肺胃同降，其原因是气藏于肺，而实源于胃。故阴虚者，宜降肺胃助收藏，未可徒滋心液也。地魄汤的方解就是：甘草补中气；麦冬、芍药，双清君相之火，这是清热的药物，应用前提是中气足、火气不降的人，不是上热下寒的人；半夏、五味，降摄肺胃之逆，五味子降肺，半夏降胃，这是"降肺必肺胃同降"；元参清肺经而生肾水，牡蛎敛心神而止惊。水化于气，若热伤肺气，气之不足而不能化水，则在地魄汤基础方上增加人参、黄芪。人参大补中气兼敛气化水，黄芪补气最快。

黄师认为的阴虚，就是单纯的火旺而上热，神气不敛，这样的人才能用地魄汤。这样的人实际上是中气还很充足的人。我们给人开药方不能只用地魄汤，一定要注意他是不是有上热下寒的情况。有的人是上热下寒，若用地魄汤的原方治了上热的标，而没有增加燥土暖水来治本，则治疗效果就不会好。这治疗效果不好的锅不能让黄元御老师来背。

3.2.2 阳虚

要点（159）　脾土不升，木火失生长之政，一阳沦陷，肾气渐亡，则下寒而病阳虚。

《四圣心源·劳伤解·阴阳·阳虚》原文：阳盛于上而生于下，水中之气，是曰阳根。阳气长养，爱生木火。阳性浮动，其根一生，则浮动而亲上者，性也，是以木生而火长。而木火之生长，全赖脾土之升，脾土左升，木生于东而火长于南，纯阳之位，阴气萌滋，此金水收藏之根本也。脾土不升，木火失生长之政，一阳沦陷，肾气渐亡，则下寒而病阳虚。

相火能量必须蛰藏在肾水中，这是下一周期木火生长的基础。水中之气，是曰阳根。如果能量不能蛰藏，肾水中没有能量，则阳根亏败，肾水虚寒。水寒则土湿，土湿则脾阳不能生发。水寒、土湿、木火不能生长，就是下寒病阳虚的根因。

下寒者是因为能量不能蛰藏到水里，如果此时人之火气还没有完全丧失则会病上热，此时上热看起来是阴虚之症状，而实际上上热是标、下寒是本。如果下寒长时间得不到处理，上热将能量耗散之后，则上下将都是湿寒。人之正常状态是下温上清，疾病发展到一定程度后人的状态就是上热下寒，病久了就是上下皆湿寒。

要点（160）　天魂汤的理法：升肝脾以助生长，不止徒温肾气也。

《四圣心源·劳伤解·阴阳·阳虚》原文：人知其木火之衰，而不知其脾土之弱。脾以阴体而抱阳魂，旺则血生而神化。以血藏于肝而实生于脾，肝血温升而化阳神，即脾土之左旋而变化者也。是宜升肝脾以助生长，不止徒温肾气也。

阳虚就是一气沉陷在下面，木气生发不足，火气长养不足。血藏于肝，而实本于脾。阳虚者，木火之生长失政也，宜肝脾同升，不能仅仅用大剂量的药物暖肾气。阳虚的人最根本的特点就是水寒，那么我们是不是大剂量使用附子就可以呢？这里需要同时注意黄元御老师说的两个药方原则：一个是

"治水必土木兼医"，一个是"小火生气"。就是说治疗阳虚不仅仅要温暖肾水，还需要燥土梳木，以及用药的时候要注意小剂量、慢慢补。

《四圣心源·劳伤解·阴阳·阳虚》原文：天魂汤：甘草二钱，桂枝三钱，茯苓三钱，干姜三钱，人参三钱，附子三钱。煎大半杯，温服。

《四圣心源·劳伤解·阴阳·阳虚》原文：火为阳，而阳升于肝脾，脾陷而肝木不生，温气颓败，则阳无生化之源。脾陷之根，因于土湿，土湿之由，原于水寒。甘草、茯苓，培土而泻湿；干姜、附子，暖脾而温肾；人参、桂枝，达木而扶阳。若肝血虚弱，不能生火，则用归、地、首乌，以培阳神之原。以火清则神发，血者，神魂之母也。

《四圣心源·劳伤解·阴阳·阳虚》原文：夫纯阳则仙，纯阴则鬼。阳盛则壮，阴盛则病。病于阴虚者，千百之一，病于阳虚者，尽人皆是也。后世医术乖讹，乃开滋阴之门，率以阳虚之人，而投补阴之药，祸流今古，甚可恨也。

人参、甘草、茯苓、干姜，是黄芽汤的组成药物。天魂汤是黄芽汤加桂枝、附子。人参、甘草，补中气；茯苓利水燥土，水土兼医；干姜运转中焦，所谓升脾降胃也；桂枝达木而扶阳；附子暖水燥土，温脾暖肾。

如果肝气充足但是郁而不升，则用天魂汤的原方治疗就够了。若人之一气的肝气不足，就不仅仅是疏达肝气的问题，还需要补充肝气，这时就可以在天魂汤中增加当归、首乌之类的补充肝气的药物，或加地黄以清风润木。

最后黄元御老师再次强调，单纯阴虚的人是非常少的，很多有阴虚症状的人，都是因为上热下寒，上面火气中的热是标，下面水气中的寒是本。很多现代医者针对此种情况，都只治了上热的标，不顾及下寒的本，给阳虚的人投了补阴的药，有时候虽然把标象治好了，但是更加剧了下寒之本，使人的阳气大损，身体被治坏了。

要点（161） 六味地黄丸与八味肾气丸的比较。

《金匮》肾气丸：附子一两，桂枝一两，薯蓣四两，山茱萸四两，茯苓三两，泽泻三两，牡丹皮三两，干地黄八两。治虚劳腰痛，小腹拘急，小便不利，及妇人转胞，不得小便，及短气有微饮，及男子消渴，小便反多。

来自"360百科"之"六味地黄丸"：六味地黄丸，同名方约有4首，现选宋代太医钱乙所著《小儿药证直诀》卷下"地黄丸"方。该方由张仲景所著《金匮要略》中的肾气丸删除附子与桂枝而成 [原方组成：熟地黄八钱，山萸肉、干山药（即薯蓣）各四钱，泽泻、牡丹皮、白茯苓（去皮）各三钱，上为末，炼蜜为丸，如梧桐子大]，每服三丸，空心温水化下。六味地黄丸是一种广泛使用的药方，一般认为，六味地黄丸具有滋补肾阴的功能，适用于肾虚、头晕耳鸣、腰膝酸软、消渴、遗精等症。

从上面可以看出，六味地黄丸是由八味肾气丸删除桂枝与附子两味药而成的。

《四圣心源·杂病解中·腰痛根原》原文：腰痛者，水寒而木郁也……色过而腰痛者，精亡而气泄也。

《四圣心源·杂病解中·腰痛根原》原文：桂枝姜附阿胶汤：茯苓三钱；桂枝三钱；甘草二钱；干姜三钱；附子三钱；阿胶三钱，炒，研。煎大半杯，温服。

既然六味地黄丸主治的是肾虚、腰膝酸软、遗精等问题，我们就从腰痛开始分析。从《四圣心源·杂病解中·腰痛根原》可以看出来，腰痛的人有两种，一种是水寒而木气抑郁在下，另一种是肾水中的精气因为房事过多而丧失。所以治疗腰痛总以补助阳气、暖水达木为主。理一下药剂演进的先后顺序：黄芽汤（人参、甘草、茯苓、干姜）补中气，运中气；黄芽汤增加附子、桂枝，则称为天魂汤，以扶阳为主；天魂汤去人参加阿胶则称为桂枝姜附阿胶汤，去人参之止渴，加阿胶清木郁而生的风燥。总体来说，以上方剂还是以扶阳为主，又包括暖水、燥土、疏达木气。

肾气丸也是一个暖水达木之方。《金匮》肾气丸，附子补肾气之寒，薯蓣、山茱萸敛肾精之泄，茯苓、泽泻渗己土之湿，地黄润乙木之燥，桂枝达肝气之郁，牡丹皮行肝血之滞。所以说肾气丸是以附子温暖肾气为主，辅以桂枝疏达肝气之郁，地黄仅仅是滋风木之枯燥也，地黄的作用与桂枝姜附阿胶汤中的阿胶作用位置相同。所以说，肾气丸还是以扶阳为主，桂枝、附子是药方中的主将。

六味地黄丸，是将肾气丸中的附子、桂枝去掉，只剩下干地黄、山茱萸、薯蓣、茯苓、泽泻、牡丹皮，即去掉了针对水寒、木郁的药物。实际上将肾气丸中最主要的桂枝、附子去掉之后，整个方子就变得滋润了。如果我们认可腰痛、腰膝酸软、遗精的原因是水寒，那么六味地黄丸就非常不适合治疗这些病证了。那么为什么有人服用六味地黄丸又有效果呢？应该是人之中气的脾阳还勉强可以运化，但久服则土愈湿，土愈湿则木郁更甚而水寒愈增，阴盛而阳衰，病愈加重矣。病于阴虚者，千百之一，病于阳虚者，尽人皆是也。我可以理解为：适合服用六味地黄丸的人，千百之一，适合服用肾气丸的人，尽人皆是也。我个人的结论是：服用六味地黄丸要慎重。大便滑溏、泻利之人更是千万不可服用，因为其中的地黄滋润寒凉，最滑大便。平人服用时，可以用砂仁煮水或者生姜煮水冲服，增加运转中气的能力，如此即可以缓解六味地黄丸滋润过头的毛病。

3.2.3　阴脱

要点（162）　阳脱，是阳气在上面脱离；阴脱，是阳气在下面脱离。

《四圣心源·劳伤解·阴阳·阴脱》原文：阳自右降，降于坎府，而化浊阴，则又含阳气，是谓阳根。阳性温和而升散，阴气左升而不陷者，有此坎阳以辟之也。其升散之权，全在于脾，脾气不升，则精血驰走而阴脱。

相火能量必须蛰藏在肾水中，这是下一周期木火生长的基础。水寒、土湿、木火不能生长，是下寒病阳虚的根因。肾水寒则不能生木气，脾气不升则不能长养木气，如果发展到控制不住地遗精，则说明人之精血、人之一气的能量在下部快速地流失，这就是"精血驰走而阴脱"。虽然称之为"阴脱"，实际上是人之一气的能量、人之一气的阳气从人体的下面脱离。结合后面要讲解的阳脱，我总结为：阳脱，是阳气在上面脱离；阴脱，是阳气在下面脱离；二者都是阳气的脱离。

《四圣心源·劳伤解·阴阳·阴脱》原文：二十难曰：脱阴者，目盲。目者，阳神所发。阳根于坎，坎水，阴也，而中抱阳气，坎阳温升，而生肝木。肝藏血而含魂，魂即血中温气之渐灵者。温化而为热，则魂化而为神。阳神发露，上开双窍，而为两目，目乃阳神之所出入而游行也。阴脱者，阳根渐败，精血失藏，魂神不能发露，是以目盲。

《素问悬解·病论·痹论三十三》原文：肝受血而能视，足受血而能步，掌受血而能握，指受血而能摄。

肝血温升而化心火的过程中，肝藏魂、心藏神，神魂在上而开窍于眼睛。眼睛能够看到东西，就是因为阳气充足。形容人眼睛好可以说"炯炯有神"，这里的神就是阳神的意思。最后黄元御老师说了，阳气渐败，开窍于头上的眼睛就没有能量，所以眼睛就看不见东西。

《四圣心源·劳伤解·阴阳·阴脱》原文：凡人之清旦目盲者，是其阴气亡脱，定主死期不远。名为脱阴，而实以阳根之败。《素问》所谓目受血而能视者，亦是此理。后人不解经义，眼科书数千百部，悉以滋阴凉血，泻火伐阳，败其神明，以致眼病之家，逢医则盲。医理玄奥，非上智不解，乃以俗腐庸妄之徒，无知造孽，以祸生灵，可恨极矣！

这里再次强调，阴脱之人实际上是阳气自下面脱离。清旦的意思是清晨。在清晨的时候，天地之阳气生发，人的阳气也会同步生发，气往上走，如果人在这个时候都看不到东西，说明这个人的阳气已经非常虚弱了，这个人的生命也就很危险了。《素问悬解·病论·痹论三十三》原文："肝受血而能视，足受血而能步，掌受血而能握，指受血而能摄。"这里讲的也是人的眼睛因为阳气足，因为肝血中有足够的能量而能够看见东西，阳气是人看见东西的基础。我们在"天人解"的"精神化生"小节中说了，神魂是人之一气与外界打交道的能力，是一气的阳气能量所致。眼睛可以看到东西，是因为肝血中的阳气能量可以张开很多"触角"与外界万物打交道，而现在阴脱者，人之一气的阳根渐败，精血失藏，魂神不能发露，是以目盲。故又说"脱阴者，目盲"。总结起来就是阴脱的人，阳气自下而随着精血而脱，实为阳气脱亡也。

要点（163） 乌肝汤的理法：天魂汤之加减也。

《四圣心源·劳伤解·阴阳·阴脱》原文：乌肝汤：甘草二钱；人参三钱；茯苓三钱；干姜三钱；附子三钱，炮；首乌三钱，蒸；芍药三钱；桂枝三钱。煎大半杯，温服。

阴脱之人，阳虚至极也，故其治疗的基础方也是针对阳虚的天魂汤。乌肝汤是在天魂汤的基础上加减而成的，如下。首先是加首乌。阴脱之人，阳虚至极也，故其肝气必虚，肝气虚弱，不能生火，所以在天魂汤的基础上，增加了首乌养血荣筋、息风润燥。其次是将生附子改成炮制附子。阴脱之人，阳虚至极也，所以人之中气必虚，中虚之人，若用生附子，则可能因为生附子力量太大而受不了，故改成炮制的附子。接着是加芍药。芍药味酸，其关键作用是"敛营血"，肝气、营血本就不足，为了升阳，用了桂枝、附子，强行让一气运转起来，同时为了防止营血耗散，增加芍药以"复"营血，"复"的意思是营血因为升阳而消耗，需要"聚气化血"来恢复营血。

3.2.4 阳脱

要点（164） 阳脱之人，阳自上脱；阴脱之人，阳自下脱；皆为脱阳，命不久矣。

《四圣心源·劳伤解·阴阳·阳脱》原文：阴自左升，升于离位而化清阳，则又含阴精,是谓阴根。阴性清肃而降敛,阳气右降而不逆者,有此离阴以翕之也。其降敛之机,全在于胃,胃气不降,则神气飞腾而阳脱。

火气是阳气发散到极致的那部分气，而火气中包含了让人之一气周流到下一阶段而沉降的趋势，我们称之为"阴根"。如果火气沉降趋势不足，特别是中气中的胃气沉降趋势不足，则神气、火气在上飞腾而不能沉降，则阳气自上面脱离。阴脱者，精血自下而脱亡，阳根渐败，名为脱阴，而实以阳根之败，故不能生长木气；而阳脱之人，胃气不能降敛，则神气飞腾而阳脱。

阳脱就是神气在上飞腾而不能随着胃气降敛，故说阳自上脱；阴脱就是精血自下而脱亡，阳根渐败，故说阳自下脱。阴脱之人，阳虚至极也；阳脱之人，一气不能随着胃气降敛为标，其本亦是阳气亡脱而虚也。所以，阳脱则白日见鬼，阴脱则清旦目盲，此时人的生命都是非常危险了。

《四圣心源·劳伤解·阴阳·阳脱》原文：二十难曰：脱阳者，见鬼。仙为纯阳，鬼为纯阴，人居阴阳之半，仙鬼之交。阳脱则人将为鬼，同气相感，是以见之。凡人之白昼见鬼者，是其阳气亡脱，亦将续登鬼录矣。

《四圣心源·劳伤解·阴阳·阳脱》原文：阳脱则白日见鬼，阴脱则清旦目盲。阴阳既脱，无方可医。于其将脱之前，当见机而预防也。

阳气自上面脱离，说明人之一气不断发散、扩散出去，收敛不了。这个耗散过程超出了人平时一气的发散范围，则人有可能见到一些平时见不到的东西。《难经》说"脱阳者，见鬼"，鬼是什么，我暂时没有办法去阐述与理解，总之是人之一气扩散到一定程度而没有办法收敛导致的。有这样的例子，一个平常的人描述自己看到了一些已经死去的亲人，其实这时候这个人的一气已经扩散出去，要尽快救治。

上热之人，病久则阳神上脱；下寒之人，病久则阴精下脱。病是逐渐加重的，应该是可以预防的。可以综合考虑天魂汤、地魄汤、乌肝汤、兔髓汤综合处方，慢慢调养身体，身体病未深入之前，见机预防。如果已经发展到遗精不止而清旦目盲，神魂不守而宣称自己白日见鬼，这时候就说明阴脱、阳脱已经非常厉害了，很难救治了。

要点（165） 兔髓汤的理法：出于地魄汤，不同于地魄汤。

《四圣心源·劳伤解·阴阳·阳脱》原文：兔髓汤：甘草二钱；人参三钱；五味一钱；半夏三钱；龙骨二钱，煅，研；牡蛎三钱，煅，研；元参三钱；附子三钱。煎大半杯，温服。

阳脱之人阳自上脱，与阴虚之人的表象在很大程度上类似，但是因为此时人之一气的情况不一样，则处理要有较大的调整。阴虚之人，本身一气还很充足，只是胃气不降，所以表现出上热的情况；而阳脱之人，中气虚弱，阳气因为散发较久而不足。下面以这两个一气上的差别为切入点，我们来看看治阴虚的地魄汤与治阳脱的兔髓汤之间的差别。

不同点一：阴虚者用麦冬、芍药双清君相之火，阳脱之人不用。地魄汤中麦冬、芍药，双清君相之火，缘于阴虚之人中气还足，故可以清上热；而阳脱之人，中气已经非常虚了，不能再使用任何清凉之剂，这时候应该用人参大补中气，并敛气化水，以聚阴精。所以兔髓汤删除了地魄汤中的麦冬、芍药，增加了人参。

不同点二：阳脱之人，肾水下寒，故加附子以温肾水。阴虚的人，中气还足，阳气还在；阳脱之人，阳气已经非常虚弱，肾水下寒。所以兔髓汤单独增加了附子以温水寒，以鼓阳气。

不同点三：阳脱之人，加龙骨以保摄精神。阳脱之人，应该进一步加强对精神的固敛能力，所以兔髓汤在地魄汤牡蛎的基础上，增加了龙骨以保摄精神，收敛阳气。

在这三个不同点之外，二者是相同的，如都用甘草补中气，半夏、五味子降摄肺胃之逆，元参清金而益水。

从兔髓汤与地魄汤的比较过程中，我们再次温习了两个基本的原则：医家之药，首在中气，在处方用药的过程中，要时刻关注人之一气的情况，并依据情况对药方中的药物进行加减。地魄汤是针对确实阴虚，而且没有中气虚的人设定的。这样的人实际是非常难碰到的。所以黄师反复说：病于阴虚者，千百之一，病于阳虚者，尽人皆是也。

3.3　精神

要点（166）　阳神飞荡，故生惊悸，阴精驰走，故病遗泄。

《四圣心源·劳伤解·精神》原文：神胎于魂而发于心，而实根于坎阳；精孕于魄而藏于肾，而实根于离阴。阴根上抱，是以神发而不飞扬；阳根下蛰，是以精藏而不驰走。阳神发达，恃木火之生长，而究赖太阴之升；阴精闭蛰，资金水之收藏，而终籍阳明之降。太阴阳明，所以降金水以吸阳神，升木火以嘘阴精者也。

心藏神，神是藏在心火中的，但是心火中的气，实际上还是源自于水中的能量，且些股能量经过水生木、木生火的过程中而不断成长，所以说"神胎于魂而发于心，而实根于坎阳"。肾藏精，精是藏在肾水中的，但是肾水中的能量，实际上也是源自于心火中的能量，这股能量经过金收水藏的过程而收藏下来，所以说"精孕于魄而藏于肾，而实根于离阴"。

阴根是火气中的沉降趋势，火气中有这个收敛下降的趋势，就不会一直漂浮在上；阳根是水气中蛰藏的相火能量，水气中有能量，则可以生发木火之气，所以叫作"精藏而不驰走"。

《四圣心源·劳伤解·精神》原文：阳明不降，则火金浮升，而神飘于上；太阴不升，则水木沉陷，而精遗于下。盖阳中有阴，则神清而善发；阴中有阳，则精温而能藏。脾陷则精不交神，胃逆则神不交精。阳神飞荡，故生惊悸，阴精驰走，故病遗泄。

《四圣心源·劳伤解·精神》原文：阴升阳降，权在中气。中气衰败，升降失职，金水废其收藏，木火郁其生长，此精神所以分离而病作也。培养中气，降肺胃以助金水之收藏，升肝脾以益木火之生长，则精秘而神安矣。

太阴指的是己土足太阴脾，阳明指的是戊土足阳明胃。戊土胃气（阳明）是降金气与水气、让阳气自火气收敛到水气的驱动力；己土脾气（太阴）是升木气与火气、让阴气自水气生发到火气的驱动力。戊土胃气不降则火气与金气浮升，神气就飘荡在上面；己土脾气不升则木火不能生长，所以精气就遗泄在下。治疗方向：首先要培养中气，然后降肺胃以助金水之收藏，升肝脾以益木火之生长。这样则精气可以秘藏在水里，神气可以不发散而安宁。

3.3.1 神惊

要点（167） 惊悸是胆胃不降，阴虚是肺胃不降，细微差别有很大不同。

《四圣心源·劳伤解·精神·神惊》原文：神发于心而交于肾，则神清而不摇。神不交精，是生惊悸，其原由于胆胃之不降。

按照一气周流的大分类，人生病就是气不能上升或气不能沉降。其实病是一气，也是六气，还是十二经，所以更要注意其中细微的差别。我们来看阴虚与神惊的差别：阴虚是肺胃不降，神惊是胆胃不降。

阴虚的人是肺胃不降，他的肾水并不是寒的。黄元御老师在"阴虚"小节中没有说甲木胆之不降，所以应该认为甲木是降的，而此时人之一气充足、相火也基本上可以蛰藏在水里，唯一不妥的仅仅就是上热而肺胃不降。总结起来就是，阴虚是阳盛而上热。此时需要用麦冬、芍药双清君相之火，半夏、五味子降摄肺胃之逆，元参清金补水，牡蛎敛精藏神。实际上黄师反复强调"病于阴虚者，千百之一，病于阳虚者，尽人皆是也"，就是火旺者少，而火衰者多也。

惊悸的人是胆胃不降，他的相火不能蛰藏在水中，而肾水下寒。平人相火随甲木（少阳胆）下蛰到肾水中，若胆胃不降，则相火不能顺利蛰藏到肾水中，则下一轮就不能顺利生长木火，故下一轮的相火则衰了。《四圣心源·六气解·少阳相火》原文："内伤惊悸之证，皆相火之衰也。"之所以出现相火衰，是因为甲木逆而相火不藏也。所以惊悸者，属于阴盛阳衰之病，与阴虚之君相二火足而上热是完全不同的。所以，惊悸者，以扶阳为主，辅以降胃与敛精藏神的龙骨、牡蛎。

要点（168） 脾胃湿寒、惊悸、奔豚，是病逐渐加重的过程。

《四圣心源·劳伤解·精神·神惊》原文：乙木上行，而生君火，甲木下行，而化相火。升则为君而降则为相，虽异体而殊名，实一本而同原也。相火之降，赖乎胃土，胃气右转，阳随土蛰，相火下根，是以胆壮而神谧。相火即君火之佐，相火下秘，则君火根深而不飞动，是以心定而神安。

乙木肝气主升，甲木胆气主降，相火随着肝气上升而化君火，君火随着甲木沉降而化相火，相火能量顺利蛰藏在水里，则人的心神安定而宁静。

《四圣心源·劳伤解·精神·神惊》原文：胃土不降，相火失根，虚浮惊怯，神宇不宁。缘君相同气，臣败而君危，故魂摇而神荡也。阳神秘藏，则甘寝而善记，阳泄而不藏，故善忘而不寐也。

胃气不降，相火就不能蛰藏在水里，下寒则木火生长失去基础，所以神魂就不够清虚灵妙，所以人就在该睡觉的时候睡不着，记东西也记不住，这些都是神惊的"象"。

《四圣心源·劳伤解·精神·神惊》原文：胃土之不降，由于脾土之湿。足阳明化气于燥金，性清降而收敛，金收而水藏之，故阳蛰于坎府。湿则胃土上郁，收令不行，故火泄而阳飞也。

胃气不降的原因是脾土的湿气太重。首先是脾胃湿寒，导致胃气不降，从而导致甲木也不降，相火不能蛰藏在水里，最后就导致了惊悸的情况。我们看后面也说了"大凡脾肾寒湿，无不有惊悸之证"。

《四圣心源·劳伤解·精神·神惊》原文：火炎于上，肾水沉寒，阴凝气结，久而弥坚，历年增长，状如怀子，是谓奔豚。奔豚者，肾肝之阴气聚而不散者也。水寒木枯，郁而生风，摇撼不已，则心下悸动。悸见脐下，则根本振摇，奔豚发矣。奔豚上腾，侮土陵心，发作欲死，最为剧证。数年之后，渐而火败土崩，则人死矣。

脾胃湿寒导致相火不能蛰藏到水里，则肾水寒，寒则将逐渐凝结。如果这些凝结逐渐增长，少腹部就会慢慢形成硬块，跟怀小孩一样。奔豚就是神气与肝气寒凝而结成形导致的。奔豚形成之后，一旦木气抑郁而生风，则心下就有惊悸的情况，如果惊悸引起奔豚发作，则气往上冲，胸腹部剧痛。这是一个非常严重的病。如果这样的发作多来几次而得不到合理的治疗，则不仅仅肾水寒冷，人之一气的能量也将耗散光，人就离死不远了。这就是脾胃寒发展到惊悸，然后又发展到奔豚的过程。

《四圣心源·劳伤解·精神·神惊》原文：大凡脾肾寒湿，无不有惊悸之证，惊悸不愈，必生奔豚积块。此皆中气亏损，阴盛阳虚之病也。庸工不解，以为心血不足，乃以归脾、补心之方，清凉滋润，助阴伐阳，百不一生，最可伤也。

脾肾湿寒、惊悸、奔豚都是阴盛阳虚之病，只是病情轻重程度不同。此时处方不可"清凉滋润，助阴伐阳"，否则"百不一生"。

《四圣心源·劳伤解·精神·神惊》原文：少阳相火，其性甚烈，而惊悸之家，则阳败而火熄，非少阳之旺也。其相火极旺，如小建中、炙甘草两证，乃少阳伤寒将传阳明，故以芍药、生地，泻胆胃之燥热，内伤中此证颇少也。

当然在伤寒外感病的情况下，如果病人的阳气偏盛而病将由少阳传入阳明，例如，小建中汤证、炙甘草汤证两证，都是相火极旺的情况，所以在小建中汤与炙甘草汤中就需要芍药、生地来泻胆胃的燥热。内伤之人，久病则火衰，惊悸之人必阳败而火熄。

《四圣心源·劳伤解·精神·神惊》原文：若病重年深，奔豚凝结，少腹气块，坚硬澌寒，此阴邪已盛，缓用附子。当燥土去湿，调其脾胃，后以温燥之药，熬膏贴之。详具奔豚证中。

上面描述惊悸者，下寒则加附子。黄师在这里再次强调，奔豚已经凝结成形的，缓用附子。可以参考附子药解中的说明，也可以参考《四圣心源·杂病解中·奔豚根原》。

要点（169）　金鼎汤的理法：扶阳为主，摄精神，降胃气。

《四圣心源·劳伤解·精神·神惊》原文：金鼎汤：甘草二钱，茯苓三钱，半夏三钱，桂枝三钱，芍药三钱，龙骨二钱，牡蛎三钱。煎大半杯，温服。

《四圣心源·劳伤解·精神·神惊》原文：惊悸之证，土湿胃逆，相火不藏，应用茯苓去湿，半夏降胃，桂枝达肝，芍药敛胆，龙骨、牡蛎，藏精聚神，以蛰阳根。阳降根深，则魂谧神安，惊悸不作矣。其上热者，倍芍药以清胆火；下寒者，加附子以温肾水。

既然惊悸是阴盛阳虚之证，则处方应以扶阳为主。甘草、茯苓，泻水补土；龙骨、牡蛎，敛精藏神；半夏降胃气；桂枝达木扶阳；芍药在桂枝达木的时候，起到"敛营血"的作用。芍药与桂枝的配合，在很多地方都可以看到，特别是仲景先师的第一方"桂枝汤"中，要关注这一对好伙伴的用法。

有关金鼎汤药方加减的第一个思考是芍药。黄师在上面说了"其上热者，倍芍药以清胆火"，这是加的一个方面。那是不是有减的可能呢？《伤寒悬解·少阴经全篇·真武汤证十八》原文："若下利者，去芍药，加干姜二两；缘脾阳之败，去芍药之泻脾，加干姜以温中。"在这里，我的体会是也应该可以在脾胃不好的时候，去芍药，加干姜。加减的第二个思考是附子。下寒者，加附子以温肾水。

金鼎汤与天魂汤的总体方向都是扶阳。如果金鼎汤加了附子，去了芍药而加干姜，则成了甘草、茯苓、干姜、附子、桂枝、半夏、龙骨、牡蛎。看起来就是天魂汤（甘草，茯苓，干姜，附子，桂枝，人参）去人参加半夏、龙骨、牡蛎。天魂汤是针对阳虚之人的，所以金鼎汤的主体方向也是扶阳，再加半夏以降胃，加龙骨、牡蛎以敛精藏神。

3.3.2　精遗

要点（170）　精不交神，乃病遗泄，其原由于壬水之失藏、肝脾之不升。

《四圣心源·劳伤解·精神·精遗》原文：精藏于肾而交于心，则精温而不走。精不交神，乃病遗泄，其原由于肝脾之不升。

精藏于肾，按照一气周流的顺序，其下一步就是往上走，即肾水升而化心火，所以说"精藏于肾而交于心"。因为肾水升而化心火，火气能量下一阶段就是按照金收水藏而藏于肾水中，所以说"精温而不走"，肾水是温暖的，精气不会遗泄出去，即不会"走"出去。如果神气中的精不能生发木火，就会自下面而遗漏，按照"土枢四象，一气周流"的原理，土气是一气转动的动力来源，肾水不能生发木火，主要责之于己土脾气的不升。我们上面分析说：阳脱之人，阳自上脱；阴脱之人，阳自下脱；皆为脱阳，命不久矣。神惊与精遗两种病证的关系，与阴脱、阳脱两者的关系有点类似。精遗与神惊一样，也是阴盛阳衰之病。中气不运、阳气不足，神气自上发扬而走则为神惊，精血自下流泻而走则为精遗。所以精遗治法也是以扶阳为主。

《四圣心源·劳伤解·精神·精遗》原文：丙火下行而化壬水，癸水上行而化丁火。壬水主藏，阳归地下者，壬水之蛰藏也。壬水非寒则不藏，阴阳之性，热则发扬而寒则凝闭，自然之理。壬水蛰藏，阳秘于内，则癸水温暖。温气左升，是生乙木。升而不已，积温成热，是谓丁火。水之生木而化火者，以其温也。木火生长，阳气发达，阴精和煦，故不陷流。

少阴君火是足少阴肾水上升而化手少阴心火，太阳寒水是手太阳小肠之火下降而化足太阳膀胱之水。能量若随着足太阳膀胱壬水蛰藏下来，则足少阴肾水就温暖，就可以生发木气，长养火气，这实际上还是在说如果人之一气周流顺畅，一气能量可以顺利蛰藏在水里，则水中阴精和煦，"煦"的含义就是温暖、暖和，这样就不会有遗精的病。

《四圣心源·劳伤解·精神·精遗》原文：壬水失藏，则阳泄而肾寒。水寒不能生木，木气下郁，则生疏泄。木以疏泄为性，愈郁则愈欲泄，以其生意不遂，时欲发舒之故也。遇夜半阳生，木郁欲动，则梦交接。木能疏泄而水不蛰藏，是以流溢不止也。甚有木郁而生下热，宗筋常举，精液时流。庸工以为相火之旺，用知母、黄柏泻之，是益其癸水之寒，而增其乙木之陷也。

木气的本性是需要生发的，如果水寒不能生发木气，就会产生疏泄。这个我们在"六气解"的"厥阴风木"中阐述过，就类似于原来水在水管中顺畅流动着，突然不能流动了，则水有可能将水管撑破而爆发。精气本来应该上升而化心火，若不能上升则可能会从其他渠道疏泄出来。

半夜天地一气之阳气生发的时候，人之一气也开始准备生发，人之木气希望生发起来，就会出现梦交之类的场景，但是因为水寒而不能生发起来，则会产生疏泄的状态，木气抑郁得厉害的男性，会出现阳根一直举着，精液经常流出来的情况。这个时候，其本质是水寒，但是很多医生认为这是相火太旺盛，用知母、黄柏之类的药物去泻热，结果导致水更加寒，木气更加不能生发。这是"益其癸水之寒，而增乙木之陷也"，也就是典型的治标不治本。

《四圣心源·劳伤解·精神·精遗》原文：乙木之升，权在己土。木生于水而实长于土，土运则木达。以脾阳升布，寒去温回，冰泮春生，百卉荣华故也。盖戊土西降，则化辛金，北行则化癸水；己土东升，则化乙木，南行则化丁火。金水之收藏，实胃阴之右转；木火之生长，即脾阳之左旋也。土湿阳衰，生气不达，是以木陷而不升。

《四圣心源·劳伤解·精神·精遗》原文：人知壬水之失藏，而不知乙木之不生，知乙木之不生，而不知己土之弗运，乃以清凉固涩之品，败其脾阳而遏其生气，病随药增，愈难挽矣。

肝随脾升，中土湿气重阳气衰，是木气抑郁在下不能生发的最主要原因。所以在治疗水寒的时候要注意土木兼医。黄师治疗法则之一即：治水必土木兼医。如果用清凉固涩的药物治疗遗精，就会导致脾土中的阳气进一步败坏，人之一气的生发之性被进一步抑制，这样就会出现随着药物使用越多而病越来越严重的情况。如果治疗方向完全错误，病就没有治好的希望，人的生命也就有危险了。

要点（171） 玉池汤的理法：总以扶阳为主。

《四圣心源·劳伤解·精神·精遗》原文：玉池汤：甘草二钱；茯苓三钱；桂枝三钱；芍药三钱；龙骨二钱；牡蛎三钱；附子三钱；砂仁一钱，炒，研，去皮。煎大半杯，温服。

《四圣心源·劳伤解·精神·精遗》原文：遗精之证，肾寒脾湿，木郁风动。甘草、茯苓，培土泻湿，桂枝、芍药，疏木清风，附子、砂仁，暖水行郁，龙骨、牡蛎，藏精敛神。水土暖燥，木气升达，风静郁消，遗泄自止。

《四圣心源·劳伤解·精神·精遗》原文：其湿旺木郁而生下热，倍茯苓、白芍，加泽泻、丹皮，泻脾湿而清肝热，不可谬用清凉滋润，败其脾肾之阳。盖肾精遗失，泄其阳根，久而温气亡脱，水愈寒而土愈湿。火土双亏，中气必败。未有失精之家，阴虚而生燥热者。其木郁下热，脾阳未亏，清其肝火，不至为害。若脾阳已亏，误用清润，则土败而人亡矣。仲景《金匮》亡血失精之意，后人一丝不解也。

精遗即遗精，其病机为：肾水寒，脾土湿，木气抑郁导致疏泄发生。所以治法就是用甘草补中气，茯苓祛除土气中的湿气，桂枝疏通木气，芍药柔润木气疏泄导致的枯燥，龙骨、牡蛎收敛心火神气与敛藏肾水精气，附子温暖肾水，砂仁调和中气。

湿气太旺而导致木郁的时候，药方的加减：用双倍的茯苓、芍药，加泽泻、丹皮，泻脾湿而清肝热。五行生克中，水生木，所以肾精升而化肝血，肝血与肾精是一样的，都是人之一气的能量源头。遗精的人，本来就是阴盛阳衰，不会出现阴虚而生燥热的情况，不可盲目清热。如果有木郁导致下热，在脾阳还没有亏败的时候，还可以清肝火，这时候害处还不大，而如果脾阳已经亏败，若再使用清润的药物，则土气更加湿、更加亏败，人就危险了。

要点（172）　比较天魂汤、乌肝汤、玉池汤这三个扶阳的药方。

首先来看天魂汤与玉池汤的比较。天魂汤组成是：人参、甘草、茯苓、干姜、桂枝、附子。玉池汤以扶阳为主，以天魂汤为基础，增加了芍药、砂仁、龙骨、牡蛎，去掉了人参和干姜。增加龙骨、牡蛎比较好理解，因为涉及精神相关的症状，所以用这两味药敛精藏神。加芍药可以理解为，用桂枝、附子让人之一气快速动起来的时候，需要增加芍药的收敛力量，应用其"收敛一气化为血"的能力。有关这个能力的说明可以在桂枝汤的药解中去理解。这里需要特别介绍砂仁的作用：和中行郁。非常多的疾病病机都是中气不旺、枢轴不转、脾陷胃逆，例如水胀肿满、痰饮咳嗽、噎膈泄利、霍乱转筋、胎坠肛脱、谷宿水停、泄秽吞酸等。中气运转不畅，说明中气也已经虚了，这时候如果泻人之一气则增加了中气的虚，如果补人之一气则增加了中气的壅塞；如果清热则增加下面的寒，如果用温热的药物则增加上面的热。如何处理呢？这个时候，应该加一些和中之药物，使得中气轮旋恢复，然后加入升肝脾、降肺胃的药物，以达到目的。这样的和中气之药，砂仁算是上品，其冲和条达，不伤正气，乃调理脾胃之上品也。可以参考砂仁的药解，比较一下和中、建中、温中的差别。干姜的作用是燥湿温中、强力运转中焦，若方中已经有了砂仁和中、茯苓祛湿，则可以去掉干姜，保证药方精简。人参的作用是大补中气、敛气沉降而化津液，这两个能力可以由甘草与芍药配合完成。所以我认为玉池汤可以去掉天魂汤中的人参、干姜。

接下来我们比较一下治疗阳气下脱的乌肝汤与治疗阴脱的玉池汤。乌肝汤：甘草二钱；人参三钱；茯苓三钱；干姜三钱；附子三钱，炮；首乌三钱，蒸；芍药三钱；桂枝三钱。玉池汤：甘草二钱；茯苓三钱；桂枝三钱；芍药三钱；龙骨二钱；牡蛎三钱；附子三钱；砂仁一钱，炒，研，去皮。其中芍药、桂枝、甘草、茯苓是两方同有的药物。阴脱相比遗精而言，中气更加虚，病更加重，是阳气即将脱亡、人离死不远的状态。遗精的人还有点精气，还有精可遗。所以治疗的时候，按照"医家之药，首在中气"的原则，药方的偏性要在人之一气可以接受的范围，乌肝汤相比玉池汤就更加柔和一些。首先乌肝汤增加了人参、干姜，大补中气，而且还增加了首乌补充肝血，附子炮制后力量弱一点，以补人之一气为主。遗精之人的一气相比阴脱的人要好一点，还有一点精气，所以只要在公共药物（芍药、桂枝、甘草、附子）之外，增加砂仁、龙骨、牡蛎即可，龙骨与牡蛎注重敛精藏神，砂仁注重运转中气，而在补充中气方面比人参、干姜弱一点。乌肝汤偏向于补，玉池汤偏向于收敛、运转。乌肝汤主要是补充肝气，使肝气上升；玉池汤相当于一个池塘，将精华之气收集起来。

3.4 气血

要点（173）　气上逆，血下陷，乃气血致病之原也。

《四圣心源·劳伤解·气血》原文：气统于肺，血藏于肝，而总化于中气。胃阳右转而化气，气降则精生，阴化于阳也；脾阴左旋而生血，血升则神化，阳生于阴也。精未结而魄先凝，故魄舍于肺，气魄者，肾精之始基也；神未发而魂先见，故魂舍于肝，血魂者，心神之初气也。气，阳也，而含阴魄，是以清凉而降敛；血，阴也，而吐阳魂，是以温暖而升发。及其魂升而神化，则又降而为气，魄降而精生，则又升而为血。盖精血温升，则蒸腾而化神气，神气

159

清降，则洒陈而化精血。精血神气，实一物也，悉由于中气之变化耳。

脾土左升，阴升而化阳，胃土右转，阳降而化阴。精神是一气的变化，气血也是一气的变化，精血神气，实一物也。

《四圣心源·劳伤解·气血》原文：火金上热，则神气飞扬而不守；水木下寒，则精血泄溢而莫藏。故补养神气，则宜清凉，而滋益精血，则宜温暖。气秉辛金清凉之性，清则调畅，热则郁蒸，畅则冲虚，郁则滞塞，滞塞而不降，故病上逆。血秉乙木温暖之性，温则流行，寒则凝瘀，行则鲜明，瘀则腐败，腐败而不升，故病下陷。

火气与金气不降，则各种气郁在上，气窒塞在上，则人病气上逆，气停留在上；水气与木气不能生发向上，则各种血凝滞在下，就会发生腐烂、腐败，血腐败而不生发，则人病气下陷，气沉陷在下。

《四圣心源·劳伤解·气血》原文：气滞之家，胸膈胀满，痰嗽喘逆，半缘上中之虚热；血瘀之人，紫黑成块，杯碗倾泄，多因中下之虚寒。下寒则肺气之降于肝部者，亦遂陷泄而不升；上热则肝血之升于肺家者，亦遂逆流而不降。此气血致病之原也。

气滞留在上的人，胸膈胀满，痰嗽喘逆，则很可能一半原因是中上的虚热，还有另一半原因则很可能是中下的虚寒。血瘀堵在下面的人，血色紫黑，吐泻之人，血液流失严重，两者病机大多是中下的虚寒。人之一气的能量很难得到而很容易失去，周流的要点是相火能量随着金收水藏而蛰藏在水里，这样下一周期的周流才有基础。气上逆而滞留在上的，有中上之虚热，也有中下之虚寒；血之下陷而瘀滞于下的，则纯粹是中下的虚寒。这就是气血致病的总体原因。"下寒则肺气之降于肝部者，亦遂陷泄而不升"，说的是肺气下降到肾水中，本来下一步应该上升到肝的，但是因为下寒，所以升不上去。"上热则肝血之升于肺家者，亦遂逆流而不降"，说的是肝血上升到心火之后，本来下一步应该下降到肺部的，但是因为有上热，所以降不下去。

3.4.1 气滞

要点（174）　气滞之家，肺气虚而逆升者也，其原总在胃土之不降。

《四圣心源·劳伤解·气血·气滞》原文：肺主藏气，凡脏腑经络之气，皆肺家之所播宣也。气以清降为性，以心火右转，则化肺气，肺气方化，而已胎阴魄，故其性清肃而降敛。实则顺降，虚则逆升，降则冲虚，升则窒塞。

肺藏气，气以清降为顺，肺气能量足则顺降，肺气虚则逆升。肺气实的含义就是肺气的沉降能力足，肺气虚则说明肺气所代表的沉降趋势不足，所以气上逆而窒塞。

《四圣心源·劳伤解·气血·气滞》原文：君相之火，下根癸水，肺气敛之也。肺气上逆，收令不行，君相升泄，而刑辛金，则生上热。凡痞闷嗳喘、吐衄痰嗽之证，皆缘肺气不降。而肺气不降之原，则在于胃，胃土逆升，浊气填塞，故肺无下降之路。

肺气逆升则各种痞闷嗳喘、吐衄痰嗽的症状就出现了。这里要清楚，阴虚与气滞类似但是又不同。类似是因为阴虚与气滞都有肺胃之不降的原因。不同是因为，阴虚是"胃土不降，金水失收藏之政，君相二火泄露而升炎，心液消耗，则上热而病阴虚"，其重点是君相二火升炎而消耗心液；气滞是"肺气不降之原，则在于胃，胃土逆升，浊气填塞，故肺无下降之路"，其特点是气欲降而不能，重点在肺无下降之路。

要点（175）　下气汤的理法：打通气下行的道路。

《四圣心源·劳伤解·气血·气滞》原文：肺胃不降，君相升炎，火不根水，必生下寒。气滞之证，其上宜凉，其下宜暖，凉则金收，暖则水藏。清肺热而降胃逆，固是定法，但不可以寒凉之剂，泻阳根而败胃气。盖胃逆之由，全因土湿，土湿则中气不运，是以阳明不降。但用清润之药，滋中湿而益下寒，则肺胃愈逆，上热弥增，无有愈期也。

阴虚的治法重点在于清上热、补心液的同时，降肺胃助收藏。气滞的治法还是以清肺热而降胃逆为主，但是不可以用寒凉的药物泄阳根。气滞的治法重点在于打通下降的通道使得肺胃得以下降。如果用了太多清润寒凉的药物，则会滋长中土的湿气，而使下寒更加严重，中气水气寒则肺胃之气上逆得更加厉害，上热就更加严重，如此则气滞没有治好的希望了。

《四圣心源·劳伤解·气血·气滞》原文：下气汤：甘草二钱；半夏三钱；五味一钱；茯苓三钱；杏仁三钱，炮去皮尖；贝母二钱，去心；芍药二钱；橘皮二钱。煎大半杯，温服。治滞在胸膈右肋者。

将阴虚的地魄汤与气滞的下气汤比较来看，两个方子都由甘草、半夏、五味子三种药物作为基础根据，以培养中气，降肺胃之气。下气汤重点是用橘皮、杏仁理气下行，茯苓燥土以辅助中气轮旋而理气下行，贝母与芍药稍微清一下因气滞于上而引起的上热。下气汤的主要目的是打通下行通道，让气下行。气不能下行的判断标准是胸膈右肋郁满。地魄汤重点在于用麦冬、芍药双清君相二火，用元参清金益水，牡蛎敛神藏精。地魄汤的主要目的在于清上热，敛神藏精，此方证中气的下行通道是没有问题的。

要点（176）　麻瑞亭老师的下气汤理法：升降兼顾的主方，随证加减。

讲到气滞的下气汤，就一定要思考一下黄元御老师的第五代传人麻瑞亭老师的下气汤。他将《四圣心源》的下气汤去五味子、贝母，加首乌、丹皮，从而化裁为：云茯苓，粉甘草，炒杭芍，粉丹皮，制首乌，广橘红，炒杏仁，法半夏。这样，原来清降肺胃的原方就变成了既能右降肺胃，也能左升肝脾的升清降浊的药方。这个主方分三部分：第一部分是茯苓、甘草，其中甘草单纯地补中气，茯苓则祛除中土的湿气；第二部分是半夏、陈皮、杏仁，其中半夏降胃气，陈皮、杏仁入肺经，清理肺气，化痰降逆，这部分主要是让一气沉降的药物；第三部分是芍药、丹皮、首乌，其中丹皮疏通肝气，首乌补充肝血，芍药清肝木的枯燥，这部分主要是让一气生发、入肝的药物。麻瑞亭老师的下气汤加减基本方的要点在于握中央而驭四旁，复升降而交水火。药虽平淡无奇，然而兼顾了中气、左升与右降，所以可以用来作为治疗内伤杂病的基础方，非常有效。以基础方为"舟"，为船，搭载治疗各种具体病证的药物，就可以治疗各种内伤杂病了。我们可以将麻瑞亭老师的下气汤的基本方认为是一种基础建设设施，是一种基础的后勤供应，维护人之一气的基础周流；将治疗具体病证的药物看作是抵御外来敌人的专属部队。这就是我理解的麻瑞亭老师的下气汤理法。

3.4.2 气积

要点（177）　肝气积聚，则滞结于脐腹，达郁汤以清通木气运行通道为主。

《四圣心源·劳伤解·气血·气积》原文：肺藏气而性收敛，气病则积聚而不散，而肝气之积聚，较多于肺。肺气积聚，则痞塞于心胸；肝气积聚，则滞结于脐腹。

《四圣心源·劳伤解·气血·气积》原文：盖气在上焦则宜降，而既降于下，则又宜升。升者，肝之所司，以肝木主升，生气旺则气升，生气不足，故气陷而下郁也。而肝气之下郁，总由太阴之弱。以气秉金令，但能降而不能升，降而不至于下陷者，恃肝木之善达，肝木之善达者，脾土之左旋也。

气滞而不下者，肺胃之不降也；气积而不升者，肝脾之不升也。气滞而不降，则痞塞于心胸；气积而不升，则滞结于脐腹。正如阴虚与气滞的对比一样，我们这里也对比一下阳虚与气积。阳虚与气积都缘于肝脾之不升也。"脾土不升，木火失生长之政，一阳沦陷，肾气渐亡，则下寒而病阳虚"，肾气渐亡，无力生长木火是阳虚主因。"肝气积聚，则滞结于脐腹"，说明肝气还不是非常虚，其气积聚者，主因是气上升时遇到阻碍。

《四圣心源·劳伤解·气血·气积》原文：气盛于肺胃，而虚于肝脾，故肺气可泻，而肝气不可泻。气积于胸膈右胁，宜泻肺胃以降之；气积于脐腹左胁，宜补肝脾以升之。此化积调气之法也。

《四圣心源·劳伤解·气血·气积》原文：达郁汤：桂枝三钱；鳖甲三钱，醋炙焦，研；甘草二钱；茯苓三钱；干姜三钱；砂仁一钱。煎大半杯，温服。治积在脐腹左胁者。

阳虚的治法是燥土暖水达木，气积的治法是在阳虚的基础上清除上升通道的障碍。现在对此学习一下治阳虚的天魂汤与治气积的达郁汤。天魂汤（甘草二钱，桂枝三钱，茯苓三钱，干姜三钱，人参三钱，附子三钱）实际上是黄芽汤（人参、甘草、茯苓、干姜）增加附子暖水、桂枝达木而成。然后我们看达郁汤，首先在天魂汤的基础上增加了鳖甲以打通道路，鳖甲入足厥阴肝经、足少阳胆经，破癥瘕而消凝瘀，是属于打通肝脾之气上升通道的药物。其次增加了砂仁以运转中焦。黄师在《玉楸药解》中对砂仁的描述是："和中之品，莫妙如砂仁，冲和条达，不伤正气，调理脾胃之上品也。"说明在补肝脾以升一气的时候，加一点砂仁，可以确保一气对所补一气的吸收。最后还有一个差别是达郁汤去掉了人参与附子。说明达郁汤治疗的重点，不是一气的不足与水寒的情况，更多是上升通道有障碍的情况，所以就不需要人参与附子了。这就是黄师用药少而精的精妙之处。

要点（178）　气滞与气积，皆中气虚败之病也，宜半补半行之。

《四圣心源·劳伤解·气血·气积》原文：肺胃积气，在胸膈右肋，肝脾积气，在脐腹左胁，皆中气虚败之病也。补之则愈闷，破之则愈结。盖其本益虚，其标益实，破之其本更虚，补之其标更实，是以俱不能效。善治者，肺胃之积，泻多而补少，肝脾之积，补多而泻少。半补而半行之，补不至于壅闭，行不至于削伐，正气渐旺，则积聚消磨矣。

《四圣心源·六气解·六气偏见》原文：究之一气之偏盛，亦缘于虚。

气滞于上，感觉气痞闷、胀满于心胸，好像肺气很充足的样子；气积于下，感觉肝气乱撞，积聚于下，感觉肝气很充足的样子，但是其实两者都是一气虚的表现。此即《四圣心源·六气解》所谓："究之一气之偏盛，亦缘于虚。"气滞与气积都是一气运转的通道有障碍，必须破除这些障碍。但是要破除障碍，则会损耗一气，而一气本虚，损耗后会更虚；同理，要补一气之虚，则会增加拥堵的一气总量，而人一气郁住的情况会更加严重。解决方案是要半补而半行，补不至于壅闭，行不至于削伐，待正气渐旺，则积聚消磨矣。善治者，肺胃之积，泻多而补少；肝脾之积，补多而泻少。欲半补与半行，当用和中之品，而和中之品，黄师推荐砂仁。玉池汤与达郁汤，都是在一气很虚而不受补的情况下，加入砂仁，使补中与和中同时进行，如此则一气周流恢复较快。

医家为利益、名声所累，必然选择快速消除症状的捷径。现在的病人，也大都痴信于这样的医生。有的时候，病人已经很虚，并不适合使用那些快速消除症状的方法，但是医家为了寻求快速效果而选用它。至于"快速手段"导致的一气更虚的情况，一般的病人并不会认为是医疗方法的问题，会认为治病本来就会这样。自学中医，调养家人，可在一定程度上避免不当的医疗手段对身体造成的二次伤害。我们作为有能力学习中医的人，自学了中医，则可以调养家人身体。最了解我们家人身体状况的就是我们自己，我们日常的相处就是检测家人身体状况的良好手段，在家人身体异常的时候，可以给予合适的处理。

3.4.3 血瘀

要点（179） 肝气积聚而气积则病尚浅，肝血凝瘀而血瘀则病更重。

《四圣心源·劳伤解·气血·血瘀》原文：肝主藏血，凡脏腑经络之血，皆肝家之所灌注也。血以温升为性，缘肾水左旋，则生肝血，肝血方生，而已抱阳魂，故其性温和而升散。实则直升，虚则遏陷，升则流畅，陷则凝瘀。

《四圣心源·天人解·卫气运行》原文：营行脉中，卫行脉外，相附而行。

肝血是温暖而生发的，如果顺畅生发上去了则没有问题，如果没有顺畅生发而沉陷在下面，就出现血瘀了。

营卫都是一气，都是在按照"土枢四象，一气周流"的规律运行着。在运行过程中，营气运行在经脉中，卫气运行在经脉之外，且都是顺着经脉运行的。例如，肝属木，肝气与肝血是肝气的进一步细分。若病在肝气，则病浅在外；若病在肝血，则病深在内。气积与血瘀都缘于肝脾下陷，但是下陷的程度不一样：气积在气的层次，血瘀在血的层次。肝气沉陷在下面，久了就影响到肝血了，气积会慢慢导致血瘀，而血瘀则一定有气积。

《四圣心源·劳伤解·气血·血瘀》原文：盖血中温气，化火之本，而温气之原，则根于坎中之阳。坎阳虚亏，不能生发乙木，温气衰损，故木陷而血瘀。久而失其华鲜，是以红变而紫，紫变而黑。木主五色，凡肌肤枯槁，目眦青黑者，皆是肝血之瘀。而肝血不升之原，则在于脾，脾土滞陷，生气遏抑，故肝无上达之路。

相火如果不能蛰藏在水中，则水中之阳根虚亏，这就是"坎阳虚亏"的含义。相火不能蛰藏在肾水中，则木火不能生长，温气衰损，故木陷而血瘀。瘀久则血失其华鲜，从红色变成紫色，又从紫色变成黑色。这里再次说了，水中相火能量不足，不能生发乙木，时间久了就会出现血瘀于下。血瘀之"象"：眦黑唇青，爪断筋缩，肌肤枯槁。我们在"诊治解"中说了，我们诊的是一气的"象"，断的是一气的"病"。另外，《四圣心源·六气解·厥阴风木》有载："凡眦黑唇青，爪断筋缩之证，皆风木之枯燥也。"这个与这里说的"凡肌肤枯槁，目眦青黑者，皆是肝血之瘀"是一致的。这样，我们就可以通过一气的"眦黑唇青，爪断筋缩，肌肤枯槁"之象，从而断出这个人之一气是"血瘀"的情况。

《四圣心源·劳伤解·气血·血瘀》原文：肝脾不升，原因阳衰阴旺，多生下寒。而温气抑郁，火胎沦陷，往往变而为热。然热在于肝，而脾肾两家，则全是湿寒，不可专用清润。至于温气颓败，下热不作者，十之六七，未可概论也。

肝脾不升，肝血郁于下，有时候会郁而作热。这种情况下，肝气虽热，而其之所以郁在下面，最主要是脾肾湿寒。肾水寒则木不生，脾土湿则木不长。既然脾肾湿寒，那么就不可专用清润之法，燥土暖水是定法也，在此基础上，可以稍微清除一点郁热。更多的情况是肝血温气已经颓败，故纵使水寒木郁，则下热也不会发生。肝血瘀滞在下的人，十有六七不会有下热的症状。

要点（180）　破瘀汤的理法。

《四圣心源·劳伤解·气血·血瘀》原文：破瘀汤：甘草二钱；茯苓三钱；丹皮三钱；桂枝三钱；丹参三钱；桃仁三钱，炮，去皮尖；干姜三钱；首乌三钱，蒸。煎大半杯，温服。

血瘀之人，有三大要素：一气运转不畅，血瘀而不行，肝血不足。破瘀汤的立方之法也是基于此。首先，该方以黄芽汤加减为底子，维护一气的基础运行。肝血左郁，凝涩不行，则加桂枝、丹皮以疏肝。我们发现破瘀汤包含了黄芽汤的最基础药物，如甘草、茯苓、干姜，所以说破瘀汤是以黄芽汤加减为底子。

其次就是用破瘀三剑客：丹皮、丹参、桃仁。在破瘀汤这个方子中，黄师将三个常用的破瘀行血的药物同时使用，可见破瘀药力之强大。丹皮达木郁而清风，行瘀血而泻热，排痈疽之脓血，化脏腑之癥瘕。桃仁辛苦滑利，通经行血，善润结燥而破癥瘀。丹参行血破瘀，走及奔马，行血之良品也。

第三就是应对肝血虚弱，不能生火，用首乌以培阳神之原。《四圣心源·劳伤解·阴阳·阳虚》："若肝血虚弱，不能生火，则用归、地、首乌，以培阳神之原；以火清则神发，血者，神魂之母也。"血瘀之人，就是肾阳亏虚，不能生长木火，所以符合肝血虚弱之病机，需要首乌培养阳神之原，故破瘀汤中加了首乌。

《四圣心源·劳伤解·气血·血瘀》原文：血瘀之证，其下宜温，而上宜清，温则木生，清则火长。若木郁而为热，乃变温而为清，而脾肾之药，则纯宜温燥，无有二法。以脾陷之由，全因土湿，土湿之故，全因水寒。肾寒脾湿，则中气不运，是以太阴不升。水土湿寒，中气堙郁，君相失根，半生上热。若误认阴虚，滋湿生寒，夭枉人命，百不一救也。

如果肝气有郁热，则可以稍微清除一下郁热，但是脾与肾则纯粹是湿寒，不可清润，应该温燥处理。肝气积聚在下，久则血瘀，而导致肝气积聚在下的根本原因还是水寒土湿，所以应该温燥水土，以生发木火。如果看到肝气抑郁而有热，认为是阴虚而用寒凉的药物，则会使中气受损，并将导致更加严重的水寒土湿情况，则"夭枉人命，百不一救"。从破瘀汤的理法来看，不能仅仅因血瘀而用丹皮、桃仁，还要根据一气的状况而用黄芽汤加减为基础，再加首乌以补肝血。这样综合的考虑，确确实实可以体现中医标本兼治的思考方式。

3.4.4 血脱

要点（181） 血瘀久则血脱。

《四圣心源·劳伤解·血脱》原文：肝藏血而性疏泄，血病则脱亡而不守。未脱之先，温气虚亏，凝瘀不流。瘀少则结积而不下，瘀多则注泄而莫藏。凡便溺流漓，崩漏不禁，紫黑成块，腐败不鲜者，皆阳虚而木陷，血瘀而弗容也。

血中温气虚亏，则凝瘀而不流。如果血中温气虚亏久了，血凝瘀久了，则因为肝气的疏泄特性，凝瘀的血总要找到一个出路，就会出现血脱的情况。用一个水管中流着的水来类比血在经脉中流动的情况：如果水管有轻微的堵塞，则水管会出现滞胀而水流慢的情况；而如果水管堵塞得厉害，则迟早会出现爆破而水喷射出来的状况。血脱可以是鼻衄、吐血、溺血、便血，但不管是哪种，只要血是那种腐败的而不是鲜红色的，则大都是阳虚而木气不能生发，人之一气周流不能容纳的缘故。

要点（182） 血脱的严重程度依次是：出鼻血，吐血，便血，溺血。

《四圣心源·劳伤解·血脱》原文：盖木性善达，水土寒湿，生气不达，是以血瘀。木郁风动，疏泄不敛，是以血脱，而肺血之脱亡，较多于肝。肝血下脱，则遗泄于便溺；肺血上流，则吐衄于口鼻。以血在下焦则宜升，而既升于上，则又宜降。降者，肺之所司，缘肺金主收，收气盛则血降，收气不足，则血涌而上溢也。

《灵枢·百病始生六十四》原文：起居不节，用力过度，则络脉伤。阳络伤则血外溢，血外溢则衄血。阴络伤则血内溢，血内溢则后血。

血脱分了两大类，一个是肺血上流则吐衄于口鼻，一个是肝血下脱则遗泄于便溺。

就肝肺而言，肝为阴在内，肺为阳在外，人之阳气伤在外则病是比较轻的，人之阴气伤在内则病是比较重的，所以吐血与出鼻血就是比较轻的病，溺血与便血就是比较重的病。《灵枢·百病始生六十四》说的是阳络伤则血外溢，血外溢则为出鼻血；阴络伤则血内溢，血内溢则便血。这也说明便血是比出鼻血严重得多的病。经络为阳在外，脏腑为阴在内，衄血之病仅仅伤及经络，而吐血之病则伤及脏腑了。溺血的道理同于便血，但是木气之郁更甚于便血。《四圣心源·劳伤解·溺血》原文："溺血与便血同理，而木郁较甚，故梗涩痛楚。"

要点（183）　阳衰土湿，中气颓败，实为脱血之根。

《四圣心源·劳伤解·血脱》原文：而肺血之上溢，总由阳明之虚。以血秉木气，但能升而不能降，升而不至于上溢者，恃肺金之善敛。肺金之收敛者，胃土之右转也。血盛于肝脾，而虚于肺胃，其脱于便溺，则由肝脾之寒，其脱于口鼻，或缘肺胃之热。而阳衰土湿，中气颓败，实为脱血之根。若专用清凉滋润，助阴伐阳，以败中气，人随药殒，百不一生。此非血病之必死，皆粗工之罪也。

血自左升，气自右降，所以说血盛于肝脾，而虚于肺胃。肝的特点是血多气少，肺的特点是气多血少。肺血之脱亡，相对肝血之脱亡，就是比较轻微的。阳衰土湿，中气颓败，实为脱血之根。如果血脱于二阴，多因肝脾之寒，肝脾寒而不能升，郁而不升，则血脱于下；而如果血脱于口鼻，可能是肺胃之热导致的，也可能是中下湿寒、中气不转而肺气不降导致的。不管具体是哪种原因，都是中气颓败导致的。

3.4.5　衄血

要点（184）　胃土壅塞，肺金不降，则病鼻衄。

《四圣心源·劳伤解·衄血》原文：肺窍于鼻，肺气降敛，则血不上溢。肺气逆行，收敛失政，是以为衄，其原因于胃土之不降。

《四圣心源·劳伤解·衄血》原文：《灵枢·百病始生》：卒然多食饮，则肠满。起居不节，用力过度，则络脉伤。阳络伤则血外溢，血外溢则衄血。阴络伤则

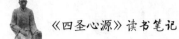

血内溢，血内溢则后血。衄血者，阳络之伤，则营血逆流，而卫气不能敛也。

《四圣心源·劳伤解·衄血》原文：肺主卫气，其性收敛，血升而不溢者，赖卫气敛之。而卫气之敛，由于肺降，降则收令行也。而肺气之降，机在胃土，胃土上壅，肺无降路，收令失政，君相升泄，肺金被刑，营血不敛，故病鼻衄。

血脱之证都是比较严重的，要慎重对待。出鼻血是血脱中相对轻微的症状。起居没有规律、没有节制，用力过度等，则脉络就会受伤。如果是阳络受伤则血往外脱离，血往外脱离的现象就是流鼻血。如果是阴络受伤则血往里面脱离，往里面脱离就是大便有血。所以说流鼻血多因阳络受伤，病情是比较轻微的，是营血在上、卫气不能收敛导致的。出鼻血不仅仅是肺气不能沉降的原因，同时要理解是胃气不能沉降导致的肺气不能沉降。

要点（185）　上热而流鼻血，常多有中下湿寒；没有上热而流鼻血，则全因土败而胃逆。

《四圣心源·劳伤解·衄血》原文：而火炎金伤，不皆实热，多有中下湿寒，胃逆而火泄者。至于并无上热，而鼻衄时作，则全因土败而胃逆，未可清金而泻火也。

我们在日常生活中经常会有这样的体会：最近身体比较热，则非常容易流鼻血。这里黄元御老师反复提醒我们，流鼻血不一定都是真正的、真实的热证，很多情况下中下有湿寒、气不得降，胃逆而火泻也会导致流鼻血。如果没有上热而经常流鼻血，则一定是土败而胃逆，这时候一定不能清金气中的热，若清金而泻火，则中下湿寒加重，流鼻血的情况就会更加严重，直到火败而人亡。

《四圣心源·劳伤解·衄血》原文：外感伤寒之衄，亦非关火盛。缘寒伤营血，营郁而卫闭，卫气壅遏，蓄而莫容，逆循鼻窍，以泄积郁。卫气升发，故冲营血，而为衄证。衄则卫郁泄而表病解，原非火旺金刑之故也。

这里说的是另外一种流鼻血的原因。寒是天地之间的收敛闭藏之力、静的力量，伤寒就是人之一气被闭藏的力量所伤，营血不能生发而抑郁在内，卫气不能降敛而抑郁在外，这种情况下人体就会出现表寒的情况。卫气被抑郁住了，血在上面抑郁而不能流动，就会随着鼻子流出来，导致流鼻血的情况。这个时候实际上也不是火气旺的原因，是伤寒抑郁住了卫气，卫气不能收敛沉降导致的。这种情况往往是鼻血一出来，病也就好了。总体来说，黄元御老师在这里再次强调大部分出鼻血的情况并不是有热证。

要点（186）　仙露汤：以治疗阴虚的地魄汤为底子。

《四圣心源·劳伤解·衄血》原文：仙露汤：麦冬三钱，五味一钱，贝母二钱，半夏三钱，柏叶三钱，甘草二钱，芍药三钱，杏仁三钱。煎大半杯，温服。

仙露汤是在地魄汤（甘草、半夏、五味子、麦冬、芍药、元参、牡蛎）七味药的基础上，将元参改为贝母、杏仁，去掉牡蛎，加上柏叶而成。元参入手太阴肺经与足少阴肾经，其性轻清飘洒，不寒中气，乃清肺金、生肾水的最佳之品。贝母入手太阴肺经，清金泻热，其消痰破气下行的力量还是比较大的，同时还不会败坏中气。所以元参与贝母都是不错的药物。阴虚的时候，气在上，病上热，是气的层次上的病；而流鼻血则相对比较严重，是血层次上的病，所以就需要用更大的力量来让气下行，所以就将元参修改为贝母、杏仁了。牡蛎则是在人的精神发散的时候，需要敛精藏神的时候使用，所以仙露汤也将其去掉了。最后，仙露汤增加了柏叶，柏叶入手太阴肺经，清金益气，敛肺止血。所以我的理解就是：治疗流鼻血的仙露汤是以地魄汤为底子，清上热，降摄肺胃之逆，让肺胃之气下行，再加上柏叶止血。

《四圣心源·劳伤解·衄血》原文：衄血之证，火泄金刑，气伤血沸，宜清金敛肺，以回逆流。而必并降胃气，降胃必用半夏。近世误以血证为阴虚，半夏性燥，不宜血家，非通人之论也。

《四圣心源·劳伤解·衄血》原文：若上热非盛，而衄证时作，则全因中下湿寒，当加干姜、茯苓温燥之药。若大衄之后，气泄阳亡，厥逆寒冷，宜加参、芪、姜、附，以续微阳，清润之药，切不可用。

流鼻血的根本原因是胃气上逆，所以必须重用半夏。如果是土败阳衰，中下湿寒，则以黄芽汤加味为辅助。流鼻血的时候，有很多情况是上热不盛的情况，这时候就需要根据情况增加干姜、茯苓、人参、附子、黄芪等药。实际上：甘草、人参、干姜、茯苓、附子就是黄芽汤加附子，在这个基础上再增加黄芪可以补气。所以说，若土败阳衰，中下湿寒，则需要黄芽汤加味为辅助。

3.4.6　吐血

要点（187）　吐血的原因，总是胃气之逆。

《四圣心源·劳伤解·吐血》原文：血敛于肺而降于胃，肺气能收，则鼻不衄，胃气善降，则口不吐。肺气莫收，经络之血，乃从鼻衄；胃气莫降，脏腑之血，因自口吐。而肺气之敛，亦因胃气之降，吐衄之证，总以降胃为主。

肺气收敛能力不足，则经络之血从鼻子脱走，胃气的降敛能力不足则脏腑之血从嘴巴脱离。肺藏气，气原于胃，所以肺气的收敛能力不足也是由胃气的降敛能力不足导致的，所以说吐血的原因，总因为胃气上逆。鼻血是经络之血，所吐之血是脏腑之血，脏腑在里，经络在外，经络的病比较浅，脏腑的病比较深，所以说吐血的病比流鼻血的病要严重得多。

要点（188）　零星吐鲜血之人，救治稍微容易点；大吐瘀血之人，生命是很危险的。

《四圣心源·劳伤解·吐血》原文：胃气不降，原于土湿，土湿之由，原于寒水之旺。水寒土湿，中气埋郁，血不流行，故凝瘀而紫黑。蓄积莫容，势必外脱。土郁而无下行之路，是以上自口出。凡呕吐瘀血，紫黑成块，皆土败阳虚，中下湿寒之证。瘀血去后，寒湿愈增，往往食减而不消，饮少而不化。一旦土崩而阳绝，则性命倾殒，故大吐瘀血之家，多至于死。

胃气不降是因为土湿，土湿的原因是水寒。水寒土湿，血瘀久了就腐败不鲜。血瘀在上是因为土湿而一气不能往下走，所以血自上脱离。凡是呕吐瘀血，都是中气亏败、阳气虚弱、中下湿寒导致的。一旦大吐瘀血，更多的能量也随着瘀血而离开人之一气周流，则中下寒湿就越来越厉害，往往大伤中气，人就会吃不下东西，消化不了东西。一旦中气崩溃，则人离死不远了。所以大吐瘀血的人，很有可能会死亡。

《四圣心源·劳伤解·吐血》原文：其血色红鲜者，则缘肺热。然始因上热，而究变中寒。以血藏于肝，而肝木生火，心火之热，即血中之温气所化。血去而血中之温气亡泄，是以大失血后，寒慄而战摇也。而其上热之时，推其中下，亦是湿寒。盖君相之火，随戊土下降，而归坎水，则上清而下暖。胃土不降，则君相升泄。非戊土之逆，而火何以升！非己土之湿，而胃何以逆！非癸水之寒，而土何以湿！胃逆火泄，升炎于上，而坎阳绝根，其肾水必寒。寒水泛滥，其脾土必湿，理自然也。

如果吐的血是鲜红色的，则说明血瘀不久，血中温气、能量还在。肺热是吐血的主要原因。虽然开始的时候是肺热而吐血，但是若处理不好，吐血不止，血中能量随着吐出去的血而脱离，最终还是会导致中下的湿寒。相火没有蛰藏在水里，水寒导致土湿，土湿导致胃逆，胃逆则相火更加不能蛰藏，将导致进一步的水寒加重。如此恶性循环，人就非常危险了。所以吐鲜血的人，要及时治疗，防止病情进一步加重。

《四圣心源·劳伤解·吐血》原文：若夫零星咯吐，见于痰唾之中者，其证稍缓。以血去非多，则气泄有限，虽亦中下寒湿，而一时不至困败。但一遭庸手，久服清润，败其中气，则亦归死亡耳。血证是虚劳大病，半死半生，十仅救五。而唐后医书，皆滋阴泻火，今古雷同，百不救一，实可哀也。

零星咯吐鲜血于痰唾之中，症状比较缓。这时候如果不注意护卫中气，不注意治中下湿寒之本，或以为火气旺而长久服用清润的药物，导致中气亏败，则也有死亡的风险。

要点（189）　灵雨汤的理法：温中燥土，令其阳回湿去，复以半夏降逆。

《四圣心源·劳伤解·吐血》原文：灵雨汤：甘草二钱，人参二钱，茯苓三钱，半夏三钱，干姜三钱，柏叶三钱，丹皮三钱。煎大半杯，温服。治大吐瘀血者。

《四圣心源·劳伤解·吐血》原文：吐血之证，中下湿寒，凝瘀上涌，用人参、甘草，补中培土，茯苓、干姜，去湿温寒，柏叶清金敛血，丹皮疏木行瘀，自是不易之法，尤当重用半夏，以降胃逆。血本下行，肺胃既逆，血无下行之路，陈菀腐败，势必上涌。旧血既去，新血又瘀，逆行上窍，遂成熟路。再投清润之药，助其寒湿，中气败亡，速之死矣。若温中燥土，令其阳回湿去，复以半夏降逆，使胃气下行，瘀血既吐，鲜血自不再来。若下寒甚者，蜀椒、附子，亦当大用。

灵雨汤的药方非常简单，就是以黄芽汤（人参、甘草、茯苓、干姜）为底子，加丹皮以疏肝，半夏以降胃逆，柏叶以止血。从这个治法可以看出来，灵雨汤的治法就是：温中燥土，令其阳回湿去，复以半夏降逆。如果有下寒，则加附子、蜀椒以温下寒。其实这个在黄芽汤加减中也说了，原文言："肾水下寒，遗泄滑溏，则加附子、川椒以温肾。"

"血本下行"指的是人之一气周流在右边是下降的，肺胃不降，则气血停留而瘀滞，久了则腐败而上逆从口中涌出，这就是吐瘀血的原因。旧的瘀血吐出去之后，因为一气周流沉降的力量不足，新的瘀血又会继续产生。其实这个时候，人之一气周流是非常不顺畅的，而且人之一气的能量随着吐出去的瘀血而大大受损。这个时候如果再投以清热滋润的药物，让中气进一步受损，则人就非常危险了。这时候正确的方法就是燥湿温中，恢复人之一气的周流，并用半夏降胃气之逆。

要点（190）　白茅汤治咯吐零星鲜血：泻湿降逆，加清肺之药。

《四圣心源·劳伤解·吐血》原文：其零星咯吐，红鲜不凝，虽有上热，亦非实火，稍加麦冬、贝母，略清肺热。总以泻湿培土为主，不可过用苦寒也。

《四圣心源·劳伤解·吐血》原文：白茅汤：人参二钱；甘草二钱；茯苓三钱；半夏三钱；麦冬三钱，去心；茅根三钱；芍药三钱；五味子一钱。煎大半杯，温服。治零星吐鲜血者。

咯吐零星鲜血的人，虽然病机是土湿胃逆，但肺气中还是有热的，血中温气还在，所以治法就是泻湿降逆，加清肺之药。白茅汤的方解如下。首先，还是黄芽汤的底子（人参、甘草、茯苓）。原方没有用干姜是因为干姜温热中焦，可以裁减。但是黄师又在后面补充了"上热不敌下寒之剧，当大温水土，清润诸法，切不可用也"，所以若有中下寒的情况，则又可以增加干姜、附子、川椒。这样，就完完全全是黄芽汤的底子了。其次，增加了地魄汤中的降逆、清上热的药：半夏、五味子降摄肺胃之逆，麦冬、芍药双清君相二火。接着，增加茅根清金止血。

《四圣心源·劳伤解·吐血》原文：血之零吐红鲜者，虽缘土湿胃逆，而肺家不无上热，泻湿降逆之中，自宜加清肺之药。若相火极旺，则加黄芩而倍芍药。仲景三黄泻心汤，是治相火之极旺者。但此等颇少，未易轻用。若上热不敌下寒之剧，当大温水土，清润诸法，切不可用也。

如果相火极旺，则可以倍芍药，加黄芩。我一直记得，若泻利，则可以用干姜替代芍药。虽然黄师在这里没有说，但是"上热不敌下寒之剧，当大温水土，清润诸法，切不可用也"其实就是这个意思。所以治疗吐血的总体方向是：燥湿温中，令其阳回湿去，复以半夏降逆。

3.4.7 便血

要点（191） 桂枝黄土汤治疗便血：培土温寒，清风达木。

《四圣心源·劳伤解·便血》原文：血生于脾，藏于肝，肝脾阳旺，血温而升，故不下泄。水寒土湿，脾陷木郁，风动而行疏泄之令，则后脱于大便。阳气收敛，则土温而水暖，其脾湿而肾寒者，庚金之收令不行也。后世以为肠风而用清润，脾阳愈败而愈陷，无有止期也。其肝脾阳败，紫黑瘀腐，当补火燥土以回残阳，暖血温肝而升郁陷。若痔漏、脱肛之治，亦依此法通之。

便血在于大肠的收敛能力不足，但是其根原总在水寒土湿，脾陷木郁。有的人认为便血因于大肠之风燥，所以多用清风燥之法而用清润之药。纵然这时候也需要用清润风燥的药物，例如在下面的桂枝黄土汤中，黄元御老师也用了阿胶、地黄、黄芩来清郁热与润风燥，但是如果只用清润之药而不注意水寒土湿、脾陷木郁之病机，则药用越多，脾阳越败，这样的治法是错误的。正确的治法总在于补火燥土以恢复受损的阳气，暖血温肝而生发人之一气，让一气恢复正常的周流。另外，黄元御老师强调，痔漏、脱肛，理与便血相同，治法也相同。

《四圣心源·劳伤解·便血》原文：桂枝黄土汤：甘草二钱，白术三钱，附子三钱，阿胶三钱，地黄三钱，黄芩二钱，桂枝二钱，灶中黄土三钱。煎大半杯，温服。

《四圣心源·劳伤解·便血》原文：便血之证，亦因水土寒湿，木郁风动之故。仲景黄土汤，术、甘、附子，培土温寒，胶、地、黄芩，清风泻火，相火。黄土燥湿扶脾，法莫善矣。此加桂枝，以达木郁，亦甚精密。

桂枝黄土汤中，白术、甘草、附子培土温寒，阿胶、地黄、黄芩清风泻火，黄土燥湿扶脾，桂枝达木郁。黄师在这里用了白术燥湿，没有用茯苓。一般的祛湿药物，因为其祛湿功能，往往会让人丧失津液而伤于燥。白术虽也祛湿，但气味浓郁，汁浆淳厚，最生津液，而止燥渴，故不令人伤于燥也。便血本来就有风木之燥，所以用白术而不用茯苓。

便血治法的总体方向就是在清除风木之燥外，以补火燥土来恢复受损的阳气，暖血温肝以生发人之一气，所以黄元御老师用了白术、甘草、附子，培养中气，温暖肾水。黄土燥手阳明、足太阴之湿，故止下血，燥则气升而血收也。当然灶中黄土如果不容易获得，可用燥湿达木、补中摄血的其他药物替代，如此也可以收到效果。黄元御老师治疗便血的桂枝黄土汤是在《金匮悬解》的黄土汤中增加了桂枝，意在增强木气的生发之力。

3.4.8 溺血

要点（192） 宁波汤治疗溺血：达木清风，滋肝行瘀，利水泻热。

《四圣心源·劳伤解·溺血》原文：水寒土湿，脾陷木郁，风动而行疏泄，谷道不收，则后泄于大肠，水道不敛，则前淋于小便。

溺血与便血的人之一气的运行规律大致是一样的，只是溺血之人木气抑郁得更加厉害。溺血看起来是火气非常旺的表现，但是木郁是标，脾肾之虚是本。治疗应泻肝之热，同时温水燥土。水寒土湿导致肝气沉陷在下面，木气郁而生风，风木的特点就是疏泄，所以如果是手阳明大肠经的收敛能力不足，则疏泄就在大肠，人即病便血；如果足太阳膀胱经的收敛能力不足，则疏泄就在小便，人即病溺血。

《四圣心源·劳伤解·溺血》原文：阳气蛰藏，则土温而水暖，其脾湿而肾寒者，壬水之藏令不行也。水性蛰藏，木性疏泄，水欲藏而不能藏，是以流漓而不止；木欲泄而不能泄，是以梗涩而不利。缘木愈郁则愈欲泄，愈欲泄则愈郁，郁生下热，小便赤数。虽火盛之极，而实以脾肾之阳虚。泻湿燥土，升木达郁，自是主法。寒者温之，热者清之。然热在乙木，不在脾土，在肝则宜清凉，至于脾家，但宜温燥，虽肝热极盛，不可泻其脾土也。

足太阳膀胱经的收敛能力不足则病溺血，而溺血表现出来的小便红色、小便量多都是木气抑郁的现象。但是要注意到，郁热在乙木肝气，不在脾土，在脾土是湿气盛、阳气衰。治疗溺血时可以泻肝木的热，还要温燥脾土。

《四圣心源·劳伤解·溺血》原文：宁波汤：甘草二钱；桂枝三钱；芍药三钱；阿胶三钱；茯苓三钱；泽泻三钱；栀子三钱；发灰三钱，猪脂煎，研。煎大半杯，温服。

《四圣心源·劳伤解·溺血》原文：溺血与便血同理，而木郁较甚，故梗涩痛楚。苓、泽、甘草，培土泻湿，桂枝、芍药，达木清风，阿胶、发灰，滋肝行瘀，栀子利水泻热。膀胱之热。若瘀血紫黑，累块坚阻，加丹皮、桃仁之类行之，此定法也。

宁波汤用甘草、茯苓、泽泻来培土泻湿，溺血没有便血时候的大肠之燥，所以不用白术而是用了茯苓。桂枝、芍药达木清风，因为溺血相较于便血，木郁更加严重，所以用了三钱的桂枝，而便血只用了两钱。溺血用的桂枝较多，所以同时用了芍药收敛一下，不使桂枝发散过头。最后用阿胶、发灰，滋肝行瘀，栀子泻膀胱之热。

4 药解

4.1 甘草

要点（193）　甘草最主要的作用就是补充人之一气。

《长沙药解·卷一·甘草》原文：味甘，气平，性缓。入足太阴脾、足阳明胃经。备冲和之正味，秉淳厚之良资，入金木两家之界，归水火二气之间，培植中州，养育四旁，交媾精神之妙药，调济气血之灵丹。

甘草的味道是甘甜的，入中土，入足太阴脾经与足阳明胃经。甘草的气是平的，性子是缓的，这就是说甘草的精华之气加入人之一气之后既不会让一气转动快一点，也不会让一气转慢一点，就是纯粹地补充人之一气，补进去之后，原来一气如何转动还保持如何转动。甘草不会影响中气的转动情况，对人之一气的影响就是增加了人之一气的总量。黄师用了"冲和之正味，淳厚之良资"来形容甘草，说明甘草对人之一气的补充是非常中正的，不上不下、不左不右，就是单纯地补充一气。甘草治病的方法就是培育中气，中气足了，就可以去衍生、养育四象了。人的中气足了，精神也就容易调济得好，气血也容易得到补充，所以黄元御老师说甘草是"交媾精神之妙药，调济气血之灵丹"。

《长沙药解·卷一·甘草》原文：四逆汤：甘草二两，干姜一两半，附子（生）一枚。……治少阴病，膈上有寒饮，干呕者……治厥阴病，汗出，外热里寒，厥冷下利，腹内拘急，四肢疼者。

《长沙药解·卷一·甘草》原文：通脉四逆汤：甘草、干姜各三两，附子（生）

一枚。治少阴病，下利清谷，手足厥逆，脉微欲绝者……治厥阴病，下利清谷，里寒外热，汗出而厥者。

通过上面两个药方的比较来理解甘草补中气的含义。这两个药方的药物都只有甘草、干姜、一枚生附子，不同的是甘草与干姜的用量不一样。同样三味药材，在病人的症状还不严重的时候（我理解就是中气还足的时候），就可以少用一点甘草与干姜，再用生附子一枚，鼓动一下病人的一气使之周流转动起来，病就可以治好了。到了病人的症状已经比较严重（中气已经受损比较严重）时，则需要比较多的甘草与干姜，补充中气同时运转中气，然后再用附子鼓动病人的一气周流，这样才能治好病。

甘草的用法随处可见，对一气总能量进行补充确实是很多药方所需要的。《四圣心源·六气解·六气偏见》原文："究之一气之偏盛，亦缘于虚。"凡病都要注意中气之虚，都要护卫中气能量，故黄元御老师的方子多用甘草护卫中气。《四圣心源·劳伤解》的所有药方几乎都有甘草，就是取其补充人之一气的作用。

要点（194） 甘草干姜汤是回阳的最简单日常药方。

《长沙药解·卷一·甘草》原文：甘草干姜汤：甘草四两，干姜二两。治伤寒汗后，烦躁吐逆，手足厥冷者。以汗后火泄土败，四肢失养，微阳离根，胃气升逆。甘草、干姜，补土温中，以回升逆之阳也。

曾经有一个朋友，因为艾灸之后很快进入空调环境导致受凉，而出现上吐下泻，一直到第二天晚上还觉得心中寒冷，吃不下饭。我知道之后，就用甘草干姜汤（甘草30克，干姜30克）煮了大半碗给他喝。他很快就觉得非常舒服，然后好好睡了一觉，第二天一点异常感觉都没有，正常去上班了。

伤寒发汗之后，人之一气的阳气能量也随着发汗而泄漏，人之一气能量不足，周流就不顺畅，气停留在上则人烦躁；气不能顺利沉降而上逆，上逆则人呕吐、气逆；一气能量不足不能传达阳气到四肢，则手脚冰冷。这些情况都需要用甘草干姜汤，其中甘草补充人之一气的总能量，干姜也补充人之一气的总量，同时干姜还强力运转中焦、运转中气，推动中气的一气周流正常运转。在人发汗、上吐下泻等情况下失去阳气能量时都可以用甘草干姜汤来补充。甘草干姜汤是一个非常有用的小药方，日常的阳气受损情况都可以用，例如拉肚子、发汗过于厉害、呕吐等，都可以用这个最简单的方子来调理身体。

要点（195）　甘草是"土枢四象，一气周流"中土气的最典型代表。

《长沙药解·卷一·甘草》原文：人之初生，先结祖气，两仪不分，四象未兆，混沌莫名，是曰先天。祖气运动，左旋而化己土，右转而化戊土，脾胃生焉。己土东升则化乙木，南升则化丁火，戊土西降，则化辛金，北降则化癸水，于是四象全而五行备。木温、火热、水寒、金凉，四象之气也。木青、金白、水黑、火赤，四象之色也。木臊、水腐、金腥、火焦，四象之臭也。木酸、金辛、火苦、水咸，四象之味也。土得四气之中，四色之正，四臭之和，四味之平。甘草气色臭味，中正和平，有土德焉，故走中宫而入脾胃。

上面这段原文其实就是《四圣心源·天人解》的阴阳变化、五气分主、五味根原相关的内容。黄元御老师在写作《长沙药解》的过程中会经常重复"天人解"的相关内容，在某一味药物的解释中重复"天人解"的某部分内容，说明该味药物针对相关内容最有效。黄元御老师在甘草这里不断重复"土为四象之母""土生四象"，最主要的就是强调甘草的补充中气的作用。

《长沙药解·卷一·甘草》原文：脾土温升而化肝木，肝主藏血而脾为生血之本，胃土清降而化肺金，肺主藏气而胃为化气之源，气血分宫，胥秉土气。甘草体具五德，辅以血药，则左行己土而入肝木，佐以气药，则右行戊土而入肺金。肝血温升，则化神气，肺金清降，则化精血。脾胃者，精神气血之中皇，凡调剂气血，交媾精神，非脾胃不能，非甘草不可也。

这里强调甘草就是补充人之一气的中土之气，甘草"体具五德"的精华之气是中正平和的一股气。血藏于肝而本于脾，气藏于肺而原于胃，脾胃是气血的根本，而甘草补脾胃，辅以入血分的药物则左升而补血，辅以入气分的药物则右降而补气。黄元御老师非常重视甘草，将其作为《长沙药解》的第一味药物来解读。如果我们理解了"土枢四象，一气周流"，土是驱动四象轮旋转动的驱动力，我们就理解了甘草的基本作用。调济气血，交媾精神，非脾胃不能，非甘草不可也。

要点（196）　中满与呕吐的人不适合用甘草，这样的论述是不对的。

《长沙药解·卷一·甘草》原文：肝脾之病，善于下陷，入肝脾者，宜佐以升达之味，肺胃之病，善于上逆，入肺胃者，宜辅以降敛之品。呕吐者，肺胃之上逆也，滞气不能上宣，则痞闷于心胸。泄利者，肝脾之下陷也，滞气不得下达，则胀满于腹胁，悉缘于中气之虚也。上逆者，养中补土，益以达郁而升陷，则呕吐与胀满之家，未始不宜甘草。前人中满与呕家之忌甘草者，非通论也。

不管是呕吐上逆、心胸痞闷的人，还是泻利下陷、腹胁胀满的人，都有中气虚弱的情况，都可以用养护中气、补充中土的药物。在补充中土的同时，呕吐上逆的人就要增加一些疏通气的流转的药物，让卫气可以沉降、让营血可以生发。有人说甘草不适合呕吐上逆、心胸痞闷、腹胁胀满的人，认为甘草是增加中气的，容易引起中焦的堵塞情况。这种说法不一定是对的，这样的人同样可以使用甘草，只是在使用甘草增加中气的总能量的同时，要辅助一些增加运转中气的药物。

要点（197）　熟用甘温培土而补虚，生用甘凉泻火而消满。

《长沙药解·卷一·甘草》原文：上行用头，下行用稍，熟用甘温培土而补虚，生用甘凉泻火而消满。凡咽喉疼痛，及一切疮疡热肿，并宜生甘草泻其郁火。熟用，去皮，蜜炙。

甘草分生用与熟用两种。熟甘草是去皮、用蜂蜜炙熟的甘草。植物与人一样，肺气主皮，甘草的皮也是具备收敛属性的，我们用熟甘草的甘温来培土补虚，就应尽可能去掉让一气收敛的甘草皮。生甘草是甘凉泻火而消满，熟甘草是甘温培土而补虚。

4.2　人参

要点（198）　人参大补中气。

《长沙药解·卷一·人参》原文：味甘、微苦，入足阳明胃、足太阴脾经。入戊土而益胃气，走己土而助脾阳，理中第一，止渴非常，通少阴之脉微欲绝，除太阴之腹满而痛，久利亡血之要药，盛暑伤气之神丹。

人参的最重要的特点是"理中第一"。这说的是人参大补中气，是调理中气的第一药物。人参的味道是甘甜之外有一点点苦，所以人参擅长聚拢人之一气进行金收水藏的变化之后将之变成人体的津液，所以黄元御老师还说了人参"止渴非常"。后面的四个作用"通少阴之脉微欲绝，除太阴之腹满而痛，久利亡血之要药，盛暑伤气之神丹"都是在人参大补中气的基础上而达成的效果。

《长沙药解·卷一·人参》原文：气充于肺，而实原于肾，肺气下降，而化肾水，水非气也，而水实含肺气。此气在水，《难经》谓之生气之原，道家名为水中气。盖阴阳之理，彼此互根，阴升而化阳，又怀阴精，阳降而化阴，又胎阳气。阳气一胎，己土左旋，升于东南，则化木火。脾以阴体而抱阳魂，非脾阳之春生，则木不温，非脾阳之夏长，则火不热，故肝脾虽盛于血，而血中之温气，实阳升火化之原也。

相火应该蛰藏在水里，蛰藏在水里的相火能量是木生火长的基础，火气长旺了肺气才有来源，所以说"气充于肺，而实原于肾"，气实际上原于肾气。肺气下降则相火蛰藏，气这个无形的能量与信息蛰藏在水里，道家称之为"水中气"。

《长沙药解·卷一·人参》原文：及其升于火而降于金，则气盛矣，是以肝脾之气虚，肺胃之气实。虚而实则肝脾升，实而虚则肺胃降。实而实则胃壅塞而不降，虚而虚则肝脾抑郁而不升，而总由于中气之不旺。中气居不戊不己之间，非金非木之际，旺则虚者，充实而左升，实者冲虚而右降，右不见其有余，左不见其不足。中气不旺，则轮枢莫转，虚者益虚而左陷，实者益实而右逆。

肝脾之气是上升的，一气在肝脾是血多气少；肺胃之气是沉降的，一气在肺胃则气多血少，所以这里说"肺胃之气实，肝脾之气虚"。肝脾之气虚，但是肝脾之血中蕴含能量让木火可以生长，所以说"虚而实则肝脾升"，有能量则是实的。肺胃之气实，但是其中蕴含着向下收敛的趋势使一气可以收藏，所以说"实而虚则肺胃降"，虚则能降。肝脾血多气少所以是气虚，如果其中蕴含的能量不足以支持木火生长，则称之为"虚而虚则肝脾抑郁而不升"。肺胃气多血少是气实，如果其中蕴含的沉降趋势不够导致一气飘荡在上，则称之为"实而实则胃壅塞而不降"。肝脾气虚，如果能量也虚则不能生发，称为"虚者益虚而左陷"；肺胃气实，如果沉降的趋势不够称之为"实"，则不能沉降，称为"实者益实而右逆"。

《长沙药解·卷一·人参》原文：人参气质淳厚，直走黄庭，而补中气。中气健运，则升降复其原职，清浊归其本位，上下之呕泄皆止，心腹之痞胀俱消。仲景理中汤、丸，用之以消痞痛而止呕泄，握其中枢，以运四旁也。大建中汤、大半夏汤、黄连汤诸方，皆用之治痞痛呕利之证，全是建立中气，以转升降之机。由中气以及四维，左而入肝，右而入肺，上而入心，下而入肾，无往不宜。但入心则宜凉，入肾则宜热，入肺胃则宜清降，入肝脾则宜温升，五脏自然之气化，不可违也。

中气旺盛，则呕吐、拉肚子、胸中痞闷等情况都可以得到治疗。黄师在介绍甘草、人参、大枣三味药物时都不断强调中气的作用，主要是这三味药都是补中气的典型代表，不过稍微有点差别的是：甘草是中正醇和地补中气，人参是稍微倾向于补气以生血，大枣是倾向于补血以生气。我们看黄元御老师在人参的解读中反复强调气、肺气、水中气，就知道人参是补气以生血、以生津液，所以人参还有一个特点就是"止渴非常"，即止渴作用相当突出。

《长沙药解·卷一·人参》原文：中气者，经络之根本，经络者，中气之枝叶，根本既茂，枝叶自荣；枝叶若萎，根本必枯。肝脾主营，肺胃主卫，皆中气所变化也。凡沉、迟、微、细、弱、涩、结、代之诊，虽是经气之虚，而实缘中气之败，仲景四逆、新加、炙甘草，皆用人参，补中气以充经络也。

补中气也就是补经络之气。经脉之种种不足的现象，大都可以用补中气的方式来解决。

要点（199） 人参收敛一气而化生津液，止渴非常。

《灵枢悬解·神气·决气三十九》原文：腠理发泄，汗出溱溱，是谓津；谷入气满，淖泽注于骨，骨属屈伸滑泽，补益脑髓，皮肤润泽，是谓液。

人参还有一个作用就是"止渴"。人感觉到的渴主要就是体内的津液不足造成的。"胃受纳、脾消磨"水谷之后，精气上奉，气降而生水。人要想解渴，是要等到水谷到胃、脾消磨上奉精华、肺敛气生水降洒而成津液的时候，不是喝水之后就能立即解渴。有的人脾消磨能力差，喝再多水也无济于事，因为脾都不能消磨，反而增加脾土之湿而进一步降低消磨能力，这种情况下往往是越喝越渴。

《长沙药解·卷一·人参》原文：白术止湿家之渴，人参止燥证之渴。白术渗土金之湿，散浊气而还清，清气飘洒，真液自滴，人参润金土之燥，蒸清气而为雾，雾气氤氲，甘露自零。

《长沙药解·卷一·人参》原文：至于盛暑伤气之热渴，大汗亡津之烦躁，加人参于白虎，清金之内，化气生津，止渴涤烦，清补之妙，未可言喻。麦门冬汤、竹叶石膏汤二方之用人参，清金补水之玉津也。

白术止湿家之渴，人参止燥证之渴。中土湿气重的人，因为脾阳不能磨化水，不能将水中的精华之气磨化出来，人体就不能将水中精华之气转化为人体需要的津液，反而会感觉到渴，这就是体内湿气重但是很容易渴的原因。这个时候可用白术。白术燥湿的原理是"渗土金之湿"，将土气与金气中的湿气、浊气渗干，"散浊气而还清"，是一个阴化为阳的过程，相当于增加了清气的总量并燥土以恢复一气周流，按照人之一气的周流，清气就会被转化为人体的津液，如此人就不渴了。

土气与金气很燥的人，人之一气不能收敛沉降，不能形成人体的津液，所以容易感到渴，这种燥渴就适合用人参来解决。人参擅长聚拢人之清气，蒸清气而为雾，是一个收敛阳气进入阴气的过程，阳气被聚拢起来转化为阴气，随着一气收敛沉降为人的津液，也就达到了止渴的目的了。这就是"白术止湿家之渴，人参止燥证之渴"。

《长沙药解·卷一·人参》原文：熟用温润，生用清润。

比较一下甘草与人参。甘草是"熟用甘温培土而补虚，生用甘凉泻火而消满"，生甘草的关键是"泻"，是泻一部分火气。人参是"熟用温润，生用清润"，关键在于"润"，在聚拢一气而润，这里还是强调人参有止渴的作用。

4.3 大枣

要点（200） 大枣补中宫而养诸子，天下之佳果，人间之良药。

《长沙药解·卷一·大枣》原文：味甘、微苦、微辛、微酸、微咸，气香，入足太阴脾、足阳明胃经。补太阴己土之精，化阳明戊土之气。生津润肺而除燥，养血滋肝而息风，疗脾胃衰损，调经脉虚芤。

大枣兼具甘、微苦、微辛、微酸、微咸之味，气香，其甘宜胃，其香宜脾，其辛宜肝，其酸宜肺，其苦宜肾，其咸宜心，故总结出这句话：大枣补中宫而养诸子，乃天下之佳果，人间之良药。

《长沙药解·卷一·大枣》原文：木宜直升，曲则作酸；金宜从降，革则作辛；水宜上行，润下则咸；火宜下济，炎上则苦。酸则木病，故宜辛散；辛则金病，故宜酸收；咸则水病，故宜苦温；苦则心病，故宜咸寒。金木不遂其性则病生，水火各遂其性则病作，治宜对宫之味，所以反逆而为顺也。土居四象之中，得五味之和，五气之正，不酸、不辛、不苦、不咸，其味曰甘，不腥、不臊、不焦、不腐，其气曰香。味为阴而气为阳，阳性动而阴性静，以其味甘，则阴静而降，以其气香，则阳动而升。升则己土左旋而水木不陷，降则戊土右转而火金不逆。

这里其实就是重复了部分《四圣心源·天人解·五味根原》的内容。

《长沙药解·卷一·大枣》原文：四象之病而生四味者，土气之弱也。大枣纯和凝重，具土德之全，气味甘香，直走中宫，而入脾胃，其甘宜胃，其香宜脾。而香甘之外，则四象之味俱备，其辛宜肝，其酸宜肺，其苦宜肾，其咸宜心。补中宫而养诸子，既左右之咸宜，亦四达而不悖，真天下之佳果，人间之良药。

四象之味都是因为中气之郁，都是中气弱了之后在四象所表现出来的象。大枣补中气而养四象之气，因为大枣气味"补太阴己土之精，化阳明戊土之气"，既左右之咸宜，亦四达而不悖。

要点（201） 大枣之补土，补血以化气也，尤宜于外感发表之际。

《长沙药解·卷一·大枣》原文：其味浓而质厚，则长于补血而短于补气。人参之补土，补气以生血也，大枣之补土，补血以化气也，是以偏入己土，补脾精而养肝血。凡内伤肝脾之病，土虚木燥，风动血耗者，非此不可，而尤宜于外感发表之际。

大枣味浓而质厚、气薄，则长于补血而短于补气。甘草入脾胃，人参入脾胃，大枣也入脾胃，其差别是：人参之补土，补气以生血也；而大枣之补土，补血以化气也，故偏入己土；甘草之补土，则中正醇和，补在正中也。

《长沙药解·卷一·大枣》原文：盖汗血一也。肺主卫气而司皮毛，肝主营血而司经络。营行脉中，为卫之根；卫行脉外，为营之叶，非卫则营不生，非营则卫不化。酝于卫而藏于营，则为血；酿于营而泄于卫，则为汗，虽异名而实同出，故曰夺汗者勿血，夺血者勿汗。

人之一气在人体中运行，营血上升化为卫气，卫气沉降化为营血。"酝于卫而藏于营，则为血"的意思就是卫气沉降而化营血。如果营血上升而化卫气后卫气再沉降化为营血，则一气能量没有损耗。"酿于营而泄于卫，则为汗"的意思是营血上升而泻于汗孔，则人之一气能量就丧失了。营血升而化卫气，卫气降而生营血。若营血升而化卫气，卫气泄漏则为汗，故曰"汗血一也"。人如果流汗的话，人之一气的能量也会随着汗而流失。这其实蕴含着中医关于锻炼的观点：锻炼到微微出汗、营卫调和就可以了，最好不要锻炼到大汗淋漓，特别是老人家，出汗多则阳气丧失而损身体。

《长沙药解·卷一·大枣》原文：太阳中风，卫气外敛，营郁而生内热，桂枝汤开经络而泻营郁，不以大枣补其营阴，则汗出血亡，外感去而内伤来矣，故仲景于中风桂枝诸方皆用之，补泻并行之法也。十枣汤、葶苈大枣数方，悉是此意。惟伤寒营闭卫郁，义在泻卫，不在泻营，故麻黄汤不用也。

《长沙药解·卷一·大枣》原文：其甘多而香少，则动少而静多，与姜桂同用，调其凝重之气，使之游溢于脏腑，洒陈于经络。以精专之体，改而为流利之性，此先圣之化裁也。桂枝为内外感伤之原，遇沉、迟、结、代之脉，一变而为新加，再变而为炙甘草，方在甘草。总不离桂枝之法。而当归四逆方在当归。治厥阴脉微欲绝，则倍用大枣以滋肝血，方用大枣二十五枚。扩桂枝之义以宏大枣之功，而大枣之能事始尽。其伟绩殊效，备见于仲景诸方矣。

《长沙药解·卷一·大枣》原文：新制大枣法：选坚实肥大者，煮去苦水，换水煮烂，去皮核，净肉半斤，加生姜汁八两，入原汤煮化，连汁晒干。

外感发表之时，人发汗而泻营郁，汗出则血中的温气亡失，所以最适合用大枣补其血中温气。若不以大枣补其营阴，则汗出血亡，外感去而内伤来矣。大枣味道很甜，但是香气很少，气少而味浓，所以是阴多而阳少，所以大枣的气是动少而静多。大枣需要与姜、桂枝一同使用，以使气走起来，以精专之体改而为流利之性，这是最好的方法。

"扩桂枝之意，宏大枣之功"的意思是将大枣的功用在桂枝汤的基础上进一步发挥，使大枣得到最充分的使用。桂枝汤开经络泻营郁，营郁随汗出而解。然而汗与血本为人之一气，汗泻则阳气亡脱，故必以大枣补其营血，否则桂枝汤医治的外感好了而汗泻亡阳导致的内伤就来了。这就是桂枝汤中用大枣的最根本含义。仲景于中风桂枝诸方皆用大枣，补泻并行之法也。在当归四逆汤中，考虑到厥阴脉微欲绝，营血大亏，故将大枣用到二十五枚。大枣的使用就是所谓"扩桂枝之义，宏大枣之功"。太阳伤寒属于营闭卫郁，

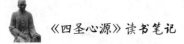

其治义在泻卫，不在泻营，故麻黄汤不用大枣也。

4.4 茯苓（比对猪苓、泽泻、滑石）

要点（202） 茯苓利水燥土，水土兼医，没有缺点。

《长沙药解·卷四·茯苓》原文：味甘，气平，入足阳明胃、足太阴脾、足少阴肾、足太阳膀胱经。利水燥土，泻饮消痰，善安悸动，最豁郁满。除汗下之烦躁，止水饮之燥渴，淋癃泄痢之神品，崩漏遗带之妙药，气鼓与水胀皆灵，反胃共噎膈俱效。功标百病，效著千方。

《长沙药解·卷四·茯苓》原文：茯苓泻水燥土，冲和淡荡，百病皆宜，至为良药。道家称其有延年之功，信非过也。

黄元御老师对茯苓非常推崇，在《长沙药解》中花费了较多篇幅来描述它。茯苓味道是甘甜的，气是平和的，入足太阴脾经与足阳明胃经而燥土，入足少阴肾经与足太阳膀胱经而利水。因为利水燥土，所以茯苓可以医治的病证非常多，即黄元御老师说的"功标百病，效著千方"。黄师甚至在茯苓解读的最后还用了"冲和淡荡，百病皆宜，至为良药"来形容它。《四圣心源》中的大部分方子都用了茯苓来祛湿。

《长沙药解·卷四·茯苓》原文：火位于上，水位于下，水寒而下润，火热而上炎。人之生也，火水必交，交则火胎于坎而水不寒，水孕于离而火不炎。水火相交，爱生湿气，土位在中，是以性湿。火燥水湿，自然之性。土生于火，而土之湿气，实化于水。水火之交，全赖乎土，己土左旋，坎阳东升而化火，戊土右转，离阴西降而化水。水火互根，寒热交济，则胃不偏燥而脾不偏湿，阴阳和平，是以无病。

这里重复"土枢四象，一气周流"：如果中气旺盛，脾的湿气与胃的燥气刚刚好相互交济，则人之一气阴阳和平而不会生病。

《长沙药解·卷四·茯苓》原文：物不能有盛而无衰，火盛则土燥，水盛则土湿。水不胜火，则湿不胜燥，然丁癸同宫，丁火不能敌癸水之寒，戊己并列，而戊土何能敌己土之湿。人之衰也，火消而水长，燥减而湿增，其大凡也。土湿不运，升降倒行，水木下陷而寒生，火金上逆而热作，百病之来，莫不以此。

"丁癸同宫"指的是丁火手少阴心与癸水足少阴肾。二者都属于少阴君火，但手少阴心火之热不敌足少阴肾水之寒。"戊己并列"指的是戊土足阳明胃与己土足太阴脾。足阳明胃土之燥不敌足太阴脾土之湿，土湿则百病生。

《长沙药解·卷四·茯苓》原文：自此以往，阳火渐亏，阴水渐盛。火复而土生则人存，水盛而土崩则人亡，是以仲景垂教，以少阴之负趺阳者为顺。土胜为顺，水胜为逆，古之圣人，燥土而制水，后之庸工，滋水而伐土，上智之与下愚，何其相远也。土燥之病，伤寒惟阳明有之，而湿居其半，他经已不少睹，内伤杂病之中，那复有此！后世庸工，开滋阴补水之门，而医如萧斧，人若朝菌矣。

这里第一个层次讲的是阴易盛、阳易衰，燥减湿增、火衰水旺，是人之一气发展的趋势。第二个层次说的是治病要慢慢恢复人之一气的火气能量而不能让水气越来越盛。第三个层次说的是古代圣人的做法是燥土以治水，现在的庸医则是滋水而伐土、滋阴补水，所以现在人往往是死于医而不是死于病，正是"医如萧斧，人若朝菌"。

《长沙药解·卷四·茯苓》原文：凡内伤诸病，如气鼓水胀，咳嗽痰饮，泄利淋浊，吐衄崩漏，癥疝带下，黄疸消渴，中风颠狂，惊悸遗精，反胃噎膈，泄秽吞酸，骨蒸毛热，闭经绝产，霍乱腹痛，伤风齁喘，种种幻怪，百出不穷，究其根原，悉缘土湿。茯苓泻水燥土，冲和淡荡，百病皆宜，至为良药。道家称其有延年之功，信非过也。庸工用乳制，最缪不通！

这么多症状都是因为土湿，土湿是各种内伤杂病的根原，所以这里强调茯苓的作用。最后黄元御老师还说了茯苓药物的制法，认为"庸工用乳制，最缪不通"，对此我是这样理解的：茯苓的功效就是祛湿，如果用乳来炮制，其祛湿的功效基本上就没有了。这个跟附子用童便、甘草水来炮制的错误是一样的，这样的炮制方法使得药物失去了原有的偏性之气，也失去了原有的效果。

要点（203）　黄师药方原则三：治水必土木兼医。

《长沙药解·卷四·猪苓》原文：但水之为性，非土木条达，不能独行。猪苓散之利水，有白术之燥湿土也；猪苓汤之利水，有阿胶之清风木也；五苓之利水，有白术之燥土、桂枝之达木也；八味之利水，有桂枝之达木、地黄之清风也。若徒求利于猪、茯、滑、泽之辈，恐难奏奇功耳。

经常用的祛湿药物有茯苓、猪苓、泽泻，为了更好地了解茯苓，我们需要比较祛湿药物的细微差别。黄师在猪苓的药解中说"水之为性，非土木条达，不能独行"，说明治水必土木兼医。一个人如果湿气很重，往往需要使用猪苓、茯苓、泽泻这些药物来祛湿。但是仅仅用这些药物是不够的，必须增加一些温燥土气、清风润木、疏达木气的药物。猪苓散包括猪苓、泽泻、白术三味药，其中白术是补中燥土的；猪苓汤包括猪苓、茯苓、泽泻、滑石、阿胶，其中阿胶就是柔润风木的药物；五苓散包含猪苓、茯苓、泽泻、白术、桂枝，其中白术燥土、桂枝疏达木气；八味指的是八味肾气丸，包括附子、桂枝、山茱萸、茯苓、泽泻、丹皮、干地黄，其中桂枝疏达木气、地黄清风燥。

要点（204）　茯苓、猪苓、泽泻、滑石的比较。

《长沙药解·卷四·茯苓》原文：味甘，气平，入足阳明胃、足太阴脾、足少阴肾、足太阳膀胱经。利水燥土，泻饮消痰，善安悸动，最豁郁满。除汗下之烦躁，止水饮之燥渴，淋癃泄痢之神品，崩漏遗带之妙药，气鼓与水胀皆灵，反胃共噎膈俱效。功标百病，效著千方。

《长沙药解·卷四·猪苓》原文：味甘，气平，入足少阴肾、足太阳膀胱经。利水燥土，泻饮消痰，开汗孔而泻湿，清膀胱而通淋，带浊可断，鼓胀能消。猪苓渗利泻水，较之茯苓更捷。

《长沙药解·卷四·泽泻》原文：味咸，微寒，入足少阴肾、足太阳膀胱经。燥土泻湿，利水通淋，除饮家之眩冒，疗湿病之燥渴，气鼓水胀皆灵，膈噎反胃俱效。泽泻咸寒渗利，走水府而开闭癃，较之二苓淡渗，更为迅速。

《长沙药解·卷四·滑石》原文：味苦，微寒，入足太阳膀胱经。清膀胱之湿热，通水道之淋涩。

首先我们来比较茯苓与猪苓。这两味药物都有一样的描述"利水燥土，泻饮消痰"，说明它们的作用是很类似的。第一个不同点是：猪苓入两条经脉，肾经与膀胱经；茯苓入四条经脉，脾经、胃经、肾经、膀胱经。这说明茯苓作用更全，更符合黄元御老师的水气与土气同治的理念。第二个不同是猪苓祛湿的速度比茯苓快一点，"猪苓渗利泻水，较之茯苓更捷"。猪苓"开汗孔而泻湿"，在排汗的同时易使阳气走散。所以黄元御老师在很多药方中祛湿的第一选择都是茯苓。

泽泻祛除湿气的速度比猪苓、茯苓更快，"走水府而开闭癃，较之二苓淡渗，更为迅速"；茯苓是淡淡地、慢慢地渗透祛湿；猪苓是"开汗孔而泻湿"。泽泻还有开闭癃的能力，我用"查找阅读法"查找了《黄元御医书十一种》中对"癃"的认识，发现都是指膀胱闭癃，小便不利。我们在《四圣心源·天人解》的"糟粕传导"小节学习了，三焦之火泄露于膀胱则小便不利，这时候就用泽泻开闭癃而泻水。总体来说，从茯苓的淡淡渗透祛湿，到猪苓的开汗孔泻湿，最后到泽泻开闭癃而走小便水道，这三味药祛湿的作用是依次递进的。

滑石仅仅是入膀胱经，主要是清膀胱之热，湿热一除，则水道自然通畅。从《四圣心源·天人解·糟粕传导》中知道：三焦之火若虚，则遗溺；三焦之火若实，而且随着太阳寒水蛰藏在水中，则小便利；三焦之火若实，但是泄于膀胱，没有收藏好，则膀胱热癃，小便不利。滑石专清膀胱湿热，通水道之淋涩。

4.5 白术

要点（205） 白术补中燥湿，所以吐利兼医。

《长沙药解·卷一·白术》原文：味甘、微苦，入足阳明胃、足太阴脾经。

补中燥湿，止渴生津，最益脾精，大养胃气，降浊阴而进饮食，善止呕吐，升清阳而消水谷，能医泄利。

对于黄元御老师在每味药物最前面的简介部分，我们要有两个阅读的视角，一个是这味药物对人之一气的影响，另一个是这个药物对人体症状的治疗作用。例如白术，"入足阳明胃、足太阴脾经""补中燥湿""最益脾精，大养胃气"，这些都是其对人之一气的作用；"止渴生津""善止呕吐""能医泄利"，这些都是其对人体症状的治疗作用。对气的作用是原因，对人体症状的治疗作用是结果，有这个思考我们就比较容易阅读《长沙药解》了。接下来我们来看一下白术的最主要作用：补中燥湿，吐利兼医。

《长沙药解·卷一·白术》原文：脾以太阴而抱阳气，故温升而化木火，胃以阳明而含阴精，故清降而生金水。胃降则空虚而善容，是以食下而不呕，脾升则磨荡而善腐，是以谷消而不利。五行之性，火燥而水湿，太阴脾土，升自水分，因从水分而化湿，阳明胃土，降于火位，因从火位而化燥。太阴之湿济阳明之燥，阳明之燥济太阴之湿，燥湿调和，中气轮旋，是以胃纳脾消，吐利不作。

脾是足太阴脾，为阴，在一气周流中下一阶段的发展方向就是上升，所以说"脾以太阴而抱阳气"；胃为足阳明胃，为阳，在一气周流中下一阶段的发展方向就是沉降，所以说"胃以阳明而含阴精"。接着这里重复了"天人解"的精华滋生、"六气解"的太阴湿土与阳明燥金的内容。最后就是说中气充足的人，胃可以受纳食物，脾可以消磨食物，则人就既不会呕吐也不会拉肚子。

《长沙药解·卷一·白术》原文：但太阴脾土以湿土司令，阳明胃从燥金化气。辛金己土，俱属太阴，而辛金不如己土之湿，庚金戊土，俱属阳明，而戊土不如庚金之燥，缘化于人，不敌主令于己者之旺也。人之衰也，火日亏而水日盛，燥日消而湿日长，湿则中气凝郁，枢轴不运，升降反作，脾陷胃逆。脾陷则乙木不达，下克己土，水谷不消而为泄，胃逆则甲木失归，上克戊土，饮食不纳而为呕。

人之一气日渐衰弱，阴气逐渐旺盛，阳气逐渐衰弱，火气虚弱水气泛滥，燥气衰弱湿气增长，则中气凝滞而胃不能受纳食物、脾不能消磨食物，如此，呕吐与泻利就跟随而来了。拉肚子的最主要原因是脾阳不能磨化水，水随着食物磨化的渣滓进入大肠与小肠，继而排出体外。

《长沙药解·卷一·白术》原文：白术补土燥湿，土燥而升降如前，是以吐泻兼医。理中汤用之以治痞满呕泄，盖与姜、甘、人参温补中气，转其升降之轴，自复清浊之位也。

土湿脾陷是拉肚子的原因、土湿胃逆是呕吐的原因。白术将湿气祛除了，中气不湿则人既不会呕吐也不会拉肚子。理中汤包括人参、甘草、白术、干姜，其中人参与甘草是补中气的，干姜补中气同时转动中气，白术则补中气的同时祛除中土中的湿气、让中气转动的道路顺畅而不凝滞。这四味药物都围绕着中气，补充中气，恢复中气的运转，则痞满、呕吐、拉肚子都可以治好。所以我的总结是：白术补中燥湿，所以吐利兼医。

要点（206） 白术性守而不走，擅长补虚固脱，不擅长疏通宣导。

《长沙药解·卷一·白术》原文：其性守而不走，故于补虚故固脱，独擅其长，而于疏通宣导，则未能焉。若脐动腹满诸证，非姜、桂、附子，不能胜任矣。

《长沙药解·卷一·白术》原文：白术性颇壅滞，宜辅之疏利之品。肺胃不开，加生姜、半夏以驱浊，肝脾不达，加砂仁、桂枝以宣郁，令其旋补而旋行，则美善而无弊矣。

白术的味道是甘甜的，入足太阴脾经与足阳明胃经而补中气，同时白术的味道又是微苦的，所以是让一气收敛、走不动的。黄元御老师总结白术的性情是"守而不走"，就是说，白术这味药的精华之气更多是停滞而不是流动，它的作用就是补中燥湿，祛除中土的湿气，让一气走的道路顺畅起来，但是走的力量的发挥需要别的药物的辅助。如果已经有"脐动腹满"等症状了，则需要干姜、桂枝、附子这类让中气走动的药物。所以在使用白术的时候，需要辅用一些让一气走动的药物，如果肝脾下陷则加砂仁与桂枝，让一气生发起来；如果肺胃不降则加一些生姜、半夏，让一气沉降下来。

要点（207）　白术气味浓郁，汁浆淳厚，祛湿而不上燥，最益脾精。

《长沙药解·卷一·白术》原文：凡祛湿之品，每伤于燥。白术气味浓郁，汁浆淳厚，既养胃气，亦补脾气，最生津液，而止燥渴。仲景用之于桂枝、麻黄之内，汗去而津液不伤，至妙之法也。

白术"补中燥湿，止渴生津，最益脾精，大养胃气"，这里用了一个"最"字，说明白术在人体津液不足、气有点燥而中土又湿的情况下是非常适用的。一般的祛除湿气的药物都会导致人之一气比较燥，中土的湿气被祛除了，人之一气就转动得比较快了，就容易导致人之一气变得燥，而白术气味浓、汁浆淳厚，这些象都是阴的，所以白术擅长收敛人之一气以生成津液，当然白术祛湿也不会导致人之一气变得很燥。张仲景在用桂枝、麻黄泻湿气的时候，往往会增加白术，就是用到了白术祛除湿气而不会让一气变得燥的特点。

《长沙药解·卷一·白术》原文：盖湿淫之病，善伤津液。以土燥金清，则肺气降洒，而化雨露。其露气之氤氲而游溢者，浸润滑泽，是谓之津。津液渗灌，脏腑沾濡，是以不渴。湿则气滞津凝，淫生痰涎，脏腑失滋，每生燥渴。津液无多，而再经汗泄，湿愈而燥伤矣。加白术祛湿而养津，此除湿发汗之金绳也。

津液是人之一气因为肺气收敛到人体内形成的，津液充足则人不会感觉渴。人之一气往往因为中土的湿而导致一气不容易收敛起来形成津液，这时候人就感觉到渴。在人感觉到燥渴的情况下，白术是最佳选择。我们看《四圣心源·劳伤解》中，绝大部分药方都用茯苓祛湿，而在大便出血的情况下，人或多或少都有点燥的象，黄元御老师针对这个情况就用白术而不是茯苓来祛湿，这就是充分利用了白术"祛湿而不伤燥"的特点。

要点（208） 仲景治水，五苓、真武、附子、泽泻诸方，俱用白术，所以培土而制水也。

《长沙药解·卷一·白术》原文：水火之交，其权在土。水化而为木火，由己土之左旋，火化而为金水，缘戊土之右转，土者，水火之中气也。中气旺则戊土蛰封，阴降而抱阳，九地之下，常煦然而如春，己土升发，阳升而含阴，九天之上，常凛然而如秋。中气衰则戊土逆升，失其封蛰之职，火飞而病上热，己土顺陷，乖其发达之政，水沉而病下寒，是以火热水寒之病，必缘土败。仲景治水，五苓、真武、附子、泽泻诸方，俱用白术，所以培土而制水也。

"土枢四象，一气周流"，水升而化火，火降而化水，其枢轴都由土气所驱动，张仲景在五苓散、真武汤、泽泻汤这些药方中都用白术，就是用白术来培土而泻水。

4.6 干姜

要点（209） 干姜补益火土，燥湿温中，强力运转中气。

《长沙药解·卷一·干姜》原文：味辛，性温。入足阳明胃、足太阴脾、足厥阴肝、手太阴肺经。燥湿温中，行郁降浊，补益火土，消纳饮食，暖脾胃而温手足，调阴阳而定呕吐，下冲逆而平咳嗽，提脱陷而止滑泄。

干姜最主要的功能就是燥湿温中，祛除中土湿气的同时强力运转中气，中气运转顺畅则可以治疗非常多的症状。

《长沙药解·卷一·干姜》原文：火性炎上，有戊土以降之，则离阴下达而不上炎，水性润下，有己土以升之，则坎阳上达而不下润。戊己旋转，坎离交互，故上非亢阳而不至病热，下非孤阴而不至病寒。中气既衰，升降失职，于是水自润下而病寒，火自炎上而病热。戊土不降，逆于火位，遂化火而为热，己土不升，陷于水位，遂化水而为寒，则水火分离，戊土燥热而己土湿寒者，其常也。而戊土之燥热，究不胜己土之湿寒。盖水能胜火，则寒能胜热，是以

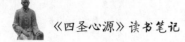

十人之病，九患寒湿而不止也。

中气衰则病，上热下寒等症状都是中气衰败的结果，而己土之湿寒占据中气之病的十分之八九甚至以上。

《长沙药解·卷一·干姜》原文：干姜燥热之性，甚与湿寒相宜，而健运之力，又能助其推迁，复其旋转之旧。盖寒则凝而温则转，是以降逆升陷之功，两尽其妙。仲景理中用之，回旋上下之机，全在于此，故善医泄利而调霍乱。凡咳逆齁喘、食宿饮停、气膨水胀、反胃噎膈之伦，非重用姜苓，无能为功，诸升降清浊、转移寒热、调养脾胃、消纳水谷之药，无以易此也。

干姜性子燥热，对付中气寒湿、恢复中气运转特别有效。李玉宾老师曾经说过，他的药方不说全部有干姜，至少大部分都有干姜，就是取干姜对付中气湿寒、恢复中气运转的功效。干姜可暖脾胃而温手足，调阴阳而定呕吐，下冲逆而平咳嗽，提脱陷而止滑泄。

要点（210） 干姜温中而不助邪。

《长沙药解·卷一·干姜》原文：五脏之性，金逆则生上热，木陷则生下热。吐衄呕哕、咳嗽喘促之证，不无上热，崩漏带浊，淋涩泄利之条，不无下热。而得干姜，则金降木升，上下之热俱退，以金逆而木陷者，原于中宫之湿寒也。

很多人会说"我不能吃姜，一吃就上火"，甚至对药方中有干姜都感觉有问题。其实中气之寒湿是木气下陷、金气上逆的最主要原因，而干姜是针对中气寒湿的非常合适的药物，所以可以治疗好多症状，包括有上热的"吐衄呕哕、咳嗽喘促"症状与有下热的"崩漏带浊，淋涩泄利"症状。

《长沙药解·卷一·干姜》原文：干姜温中散寒，运其轮毂，自能复升降之常，而不至于助邪。其上下之邪盛者，稍助以清金润木之品，亦自并行而不悖。若不知温中，而但清上下，则愈清愈热，非死不止！此庸工之遗毒，而千载之奇冤，不可不辨也。

如果上热或者下热太严重，在用清金气柔润木气的祛热药物时，还是可以同时用干姜的。干姜的燥热之性并不会加剧上热与下热的情况，不会"助邪"，其作用就是温中气、转中气。如果有上热或者下热的情况，如果不用干姜、茯苓等药物恢复中气运转，则单纯清除上热或者下热会导致中气受损，中气受损则一气周流将更加不顺畅，从而导致上热或者下热更加厉害。说上热或下热的人不能用干姜的人，没有关注中气的运转情况。

要点（211）　干姜调肝畅脾，暖血温经，女子诸病悉宜干姜。

《长沙药解·卷一·干姜》原文：血藏于肝而原于脾，干姜调肝畅脾，暖血温经。凡女子经行腹痛，陷漏紫黑，失妊伤胎，久不产育者，皆缘肝脾之阳虚，血海之寒凝也，悉宜干姜，补温气而暖血海。温中略炒用，勿令焦黑。

女子的各种妇科病，都是肝气与脾气虚弱、生发能力不足导致的，都是血海虚寒，所以都适合干姜。

4.7　生姜

要点（212）　生姜宣达营卫，行经之要品，发表之良药。

《长沙药解·卷一·生姜》原文：味辛，性温，入足阳明胃、足太阴脾、足厥阴肝、手太阴肺经。降逆止呕，泻满开郁，入肺胃而驱浊，走肝脾而行滞，荡胸中之瘀满，排胃里之壅遏，善通鼻塞，最止腹痛，调和脏腑，宣达营卫，行经之要品，发表之良药。

《素问悬解·运气·至真要大论八十》原文：六气病人，皆外感皮毛，郁其里气而成，悉宜发表出汗，以通里气之郁，开发腠理谓发表，致津液谓出汗也。

这里先重点讲解一下"发表"的概念。"六气病人，皆外感皮毛，郁其里气而成"，说的是六气让人生病，都是因为外在的天地之一气偏了，人之一气感应之后也偏了。外感之病，人气感应天地之气的变化都是从表入里，首先是人的体表感应到了，导致体表的营卫运转不顺畅，表气不能内交，里气不能外济，营气不能外发，卫气不能内敛。这个时候都适合发表出汗，以让营气外发、卫气内敛。发表的含义就是"开发腠理"，就是让腠理上的营卫之气恢复正常的局部一气周流。发表是开发腠理，发表出汗之后，外感的病就好了，里气之郁就解了，所以有时候也称为"解表"。

干姜的作用是"燥湿温中"，是温暖中气，运转中气，直接走的脏腑的气血。生姜的作用是"调和脏腑，宣达营卫，行经发表"，对中气是调和的作用，更多的作用是行经脉之气，宣达营卫，行经发表，走的是与脏腑相对的经脉、营卫。记得我们在"六气解"中的诊断初解中说到，药物有表里，桂枝走表、肉桂走里，这里也一样，干姜走里、生姜走表。恢复力气外济、表气内交顺畅进行的能力就是生姜相对干姜的最大不同，"宣达营卫"的意思就是让营气外济、卫气内交，让营气宣布出去，让卫气通达里面。"行经"的含义就是让经气走快一点。这样我们就解释完干姜与生姜的差别了。这个跟我们日常经验也是类似的：干姜的汤喝下去，肚子很暖和，但是不容易出汗；生姜的汤喝下去，就比较容易满头大汗。

要点（213）　药物的两方面思考：针对人之一气是主因，针对症状是结果。

黄元御老师描述药物作用有两个思考方向。第一个思考方向是这个药物对人之一气的作用；第二个思考方向是这个药物针对了人体生病时的哪些症状。药物对人之一气的作用是根本原因，是药物对症状起作用的内在动力。例如，"荡胸中之瘀满，排胃里之壅遏，善通鼻塞，最止腹痛"，这些都是生姜对症状起作用的描述；"和脏腑，宣达营卫，行经发表"，这些是生姜对人之一气所起作用的描述。对症状起作用是药物对人之一气的影响导致的结果。所以我们看一个药物最主要是分析这个药物对人之一气所起的作用，了解了这内在的作用，才算真正理解了药物对症状的作用机制，才是真正明白了中医治病的原理。

要点（214）　生姜红糖水是受凉感冒的救急先锋。

生姜红糖水是一个非常有效的针对受凉感冒的救急先锋。例如人淋雨之后，一般就非常容易感冒，这种感冒初起时候的处理方法就是要发表出汗，一个非常简便的方法就是用热水泡脚，同时煮一碗生姜红糖水喝下去，汗发出来就不会感冒了。把这个单独作为一个要点写在这里，最主要是提醒大家日常的保养，不要等生病了才想起中医，中医的原理其实在日常生活中无处不在。发汗的选择除了生姜，还有葱白、紫苏等。现在的生活环境让得感冒的机会增多，例如下班回家路上，在很热的环境下进入地铁，突然被地铁的空调吹一下。这个时候生姜红糖水也是一个很有效的救急方法。针对感冒，我个人还有一个体会，如果突然被凉风吹着了，赶紧用自己的手掌心捂住大椎，将受凉的大椎捂热也是一个恢复自己一气正常运转的快速方法。生姜红糖水中红糖增加中气的能量，生姜行经发表，人之一气被雨水或者空调郁住的气恢复正常运转，人就不会生病了。

要点（215） 生姜泻肺而不损中气。

《长沙药解·卷一·生姜》原文：人身之气，清阳左升于肝脾，浊阴右降于肺胃。胃土冲和，气化右转，则辛金清降，息息归根。壬水顺行，滴滴归源，雾露洒陈，津液流布，下趣溪壑，川渎注泻，是以下不虚空而上不壅满。肺胃不降，则气水俱逆，下之膀胱癃闭，溲尿不行，上之胸膈埋塞，津液不布，于是痰饮喘嗽、恶心呕哕之病生焉。

人之营卫之气郁住了，用生姜行经发表的功效宣发一下，让营气外济、卫气内交，恢复营卫之气的一气周流，感冒就不会继续发展了。郁住的营卫之气相对于脏腑之气来说在表，肝脾主里，肺胃主表，所以发泄郁住的营卫之气有时候也称为"泻肺气"。黄元御老师在这继续强调人之一气周流顺畅，特别是一气顺着胃气下降则"下不虚空而上不壅满"。肺胃不降则"痰饮喘嗽、恶心呕哕之病生焉"。

《长沙药解·卷一·生姜》原文：生姜疏利通达，下行肺胃而降浊阴，善止呕哕而扫瘀腐，清宫除道之力，最为迅捷。缘肺胃主收，收令不旺，则逆行而病埋塞，生姜开荡埋塞，复其收令之常，故反逆而为顺也。本为泻肺之品，泻其实而不至于损其虚，循良之性，尤可贵焉。

生姜的本性就是疏利通达，让肺胃之气顺利沉降，所以可以治疗很多中气上逆的症状。因为生姜本来入足阳明胃经、足太阴脾经、足厥阴肝经、手太阴肺经四条经脉，泻肺胃之气而同时补肝脾之气，所以泻肺而不损中气，在很多外感之病的治疗中都得到重用。泻肺气之郁力量最大的是麻黄，但是因为麻黄力量太大，中气虚的人不可用。在这个时候生姜就可以替代麻黄。黄元御老师用药时非常注重对中气的呵护，所以在"六气解"的"六气治法"中没有用麻黄。"六气治法"中行经发表的药物代表就是生姜。

要点（216） 补益营卫之时最宜加生姜。

《长沙药解·卷一·生姜》原文：气盛于肺胃，而实本于肝脾，血中之温气，肺气之根也。阳气初生于乙木之中，未及茂长，是以肝脾之气易病抑郁。生姜辛散之性，善达肝脾之郁，大枣气质醇浓，最补肝脾，而壅满不运，得生姜以调之，则精液游溢，补而不滞。桂枝汤，用之于甘枣桂芍之中，既以和中，又以发表。凡经络凝涩，沉迟结代，宜于补益营卫之品加生姜以播宣之，则流利无阻。炙甘草、新加汤、当归四逆汤皆用之，以温行经络之瘀涩也。

大枣的味道很浓、很甜，但是气不浓。就气味而言，气是相对无形的，味是相对有形的，气为阳，味为阴，所以大枣精华之气的本性就是比较"壅满不运"。在用大枣的时候，如果要发挥好大枣的作用，最好同时用点生姜来推动气的运转。市面上有一种"姜枣茶"，就是姜与枣搭配，对人之一气有很好的补益作用。这就是桂枝汤用生姜的含义。桂枝汤包括桂枝、芍药、甘草、大枣、生姜，防止桂枝行经让人出汗之后阳气受损，用大枣来补血，同时用生姜来行大枣之气，"则精液游溢，补而不滞"。继续思考下去，凡是经脉凝涩，如沉脉、结脉、代脉，都是人之一气虚弱，都适合在补益营卫的药物之外，增加生姜以播宣一气，让一气流行无阻。炙甘草汤、新加汤、当归四逆汤都用了生姜，都是用生姜来进行"温行经络之瘀涩"。

生姜行经发表的同时，温中寒的能力也有"良效"，但是比不上干姜。水寒土湿之人，平时多吃点生姜蒸鸡中的生姜，对身体非常有好处。

4.8 缩砂仁

要点（217） 砂仁入脾胃，和中调气，乃调理脾胃之上品。

《玉楸药解·卷一·草部·缩砂仁》原文：味辛，气香，入足太阴脾、足阳明胃经。和中调气，行郁消渴，降胃阴而下食，达脾阳而化谷，呕吐与泄利皆良，咳嗽共痰饮俱妙，善疗噎膈，能安胎妊，调上焦之腐酸，理下气之秽浊，除咽喉口齿之热，化铜铁骨刺之鲠。

《玉楸药解·卷一·草部·缩砂仁》原文：清升浊降，全赖中气，中气非旺，则枢轴不转，脾陷胃逆。凡水胀肿满、痰饮咳嗽、噎膈泄利、霍乱转筋、胎坠肛脱、谷宿水停、泄秽吞酸诸证，皆升降反常，清陷浊逆故也。泻之则益损其虚，补之则愈增其满，清之则滋其下寒，温之则生其上热。缘其中气埋郁，清浊易位，水木下陷，不受宣泻，火金上逆，不受温补也。惟以养中之味，而加和中之品，调其滞气，使之回旋，枢轴运动，则升降复职，清浊得位，然后于补中扶土之内，温升其肝脾，清降其肺胃，无有忧矣。和中之品，莫妙如砂仁，冲和条达，不伤正气，调理脾胃之上品也。

《玉楸药解·卷一·草部·缩砂仁》原文：去壳，炒研，汤冲服，则气足。

中气运转不畅的时候很难调理，如果泻人之一气则增加了中气的虚，如果补人之一气则增加了中气的壅塞，如果清热则增加下面的寒，如果用温热的药物则增加上面的热。这个时候，应该加一些和中之药物，使得中气轮旋恢复，然后加入升肝脾、降肺胃的药物，如此则可以达到目的。这样的和中气之药，砂仁算是上品。和中之品，莫妙如砂仁，冲和条达，不伤正气，调理脾胃之上品也。

有关中气的三个词语可以类比理解一下，也就是和中、温中、建中。"和中"指的是人之中气还可以，就是有一点点虚，又有点壅塞，这时候补则增加壅塞，泻则让中气更虚，最好的方法是用砂仁和中。"温中"指的是中气已经比"和中"的时候更虚了，以湿寒为主，这时候最好的方法是用干姜"燥湿温中"。"建中"则说明中气已经溃不成军了，到了需要立即重建的时候。

《金匮要略》大建中汤（原方组成：胶饴一升，人参一两，干姜四两，蜀椒二合）与黄芪建中汤（原方组成：黄芪两半，胶饴一升，芍药六两，桂枝三两，甘草二两，生姜三两，大枣十二枚）都是在这个关键时刻大补中气，几个补中气的药物同时上阵，以救中气之急。

4.9　桂枝

要点（218）　桂枝入肝家而行血分，走经络而达营郁，善解风邪，最调木气。

《长沙药解·卷二·桂枝》原文：味甘、辛，气香，性温。入足厥阴肝、足太阳膀胱经。入肝家而行血分，走经络而达营郁，善解风邪，最调木气，升清阳脱陷，降浊阴冲逆，舒筋脉之急挛，利关节之壅阻，入肝胆而散遏抑，极止痛楚，通经络而开痹涩，甚去湿寒，能止奔豚，更安惊悸。

桂枝入足厥阴肝经与足太阳膀胱经，本性是辛、温的，可以让经络之气走快一点。"入肝家而行血分"，是说桂枝入足厥阴肝经，可补充人之肝气，而且让肝气走快一点，上升得舒畅一点。"走经络而达营郁"，是说桂枝可以让经络之气走快一点，并通过加快营血的运转而恢复人之表气的正常运转，使营血外济，从而解决营血郁住的情况。"善解风邪，最调木气"，桂枝是调理木气的典型代表药物，在《四圣心源·劳伤解》黄芽汤加减中，黄元御老师说："肝血左郁，凝涩不行，则加桂枝、丹皮以疏肝。"所以说桂枝是调理木气的最常用药物。理解桂枝这味药，最好的方式还是分析一下《伤寒论》中张仲景的第一方——桂枝汤。

《长沙药解·卷二·桂枝》原文：《伤寒》桂枝汤，桂枝三两，芍药三两，甘草二两，大枣十二枚，生姜三两，治太阳中风，头痛发热，汗出恶风。以营性发扬，卫性敛闭，风伤卫气，泄其皮毛，是以汗出。风愈泄而卫愈敛，郁遏营血，不得外达，是以发热。甘草、大枣，补脾精以滋肝血，生姜调脏腑而宣经络，芍药清营中之热，桂枝达营气之郁也。

《伤寒说意》原文：风者，天地之生气。

桂枝汤治疗太阳中风。人生病是因于六气之偏，或者因于天地之气偏而人气感之。"太阳中风"分开来理解包括三个方面：太阳，中，风。风指的是六气（风、热、暑、湿、燥、寒）中的风邪，是一种"动"的力量，是天地之气的生发力量。太阳指的是人之六气的太阳寒水，指的是位于人的体表、具收敛作用的那股气。太阳中风指的是人的太阳寒水之气受到了天地之"动"的风邪、风木生发之气的影响。营血本性是发散向外的，卫气本性是收敛内行的，营卫在人的体表、经络中运行，营血外济，卫气内交，营卫周流则人之一气周流就正常了。营血是发散的、动的力量，风也是动的力量，风邪不会伤害营血。卫气是收敛的力量，风是动的力量，风会伤害卫气。卫气被风伤害，风不让卫气收敛则卫气就会加强收敛，卫气加强收敛则营血就不能外济，营血不外济则郁住而发热。这就是太阳中风的原理。

《伤寒悬解·太阳经上篇·太阳中风》原文：风家用桂枝，所以不助经热者，以其皮毛无寒，孔窍不闭，无须麻黄发表，但以芍药之酸寒泻其营血，桂枝之辛温通其经络，血热自能外达。

有的人考虑在营血有热的情况下，可不可以用桂枝。这里说的是太阳中风因为人的孔窍没有闭塞，风的力量让人通过汗孔还在出汗，所以只需要用桂枝的辛温之气疏通人的经络之气的运行，让经络之气运行得快一点，则营血的热气就可以随着汗孔外发了，营血之热泻了，营气外济，太阳中风就治好了。

芍药的作用有两个，一个是稍微泻一点营血中的热，另外一个是防止桂枝泻热而阳气受损得太厉害，故以芍药之酸"收"与"复"。"收"在于营血中的阳气不要泻得太厉害，桂枝通经络使得阳气往外发，芍药往里收，一发一收，调和营卫；"复"的意思是营血因为桂枝发汗散热而消耗，需要"聚气化血"来恢复。大枣补血而化气，生姜和中而发表，甘草增加中气的能量总量，这样，桂枝汤（桂枝，芍药，甘草，大枣，生姜）就以桂枝为主围绕恢复人之一气的周流状态治好了太阳中风。

桂枝入足厥阴肝经，其"舒筋脉之急挛，利关节之壅阻，入肝胆而散遏抑，极止痛楚，通经络而开痹涩，甚去湿寒，能止奔豚，更安惊悸"都是通过疏通经络之气，使经络之气恢复正常而达到的。人之一气周流，以木气生发为最重要基础，所以桂枝是我们最经常用的药物之一。

要点（219）　桂枝走经络之气，肉桂走脏腑之气。

《玉楸药解·卷二·木部·肉桂》原文：味甘、辛，气香，性温，入足厥阴肝经。温肝暖血，破瘀消癥，逐腰腿湿寒，驱腹胁疼痛。

《玉楸药解·卷二·木部·肉桂》原文：肉桂温暖条畅，大补血中温气。香甘入土，辛甘入木，辛香之气，善行滞结，是以最解肝脾之郁。

《玉楸药解·卷二·木部·肉桂》原文：肉桂本系树皮，亦主走表，但重厚内行，所走者表中之里。究其力量所至，直达脏腑，与桂枝专走经络者不同。

肉桂味甘、辛，气香，性温，入足厥阴肝经，温暖条畅，大补血中温气，这些功效都是与桂枝一样的。不一样的是肉桂的气深达脏腑，桂枝的气专走经络。

要点（220）　《伤寒论》中药方对桂枝的加减都是基于木气运行顺畅与否而定的。

《长沙药解·卷二·桂枝》原文：凡气冲心悸之证，皆缘水旺土虚，风木郁动之故。《伤寒》理中丸，治霍乱吐利，若脐上筑者，肾气动也，去术，加桂四两。《伤寒》四逆散，治少阴病，四逆，悸者，加桂五分。以足之三阴，自足走胸，乙木生于癸水而长于己土，水寒土湿，脾气郁陷，乙木抑遏，经气不畅，是以动摇。其始心下振悸，枝叶之不宁也，及其根本摇撼，脐下悸作，则木气奔突，势如惊豚，直冲于胸膈咽喉之间。桂枝疏肝脾之郁抑，使其经气畅达，则悸安而冲退矣。

中土之中如果水气泛滥而湿气重的话，木气的生发就会受影响，木气郁则生风，所以人就会有气冲、心悸的象，这时候在原来药方中增加桂枝，就可以疏通木气、调理木气，气冲、心悸的症状就会得到解决。我们以理中丸与四逆散两个方子来举例子，是因为二者都可以在原方基础上加桂枝以治木气郁生风导致的气冲心悸。

《长沙药解·卷二·桂枝》原文：桂枝附子汤，方在附子。治风湿相抟，骨节疼痛，小便不利，大便坚。小便利者，去桂，加术。便利而去桂者，木达而疏泄之令行也。

如果木气通达，则某些有桂枝的药方可以适当去除桂枝。这里举了一个桂枝附子汤的例子，桂枝附子汤（原方组成：桂枝四两，甘草二两，生姜三两，大枣十二枚，附子三枚）中，生姜、甘草、大枣和中补土，桂枝疏乙木之郁，附子温癸水之寒也。如果大便坚硬、小便通畅，则是木气疏泄之令正常进行，这时候就可以考虑将桂枝去掉。

要点（221）　木气生发之力不足是肝病的主因。

《长沙药解·卷二·桂枝》原文：肝应春，而主生，而人之生气充足者，十不得一。即其有之，亦壮盛而不病，病者，皆生气之不足者也。盖木生于水而长于土，水温土燥，阳气升达，而后生气畅茂。水寒土湿，生气失政，于是滞塞而克己土，以其生意不遂，故抑郁而作贼也。肝病则燥涩堙瘀，经脉亦病。木中孕火，其气本温，温气存则郁遏而生风热，温气少则风热不作，纯是湿寒。其湿寒者，生气之衰，其风热者，亦非生气之旺，此肝病之大凡也。

这段原文有三个层次的意思：第一个层次说，肝气就是木气，应春天，主生发之气，人之生发之气不足是生病的主要原因；第二个层次说，水寒土湿是肝气生发之力不足的原因，水寒土湿则木气生发不足，则只能贼土而不能生活以培土，就是说只能从己土脾中获得能量去生发，但是生发又不足不能化为火气进而化为土气，因为生发的能量因郁住而耗散了，人之一气的能量就逐渐减少了；第三个层次说，如果水气中的相火能量、木气中的温气还充足，则肝气郁遏而为热，如果能量不足则肝气郁遏而为湿寒，不管风热还是湿寒，都是生气不足的原因。这三个层次就是肝病的大致形成过程。在《四圣心源·六气解·六气偏见》中就说了"究之一气之偏盛，亦缘于虚"。

要点（222） 桂枝既宜于逆，又宜于陷，左之右之，无不宜之，良功莫悉，殊效难详。

《长沙药解·卷二·桂枝》原文：桂枝温散发舒，性与肝合，得之脏气条达，经血流畅，是以善达脾郁。经脉荣舒而条风扇布，土气松和，土木双调矣。土治于中，则枢轴旋转而木气荣和，是以既能降逆，亦可升陷，善安惊悸，又止奔豚。至于调经开闭、疏木止痛、通关逐痹、活络舒筋，嗌塞痞痛之类，遗浊淋涩之伦，泄秽、吞酸、便血之属，胎坠脱肛、崩中带下之条，皆其所优为之能事也。大抵杂证百出，非缘肺胃之逆，则因肝脾之陷，桂枝既宜于逆，又宜于陷，左之右之，无不宜之，良功莫悉，殊效难详。凡润肝养血之药，一得桂枝，化阴滞而为阳和，滋培生气，畅遂荣华，非群药所能及也。

桂枝的作用是加快经络中营气的运行速度，而且入肝经与膀胱经，所以既可以升达肝脾之气，也可以降敛肺胃之气。在补肝血的时候，不仅仅要补充"一气的总量"，还要增加"一气行走的力量"。

《长沙药解·卷二·桂枝》原文：去皮用。

黄师在很多地方，都点出来桂枝要"去皮用"。桂枝行经络，而桂枝皮在表，其性降敛，为了更好发挥桂枝的辛温作用，所以要去皮用，这是仲景用药精准之处。

4.10　丹皮（比对丹参、桃仁）

要点（223） 治血瘀三剑客：丹皮，丹参，桃仁。

《长沙药解·卷二·牡丹皮》原文：味苦、辛，微寒，入足厥阴肝经。达木郁而清风，行瘀血而泻热，排痈疽之脓血，化脏腑之癥瘕。

《玉楸药解·卷一·草部·丹参》原文：味甘，气平，入足厥阴肝经。行血破瘀，通经止痛，癥瘕崩漏兼医，磨坚破滞，行瘀血，调经安胎，一切痈疽、痂癞、瘿瘤、疥癣皆良。《本草》谓其破宿血，生新血，落死胎，疏通血脉，治脚膝痿痹。

走及奔马，行血之良品也。

《长沙药解·卷二·桃仁》原文：味甘、苦、辛，入足厥阴肝经。通经而行瘀涩，破血而化癥瘕。

《四圣心源·劳伤解·气血·血瘀》用破瘀汤（原方组成：甘草二钱；茯苓三钱；丹皮三钱；桂枝三钱；丹参三钱；桃仁三钱，炮，去皮尖；干姜三钱；首乌三钱，蒸）来治疗血瘀，其中丹皮、丹参、桃仁这三味药都是入足厥阴肝经的，丹皮"行瘀血而泻热"，丹参"行血破瘀"，桃仁"通经而行瘀涩，破血而化癥瘕"，这些都与行瘀血有关，所以我们在这里将三味药物比较一下。

《四圣心源·妇人解》原文：桂枝姜苓汤：甘草二钱，茯苓三钱，桂枝三钱，芍药三钱，干姜三钱，丹皮三钱，首乌三钱。煎大半杯，温服。治经漏……治经水先期。

《四圣心源·妇人解》原文：桂枝姜苓牡蛎汤：甘草二钱，茯苓三钱，桂枝三钱，芍药三钱，干姜三钱，丹皮三钱，首乌三钱，牡蛎三钱。煎大半杯，温服。治血崩。

《四圣心源·妇人解》原文：姜苓阿胶汤：丹皮三钱，甘草二钱，桂枝三钱，茯苓三钱，干姜三钱，丹参三钱，首乌三钱，阿胶三钱。煎大半杯，温服。治经水后期。

《四圣心源·妇人解》原文：桂枝丹皮桃仁汤：桂枝三钱，芍药三钱，丹皮三钱，桃仁三钱，甘草二钱，茯苓三钱，丹参三钱。上热，加黄芩；中寒，加干姜；中气不足，加人参；血块坚硬，加鳖甲、䗪虫；脾郁，加砂仁。煎大半杯，温服。治经水闭结。

月经情况其实最直接地展示了女性的气血充足与否、瘀滞与否，所以我们选择用《四圣心源·妇人解》的四个药方来理解行血瘀的三味药物的差别。妇人月经相关的病，都与水寒、木郁有关，所以这四个方子都有甘草、茯苓、桂枝，其中甘草补中气，茯苓利水燥土，桂枝行木气之郁。这三味药是这四个方子共同的底子。

首先我们来看桃仁，只在治疗经水闭结的桂枝丹皮桃仁汤中应用了，在经水后期、经水先期中都没有用到，所以可以看出桃仁的力量最大。

其次是丹参。丹参只在治经水后期的姜苓阿胶汤与治经水闭结的桂枝丹皮桃仁汤中应用了，所以相对于丹皮来说，丹参"磨坚破滞，行瘀血"，行血的力量也是比较大的，"走及奔马，行血之良品"。如果丹参的力量够大，那么在治经水闭结的桂枝丹皮桃仁汤中既然用了丹参就可以不用桃仁了，而黄元御老师却在瘀滞最严重的经水闭结用了桃仁，所以说丹参相对桃仁来说，除瘀血的能力差一些。

最后来看丹皮。丹皮在四个药方中都出现了，所以说只要有血瘀的情况，从最轻微的、无形的瘀滞到有形体结节的瘀滞，都可以用丹皮。在瘀滞还没有成形，是气形态的时候，丹皮是主将；在瘀滞已经成形的时候，丹参、桃仁是主将，丹皮继续负责处理无形的瘀滞。丹皮的另外一个作用是泻肝血中的热，达木郁而清风，行瘀血而泻热。

4.11 黄连

要点（224） 黄连清心家之烦热，然应中病即止。

《长沙药解·卷四·黄连》原文：味苦，性寒，入手少阴心经。清心退热，泻火除烦。火蛰于土，土燥则火降而神清，土湿则火升而心烦。黄连苦寒，泻心火而除烦热，君火不降，湿热烦郁者宜之。

黄连味道非常苦，所以清除上热的效果非常好。《四圣心源·劳伤解·中气》的黄芽汤加减中说了"其有心火上炎，慌悸烦乱，则加黄连、白芍以清心"，有心火上炎的情况，用黄连与芍药清心火。

《长沙药解·卷四·黄连》原文：土生于火，火旺则土燥，火衰则土湿，凡太阴之湿，皆君火之虚也。虚而不降，则升炎而上盛。其上愈盛，其下愈虚，当其上盛之时，即其下虚之会。故仲景黄连清上诸方，多与温中暖下之药并用，此一定之法也。凡泻火清心之药，必用黄连，切当中病即止，不可过剂，过则中下寒生，上热愈甚。庸工不解，以为久服黄连，反从火化，真可笑也。

用黄连清上热必须"中病即止，不可过剂"，因为清热的药物按照一气周流的理解就是会削弱一气周流的能量，所以必然会有损中气。如果上热已经清除，还继续用黄连则会使中气大受损害，中气受损则一气周流的升降就会不顺畅，也会导致上热下寒的情况，表面上看是黄连用久了导致上热，实际上是黄连用多了、用久了导致中气能量大大受损，一气周流不顺畅，从而导致上热。黄连清除上热，肯定在一定程度上会导致中气受损，所以用黄连的时候一定要适当与温中气、暖肾气的药物一起使用。

4.12　芍药

要点（225）　芍药酸收苦泻，酸则清风木而敛营，微苦则泻相火之逆升。

《长沙药解·卷二·芍药》原文：味酸、微苦、微寒，入足厥阴肝、足少阳胆经。入肝家而清风，走胆腑而泻热。善调心中烦悸，最消腹里痛满，散胸胁之痞热，伸腿足之挛急。吐衄悉瘳，崩漏胥断，泄痢与淋带皆灵，痔漏共瘰疬并效。

芍药的味道是酸的、微苦的，气性情是微寒的，与桂枝的辛温之性配合，在桂枝汤中共治太阳中风。芍药入足厥阴肝经与足少阳胆经，入肝家而清风，走胆腑而泻热。

《长沙药解·卷二·芍药》原文：阳根于水，升于肝脾，而化丁火，水寒土湿，脾阳郁陷，下遏肝木升达之路，则郁勃而克脾土，腹痛里急之病，于是生焉。厥阴以风木之气，生意不遂，积郁怒发，而生风燥，是以厥阴之病，必有风邪。风性疏泄，以风木抑遏，而行疏泄之令，若消、若淋、若泄、若痢、若崩、若漏、若带、若遗，始因郁而欲愈欲泄，究欲泄而终郁。其或塞，或通，均之风燥则一也。芍药酸寒入肝，专清风燥而敛疏泄，故善治厥阴木郁风动之病。肝胆表里同气，下清风木，上清相火，并有捷效。

芍药酸寒入肝，专清风燥而收敛疏泄。肝胆相表里，同时芍药还清相火，相火旺的人，也可以用芍药清上热。《四圣心源·劳伤解·中气》的黄芽汤加减中说："其有心火上炎，慌悸烦乱，则加黄连、白芍以清心。"即有心火上炎的情况，可用黄连与芍药清心火。

《素问悬解·运气·至真要大论八十》原文：火淫所胜，平以酸冷，佐以苦甘，以酸收之，以苦发之，以酸复之。

《素问悬解·运气·至真要大论八十》原文：黄师注解：火淫所胜，解表泄热，恐脱经阳，故以酸收之。仲景桂枝汤之芍药是也。热去营泄，故以酸复之。仲景新加汤之芍药是也。

要想更加了解芍药的用途，可以参考桂枝汤。桂枝汤（原方组成：桂枝三两，芍药三两，甘草二两，大枣十二枚，生姜三两）治太阳中风，用桂枝的辛温之气疏通人的经络之气的运行，让经络之气运行得快一点，营血的热气就可以随着汗孔外发了，营血之热泻了，营气外济，太阳中风就治好了。芍药的作用有两个，一个是稍微泻一点营血中的热，另外一个是防止桂枝泻热时使阳气受损得太厉害，故以芍药之酸"收"与"复"。"收"在于使营血中的阳气不要泻得太厉害，桂枝通经络使得阳气往外发，芍药往里收，一发一收，调和营卫。"复"的意思是说，营血因为桂枝发汗散热而消耗，需要"聚气化血"来恢复营血。这里黄元御老师再次强调新加汤（原方组成：桂枝汤加芍药一两、生姜一两、人参三两）就是在桂枝汤的基础上加芍药的"复"的功能。总结起来芍药的功效就是三个：清风燥，清相火，复津液。

要点（226）　芍药能泄肝胆风火，亦伐脾胃之阳。

《长沙药解·卷二·芍药》原文：然能泄肝胆风火，亦伐脾胃之阳。《伤寒》："太阴为病，脉弱，其人续自便利，设当行大黄、芍药者，宜减之，以其人胃气弱，易动故也。"凡风木之病，而脾胃虚弱，宜稍减之，与姜、桂、苓、术并用，土木兼医。若至大便滑泄，则不可用矣。黄芩汤、大柴胡用之治少阳之下利，以甲木而克戊土，所以泻少阳之相火也。伤寒别经及杂证下利，皆肝脾阳陷，不宜芍药。其败土伐阳，未如地黄之甚，然泻而不补，亦非虚家培养之剂也。

《伤寒悬解·少阴经全篇·真武汤证十八》原文：若下利者，去芍药，加干姜二两；缘脾阳之败，去芍药之泻脾，加干姜以温中。生姜降胃逆而止呕吐也。

芍药可以泻相火，就是可以泻去心火上炎的热，按照一气周流的理解就是会削弱一气周流的能量，所以必然会有损中气。凡是厥阴风木之病，如果脾胃虚弱，则应该减少芍药用量，即使用也需要与干姜、桂枝、茯苓、白术并用以确保脾胃不受损。如果到了大便滑泄拉肚子的地步，就不要用芍药，应该将芍药更换为干姜。

4.13　黄芩（比对芍药、栀子、石膏、黄连）

要点（227）　黄芩泻相火而清风木，但甚寒中。

《长沙药解·卷二·黄芩》原文：味苦，气寒，入足少阳胆、足厥阴肝经。清相火而断下利，泻甲木而止上呕，除少阳之痞热，退厥阴之郁蒸。

《长沙药解·卷二·黄芩》原文：黄芩苦寒，并入甲乙，泻相火而清风木，肝胆郁热之证，非此不能除也。然甚能寒中，厥阴伤寒，脉迟，而反与黄芩汤彻其热，脉迟为寒，今与黄芩汤复除其热，腹中应冷，当不能食，今反能食，此名除中，必死。小柴胡汤，腹中痛者，去黄芩，加芍药。心下悸，小便不利者，去黄芩，加茯苓。凡脉迟，腹痛，心下悸，小便少者，忌之。

《长沙药解·卷二·黄芩》原文：清上用枯者，清下用实者。内行醋炒，外行酒炒。

黄芩入足厥阴肝经与足少阳胆经，泻相火而清风木，对肝胆郁热的症状特别有效。上面描述的"小柴胡汤，腹中痛者，去黄芩，加芍药"，腹中痛是土湿而木气壅塞，说明在中气湿的时候不可用黄芩，要用柔和一点的芍药替代。芍药味酸，柔润风木的同时有收敛气而化血的"复"的能力，而黄芩就完全是苦寒之性。再看"凡脉迟，腹痛，心下悸，小便少者，忌之"，说明黄芩还是力量比较大的、偏性比较大的药物，专泻肝胆的郁热。在解读芍药的时候又说"大便滑泄者，不适宜用芍药，宜将芍药更换为干姜"。药物的这种替换关系，都与中气的盛衰、湿气相关。

栀子泻膀胱之热、石膏泻肺热、黄连泻心热，这三味药都是泻热的药物，用时都要非常注意对中气脾胃的影响。

4.14　栀子

要点（228） 栀子苦寒，泻膀胱之湿热，也败脾阳，大便微溏者，不可以用栀子汤。

《长沙药解·卷一·栀子》原文：味苦，性寒，入手少阴心、足太阴脾、足厥阴肝、足太阳膀胱经。清心火而除烦郁，泻脾土而驱湿热，吐胸膈之浊瘀，退皮肤之熏黄。栀子苦寒，清心火而除烦热，烦热既去，清气下行，则浊瘀自涌。若热在膀胱，则下清水道，而开淋沥。盖厥阴乙木，内孕君火，膀胱之热，缘乙木之遏陷，亦即君火之郁沦也。善医黄疸者，以此。

《伤寒悬解·太阳经中篇·太阳坏病入太阴去路·忌栀子证二十一》原文：栀子苦寒之性，泻脾胃而滑大肠，凡用栀子诸汤，设病人旧日脾阳素虚，大便微溏者，不可与服也。

栀子可以泻心的烦热、脾的湿热以及膀胱之热。在《四圣心源》的"六气解"与"劳伤解"中，都是用栀子泻膀胱之热。栀子苦寒之性，按说也败脾阳，但这在《长沙药解》中没有记载，笔者特意去《伤寒悬解》中寻找了一下，果然找到了如上的描述。

4.15　附子（比对蜀椒）

要点（229） 补益阳根，暖水燥土，泻湿除寒，附子力气最大。

《长沙药解·卷四·附子》原文：味辛、咸、苦，温，入足太阴脾、足少阴肾经。暖水燥土，泻湿除寒，走中宫而温脾，入下焦而暖肾，补垂绝之火种，续将断之阳根。治手足厥冷，开脏腑阴滞，定腰腹之疼痛，舒踝膝之挛拘，通经脉之寒瘀，消疝瘕之冷结。降浊阴逆上，能回哕噫，提清阳下陷，善止胀满。

《长沙药解·卷一·蜀椒》原文：味辛，性温，入足阳明胃、足厥阴肝、足少阴肾、足太阴脾经。暖中宫而温命门，驱寒湿而止疼痛，最治呕吐，善医泄利。

《长沙药解·卷一·干姜》原文：味辛，性温。入足阳明胃、足太阴脾、足厥阴肝、手太阴肺经。燥湿温中，行郁降浊，补益火土，消纳饮食，暖脾胃而温手足，调阴阳而定呕吐，下冲逆而平咳嗽，提脱陷而止滑泄。

附子味道是辛、咸、苦的，气性情是温的，入脾经与肾经。"暖水燥土，泻湿除寒"这个作用在蜀椒、干姜中也有类似的描述，为了完全掌握附子的特点，我们将干姜、蜀椒、附子三个药物放在一起比较一下。从作用的归经角度来看，干姜仅仅温中气不温肾气，"燥湿温中，补益火土"，入脾经与胃经，主要是转动中气。蜀椒除了入脾经与胃经之外，还入肝经与肾经，"暖中宫，驱寒湿"，其作用不仅仅是转动中气，还推动肾气与肝气，就是说蜀椒更加注意一气的生发之力。附子则是入肝经与肾经，用非常大的力气单纯地让一气生发起来，让一气由阴入阳，就好像对着一气吹起了冲锋生发的号角，非常强力地转动一气。从作用的力量来看，干姜的力量最弱，描述就是燥湿温中；而蜀椒力量居中，不仅仅是暖中宫，还驱寒湿；附子力量最大，补垂绝之火种，续将断之阳根。

生姜与甘草作为回阳最佳搭档之一，力逊于四逆汤。太阳经病，误下、误吐之后，可用生姜与甘草回阳，但是一误再误之后，则必须用四逆汤了。《伤寒说意·太阳经坏病·汗后亡阳》原文："若桂附发汗后，不用姜甘回阳，而重发其汗，或加烧针，大亡其阳，当用四逆汤，以温水土，姜甘无济矣。"

《长沙药解·卷四·附子》原文：阴阳之理，彼此互根，阴降而化水，而坎水之中，已胎阳气，阳升而化火，而离火之中，已含阴精。水根在离，故丙火下降，而化壬水，火根在坎，故癸水上升，而化丁火。癸水化火，阴升而化阳也，是以丁癸同经而手少阴以君火主令，丙火化水，阳降而化阴也，是以壬

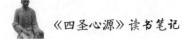

丙共气而足太阳以寒水司权。阴阳交济，水火互根，此下之所以不寒而上之所以不热也。

这里强调了水升而化火、火降而化水的"一气周流"原理。阴阳交济则下温而上清，上不热而下不寒。

《长沙药解·卷四·附子》原文：水火不交，则热生于上而寒于下。病在上下，而实缘于中气之败。土者，水火之中气也，戊土不降，故火不交水而病上热，己土不升，故水不交火而病下寒。升降之倒行者，火衰水胜而土湿也。火盛则土燥，则水枯而病实热，阳明承气之证是也。承气之证少，真武之证多，以水易盛而火易衰，燥易消而湿易长。火衰土湿，丁火奔腾而癸水泛滥，是以寒盛于中下也。盖火不胜水，自然之理，所恃者，壮盛之时，生土以制之。至其渐衰，母虚子弱，火土俱亏，土无制水之权，而火处必败之势，寒水上凌，遂得灭火而侮土。

火胜水负的情况只有在阳明承气之证中出现，而大部分情况都是火衰土湿。

《长沙药解·卷四·附子》原文：火复而土苏则生，火灭而土崩则死。人之死也，死于火土两败而水胜也，是以附子、真武、四逆诸方，悉火土双补，以胜寒水。仲景先师之意，后世庸工，不能解也。附子沉重下行，走太阴而暖脾土，入少阴而温肾水，肾水温则君火归根，上热自清，补益阳根之药，无以易此。

针对水气泛滥、土湿火衰的情况，张仲景在附子汤、真武汤、四逆汤等药方中，都采用同时补益火气与土气的方式，以胜水土的湿寒。这里黄元御老师用了"补益阳根之药，无以易此"来再次强调附子的作用。黄元御老师用词非常有意思，"火复而土苏则生"，说的是土气中的能量充足了，土气就苏醒过来了，"火灭而土崩则死"，说的是如果土气中的能量完全没有了，土气就成为硬邦邦的一块从而崩塌、崩溃了。

《长沙药解·卷四·附子》原文：相火者，君火之佐也，君行则臣从，足少阳以甲木而化相火，随君火下行而交癸水。癸水之温者，相火之下秘也，君火不藏，则相火亦泄，君相皆腾，是以上热。而上热之剧者，则全缘于相火，相火之性，暴烈迅急，非同君火之温和也。人之神宁而魂安者，二火之归根也，君火飞则心悬而神悸，相火飘则胆破而魂惊，故虚劳内伤之证，必生惊悸，其原因水寒土湿而二火不归故也。庸工以为血虚，而用清润之药，诸如归脾、补心之方，误世多矣。当以附子暖水，使君相二火归根坎府，神魂自安。

虚劳内伤之证，必生惊悸，其原因都是土湿导致相火能量不能蛰藏到水里，并导致水寒，当以附子暖水，使君火与相火的能量顺利蛰藏到水里，如此则神魂自安。

要点（230） 用附子要注意土气与木气的情况。

《长沙药解·卷四·附子》原文：但欲调水火，必先治土，非用补土养中、燥湿降逆之味，附子不能独奏奇功也。

附子的作用方式是用非常大的力气，单纯地让一气生发起来，让一气由阴入阳，且非常强力地转动一气。所以，用附子的时候就要注意，人之一气的当前状况是否允许用这样强力的发动机，用附子的同时要注意中土的情况，要多用"补土养中、燥湿降逆"的药物。补土养中是增加一气的总量。附子让一气冲锋上升，所以需要足够的中气能量来支持，药方原则"医家之药，首在中气"，讲的就是这个道理。燥湿还可以这样理解，因为土湿则一气周流转不动，为了让一气转动顺畅则需要燥湿。增加"降逆"的药物是因为附子让人之一气强烈地生发起来，这时候需要"降逆"的药物让一气顺利沉降下来，如此一升一降，人之一气就快速恢复正常了。

《长沙药解·卷四·附子》原文：惟惊悸年深，寒块凝结，少腹硬满，已成奔豚者，莫用附子。用之药不胜病，反为大害。当以桂、附、椒、姜，研熨脐下，积寒消化，用之乃受。

如果惊悸病久，在少腹已经形成了硬块，则说明湿寒导致的一气堵塞已经非常严重了。这时候如果用附子，让一气从肝肾快速转动起来，因为有形的瘀滞而不能转动，则气想快速走而走不动，腹部将剧烈疼痛，也起不到恢复一气周流的效果。这时候就要用桂、附、椒、姜这些药物，研磨成粉，用火烘热，然后熨下腹部硬块的地方，以帮助气转动起来。

《长沙药解·卷四·附子》原文：凡内伤虚劳，以及各门杂病，皆缘中气不足，水旺火奔，下寒上热，未有下热者。下寒若盛，即宜附子暖癸水而敛丁火，绝有奇功。至于伤寒三阴之证，更为相宜也。

内伤虚劳、各门杂病，都可以用附子。

《长沙药解·卷四·附子》原文：其下热而不宜附子者，水寒土湿而木陷也。生气不足，故抑郁而生下热，下热虽生，而病本仍是湿寒。如崩漏遗带、淋癃痔瘘、黑疸气鼓之证，悉木郁下热之证。但事清肝润燥，而寒湿愈增，则木愈郁而热愈盛。法宜于姜、甘、苓、术之内，副以清风疏木之品，郁热一除，即以附子温其下焦，十有九宜。但法有工拙，时有早晚耳。

下热的情况，都是因为木气抑郁不能生发，而堵塞积压在下。这时候如果只用清热润燥的药物，则会导致中气寒湿加重，则木气更加抑郁而热更盛。有下热的情况，都应该在干姜、甘草、茯苓、白术的基础上增加清风燥、舒达木气的药物，温燥中土同时清热。下热一旦清除了，再用附子温下焦，则病就好了。大方向对的话，就不用担心最终效果，区别只是"法有工拙，时有早晚耳"。

要点（231） 附子制法要注意维护附子的偏性。

《长沙药解·卷四·附子》原文：纸包数层，水湿，火中灰埋，煨熟，去皮脐，切片，砂锅隔纸焙焦用，勿令黑。庸工用童便、甘草水浸。日久全是渣滓，毫无辣味，可谓无知妄作之至矣。

附子制作方法的要点是保留其辛、温、苦、咸的偏性，不可以用童便、甘草水浸泡，若为浸泡而成，则药物偏性全无，不可用矣。

4.16 杏仁

要点（232） 杏仁破气下行，最理卫气之郁。

《长沙药解·卷三·杏仁》原文：味甘、苦，入手太阴肺经。降冲逆而开痹塞，泻壅阻而平喘嗽，消皮腠之浮肿，润肺肠之枯燥，最利胸膈，兼通经络。

杏仁入手太阴肺经，是一味强力驱动一气沉降的药物。《四圣心源·劳伤解·中气》黄芽汤加减中说"肺气右滞，痞闷不通，则加陈皮、杏仁以理肺"。杏仁是一味非常基础、非常重要的药物。

《长沙药解·卷三·杏仁》原文：《金匮》茯苓杏仁甘草汤，茯苓三两，杏仁五十个，甘草一两，治胸中痹塞，短气。以土湿胃逆，浊气冲塞，肺无降路，是以短气。茯苓泻湿而消满，杏仁破壅而降逆，甘草补中而培土也。薯蓣丸，文蛤汤，厚朴麻黄汤，皆用之以降逆也。

杏仁降冲逆而开痹塞，用的是入手太阴肺经、让一气沉降以"降逆"的能力。土气湿，胃气逆，肺气无降路，所以用杏仁降逆。

《长沙药解·卷三·杏仁》原文：《伤寒》麻黄汤，方在麻黄，治太阳伤寒，恶风，无汗而喘者。麻杏甘石汤，方在麻黄，治太阳伤寒，汗下后，汗出而喘者。桂枝加厚朴杏子汤，方在厚朴，治太阳中风，下后表未解而微喘者。小青龙汤，方在麻黄，治太阳伤寒，心下有水气，若喘者，去麻黄，加杏仁半升。皆用之以治喘也。

杏仁泻壅阻而平喘嗽。咳喘之人的特点是肺气不降的情况较咳嗽更加严重，所以重用杏仁以平喘。

《长沙药解·卷三·杏仁》原文：苓甘五味姜辛半夏加杏仁汤，茯苓四两，甘草三两，五味半升，干姜三两，细辛三两，半夏半升，杏仁半升。治支饮呕冒，饮去呕止，其人形肿者。以经气壅滞则为肿，杏仁利气而消滞也。

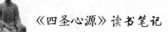

杏仁消皮腠之浮肿。人之形体肿的原因是经气不能沉降、壅滞，这里用杏仁破气下行而消皮肤的浮肿。

《长沙药解·卷三·杏仁》原文：麻杏薏甘汤，方在麻黄，用之以泻表气之滞。矾石丸，方在矾石，大陷胸丸，方在大黄，用之以泻里气之滞也。麻仁丸，方在麻仁，大黄䗪虫丸，方在大黄用之以润燥也。

这里用杏仁以润肺、肠的枯燥。我理解杏仁之气入肺经，主沉降、收敛，所以有化气为津液的能力；手阳明大肠也属金气，肺气沉降则也可以润大肠之燥。

《长沙药解·卷三·杏仁》原文：肺主藏气，气降于胸膈而行于经络，气逆则胸膈闭阻，而生喘咳。脏病而不能降，因以痞塞，经病而不能行，于是肿痛。杏仁疏利开通，破壅降逆，善于开痹而止喘，消肿而润燥，调理气分之郁，无以易此。其诸主治，治咳逆，疗失音，止咯血，断血崩，杀虫䘌，除齇刺，开耳聋，去目翳，平努肉，消停食，润大肠，通小便。种种功效，缘其降浊消郁之能事也。

黄师非常认可杏仁破气滞、恢复一气下行的能力，总结为"调理气分之郁，无以易此"。《四圣心源·劳伤解·气血·气滞》的下气汤也主要是以杏仁消气滞而引导一气下行。因为一气被引导下行，从而有了破壅降逆、开痹止喘、消肿润燥的能力。黄师认为，调理气分之郁，杏仁当排名第一。

杏仁力大，有破气之嫌，在中气虚的情况下，可以用橘皮替代。《长沙药解·卷三·橘皮》原文："橘皮辛散之性，疏利通畅，长于降浊止呕，行滞消痰，而和平条达，不至破气而损正，行郁理气之佳药也。"以上说明橘皮也是行郁理气之佳药，但是不破气损正。其实这也是相对于杏仁的强力破气下行而言的。在黄芽汤中，黄师将橘皮与杏仁放在一起，应对"肺气右滞，痞闷不通"的情况。

4.17　橘皮

要点（233）　橘皮疏利通畅，降浊止呕，行滞消痰，而和平条达而不破气损正。

《长沙药解·卷三·橘皮》原文：味辛、苦，入手太阴肺经。降浊阴而止呕哕，行滞气而泻郁满，善开胸膈，最扫痰涎。

《长沙药解·卷三·橘皮》原文：橘皮辛散之性，疏利通畅，长于降浊止呕，行滞消痰，而和平条达，不至破气而损正，行郁理气之佳药也。其诸主治，疗吹奶，调乳痈，除疟疾，消癥瘕，行胶痰，磨宿谷，利小便，通大肠，理嘈杂，治淋痢，下鱼骨鲠，杀寸白虫，总缘善行滞气也。

《四圣心源·劳伤解·中气》的黄芽汤中曾说，"肺气右滞，痞闷不通，则加陈皮、杏仁以理肺"，所以陈皮与杏仁一起是调理气分之郁的最佳药材之选。橘皮的作用更加和平条达，不如杏仁迅猛，但是不会破伤正气。

虽然黄师有"橘皮最扫痰涎"的说法，但是橘皮和平条达，不太适用于顽固的痰。针对顽痰，需要更加强力的扫除痰涎之药物。与橘皮相比，枳实、瓜蒂、千金子是更加厉害的除痰药物。黄师说"橘皮最扫痰涎"，我的理解是橘皮扫痰涎和平条达，在橘皮力量够的情况下，采用橘皮是最好的，不需要使用其他偏性更大的药物。

4.18　半夏

要点（234）　半夏辛燥开通，沉重下达，专入胃腑，而降逆气。

《长沙药解·卷一·半夏》原文：味辛，气平，入手太阴肺、足阳明胃经。下冲逆而除咳嗽，降浊阴而止呕吐，排决水饮，清涤涎沫，开胸膈胀塞，消咽喉肿痛，平头上之眩晕，泻心下之痞满，善调反胃，妙安惊悸。

半夏是黄元御老师用来降胃的最佳选项。胃气如果顺利沉降则很多病证

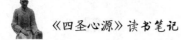

都可以解决，上面的诸多病证，都是肺胃不降导致的。

《长沙药解·卷一·半夏》原文：人之中气，左右回旋，脾主升清，胃主降浊。在下之气，不可一刻而不升，在上之气，不可一刻而不降。一刻不升，则清气下陷，一刻不降，则浊气上逆。浊气上逆，则呕哕痰饮皆作，一切惊悸眩晕，吐衄嗽喘，心痞胁胀，膈噎反胃，种种诸病，于是生焉，而总由于中气之湿寒。盖中脘者，气化之原，清于此升，浊于此降，四象推迁，莫不本乎是。不寒不热，不燥不湿，阴阳和平，气机自转。寒湿偏旺，气化停滞，枢机不运，升降乃反，此脾陷胃逆之根也。安有中气健运，而病胃逆者哉！

中气湿寒是胃气上逆的根本原因。

《长沙药解·卷一·半夏》原文：甲木下行而交癸水者，缘于戊土之降。戊土不降，甲木失根，神魂浮荡，此惊悸眩晕所由来也。二火升炎，肺金被克，此燥渴烦躁所由来也。收令不遂，清气埋郁，此吐衄痰嗽所由来也。胆胃逆行，土木壅迫，此痞闷膈噎所由来也。凡此诸证，悉宜温中燥土之药，加半夏以降之。

胃土不降，则相火能量不能蛰藏到水里，甲木胆气也就逆升，人就会"神魂浮荡，惊悸眩晕"。相火逆升则肺气也不能顺利沉降，这就是人"燥渴烦躁"的原因。人"吐衄痰嗽"也是因为胃气与肺气阻塞不能沉降。以上这些病证都适合在温中燥湿药方的基础上，增加半夏以降胃气。

《长沙药解·卷一·半夏》原文：其火旺金热，须用清敛金火之品。然肺为病标而胃为病本，必降戊土，以转火金，胃气不降，金火无下行之路也。半夏辛燥开通，沉重下达，专入胃腑，而降逆气。胃土右转，浊瘀扫荡，胃腑冲和，神气归根，则鹤胎龟息，绵绵不绝竭矣。

有的人确实存在上面火旺、上热的情况，这时候可以用清上热、敛肺气的药物。然肺为病标而胃为病本，必须将治疗基础放在降胃气上，胃气降了火气与金气才可以沉降，人之一气周流才能恢复正常，人的病证才能从根本上得到治疗。

《长沙药解·卷一·半夏》原文：血原于脏而统于经，升于肝而降于肺，肝脾不升，则血病下陷，肺胃不降，则血病上逆。缘中脘湿寒，胃土上郁，浊气冲塞，肺津隔碍，收令不行，是以吐衄。此与虚劳惊悸，本属同原，未有虚劳之久，不生惊悸，惊悸之久，不生吐衄者。当温中燥土，暖水敛火，以治其本，而用半夏降摄胃气，以治其标。庸工以为阴虚火动，不宜半夏，率以清凉滋润之法，刊诸纸素。千载一辙，四海同风，《灵枢》半夏秫米之方，治目不得瞑，《金匮》半夏麻黄之制，绝无解者。仁人同心，下士不悟，迢迢长夜，悲叹殷庐，悠悠苍天，此何心哉。洗去白矾用。妊娠姜汁炒。

很多人认为，吐血与惊悸之症乃阴虚火旺所致，而半夏具辛燥之气故不适合用，可用清凉之药替代半夏。黄师认为这个观点是错误的。吐血与惊悸，当温中燥土，暖水敛火，以治其本，而用半夏降摄胃气，以治其标。半夏味辛是让一气走快一点，但是入手太阴肺经与足阳明胃经，是让肺经与胃经的气沉降快一点。

黄元御老师有几个典型药物，如燥湿之茯苓，升达木气之桂枝，温中之干姜，降胃气之半夏。《素问》与《灵枢》中的药方非常少，而《灵枢·邪客六十三》载有半夏秫米之方，用于治疗人不能睡觉。能将半夏这个药物放在《素问》《灵枢》中，说明半夏这味药物非常重要。在《伤寒论》中使用半夏的地方也没有增加任何说明哪些情况不能使用半夏，说明半夏使用范围非常广。

4.19　五味子（比对牡蛎、龙骨）

要点（235）　龙骨与牡蛎是保摄精神的好伴侣。

《长沙药解·卷四·龙骨》原文：味咸，微寒，性涩，入手少阴心、足少阴肾、足厥阴肝、足少阳胆经。敛神魂而定惊悸，保精血而收滑脱。龙骨蛰藏闭涩之性，保摄精神，安惊悸而敛疏泄，凡带浊遗泄，崩漏吐衄，一切失精亡血之证皆医。断鬼交，止盗汗，除多梦，敛疮口，涩肠滑，收肛脱。白者佳，煅，研细用。

龙骨敛神魂而定惊悸，保精血而收滑脱，与牡蛎为治疗精神相关病证的"伴侣"。烦躁也属于精神相关的病证。在《黄元御医书十一种》中仅仅有一个地方不将龙骨与牡蛎一起应用，即蜀漆散。其原方组成：蜀漆洗去腥，云母烧二日夜，龙骨各等分，治疟多寒者（名曰牝疟）。其他地方都是龙骨与牡蛎一起使用，且作用概括为：敛神魂而止惊。一切失精亡血之证，皆可以龙骨与牡蛎一起来治疗。

《长沙药解·卷四·牡蛎》原文：味咸，微寒，性涩，入手少阴心、足少阴肾经。降胆气而消痞，敛心神而止惊。牡蛎咸寒降涩，秘精敛神，清金泻热，安神魂而保精液。凡心悸神惊、遗精盗汗之证皆医，崩中带下，便滑尿数之病俱疗。善消胸胁痞热，缘少阳之经，逆而不降，则胸胁硬满，而生瘀热，牡蛎降摄君相之火，甲木下行，经气松畅，硬满自消。一切痰血癥瘕、瘿瘤瘰疬之类，得之则化，软坚消痞，功力独绝，粉身止汗最良。煅粉，研细用。

牡蛎出现在《四圣心源·劳伤解·阴阳·阴虚》中的地魄汤。黄师用牡蛎以治阴虚上热，取其降涩之意也。特别是《四圣心源·劳伤解·精神》的金鼎汤、玉池汤都用了牡蛎以敛心神而止惊，安神魂而保精液。《伤寒悬解·太阳经上篇·太阳伤寒大青龙证·大青龙证一》原文："大青龙汤，温服一升，取微似汗；汗出多者，温粉粉之；温粉，牡蛎粉，止身汗。"这里黄元御老师说，"温粉"就是牡蛎粉。从牡蛎的药性来说，确实可以达到止汗的目的，不过业界对温粉的说法很多，我们就不争论了。龙骨的作用中也有"止盗汗"，可见龙骨与牡蛎确确实实是一对好朋友啊。

我们看《黄元御医书十一种》，几乎有龙骨的地方就有牡蛎，但是有好多的地方有牡蛎而没有龙骨。有牡蛎而没有龙骨的地方主要是用牡蛎"消胸胁痞热"。

要点（236） 五味子一物而具备三善：降咳逆，止滑泻，固涩收藏。

《长沙药解·卷三·五味子》原文：味酸、微苦、咸，气涩，入手太阴肺经。敛辛金而止咳，收庚金而住泄，善收脱陷，最下冲逆。

《长沙药解·卷三·五味子》原文：咳嗽冲逆者，辛金之不敛也，泄利滑溏者，庚金之不敛也。五味酸收涩固，善敛金气，降辛金之上冲而止咳逆，升庚金之下脱而止滑泄，一物而三善备焉。金收则水藏，水藏则阳秘，阳秘则上清而下温，精固而神宁，是亦虚劳之要药也。

五味子出现在《四圣心源·劳伤解·阴阳·阴虚》中的地魄汤。地魄汤是黄元御的第二方，是黄芽汤之后紧跟着的方子。五味子在地魄汤中出现，主要是黄元御老师看重了五味子除了降敛金气、"降辛金之上冲而止咳逆，升庚金之下脱而止滑泄"之外，还可协助相火能量的收藏。虚劳之人，相火失藏，神不宁而精驰走。五味子的气是"涩"的，味道是酸的，所以可以将人之肺气能量收藏在水中，能量蛰藏在水中，使上清而下温，精固而神宁。所以说五味子是虚劳之要药。

《四圣心源·劳伤解·阴阳·阴虚》的地魄汤中用了五味子与牡蛎；《四圣心源·劳伤解·气血·气滞》的下气汤中用了五味子，没有用龙骨、牡蛎；《四圣心源·劳伤解·精神》的玉池汤、金鼎汤中都用了龙骨、牡蛎，没有用五味子；《四圣心源·劳伤解·气血》治疗鼻血、吐零星鲜血的时候都用了五味子，而在治大吐瘀血的时候又没有用五味子。所以我思考的是：五味子是降肺气以固涩的药物，在降肺气之逆的同时需要固涩收藏相火的时候使用，一般用在肺气还比较充沛的情况下；而龙骨、牡蛎是降心火以收藏，主要适用于惊悸、遗精、神惊等虚劳病证。

4.20　元参（比对贝母、百合、石膏、麦冬）

要点（237）　元参清肺经，生肾水，不寒中气，最佳之品。

《玉楸药解·卷一·草部·元参》原文：味甘，微苦，入手太阴肺、足少阴肾经。清肺金，生肾水，涤心胸之烦热，凉头目之郁蒸、瘰疬、斑疹、鼻疮、喉痹皆医。元参清金补水，凡疮疡热痛、胸膈燥渴、溲便红涩、膀胱癃闭之证俱善。清肺与陈皮、杏仁同服。利水合茯苓、泽泻同服。轻清飘洒，不寒中气，最佳之品。

元参、贝母、百合、石膏、麦冬，这五种药物都在《四圣心源》的"六气解"与"劳伤解"中出现，说明都是黄元御老师非常重视的药物。因为都与清肺金相关，所以我们比较着学习应该会更加有收获。这五种药物的排序是：元参，贝母，百合，麦冬，石膏。

元参入手太阴肺经与足少阴肾经，清肺金，生肾水，清肺金的时候与橘皮、杏仁一起使用，利水的时候与茯苓、泽泻一起使用。元参轻清飘洒，不寒中气，为最佳之品。

贝母入手太阴肺经，清金泻热，还有一个作用是消痰。贝母的力量还是比较大的，同时还不会败坏中气。相对元参的生肾水，贝母没有入足少阴肾经，所以在这方面比元参差。元参在《四圣心源·劳伤解·阴阳》中治疗阴虚的地魄汤中，就是因为其清肺金的同时可以生肾水。

百合也是仅仅入手太阴肺经，在《黄元御医书十一种》中仅仅用在《金匮悬解·外感杂病》之百合病与《四圣心源·七窍解》之目病、声音两节，说明其力量轻、清。黄元御老师说它是"消肃气分之上品"，我们也就在治疗眼病、声音方面的疾病时用百合，其他时候还是用其他的清肺润燥药物。

麦冬"清凉润泽，凉金泻热"，因为泻热将人之一气的能量清除出去，所以对中气虚的人来说不能轻易用，不得已用时需要与甘草、人参同时使用，以确保对中气的保护。麦冬相比元参、贝母，是一种倾向于"泻热"的药物，将人之一气的能量泻出去了。麦冬相比元参也弱在生肾水的能力，需要人参的协助，"麦冬而得人参，清金益气，生津化水"。

石膏味辛，性寒，清心火与肺热的能力非常好，但是非常损害脾胃之气，黄元御老师这样强调说明石膏对中气的损害比麦冬更厉害。

要点（238） 贝母泻热凉金，降浊消痰，其力非小，然轻清而不败胃气。

《长沙药解·卷三·贝母》原文：味苦，微寒，入手太阴肺经。清金泻热，消郁破凝。贝母苦寒之性，泻热凉金，降浊消痰，其力非小，然轻清而不败胃气，甚可嘉焉。其诸主治，疗喉痹，治乳痈，消瘿瘤，去翳肉，点黟障，敷疮痈，止吐衄，驱痰浊，润心肺，解燥渴，清烦热，下乳汁，除咳嗽，利水道。

一般清热的药物都会有损中气的总能量，所以更加显得贝母的难得。贝母苦寒之性，泻热凉金，降浊消痰，其力非小，然轻清而不败胃气，甚可嘉焉。

要点（239） 百合凉金润燥，泻热消郁，消肃气分之上品。

《长沙药解·卷三·百合》原文：味甘、微苦，微寒，入手太阴肺经。凉金泻热，清肺除烦。百合凉金润燥，泻热消郁，消肃气分之上品。其诸主治，收涕泪，止悲伤，开喉痹，通肺痈，清肺热，疗吐血，利小便，滑大肠，调耳聋、耳痛，理胁痛、乳痛、发背诸疮。水渍一宿，白沫出，去其水，更以泉水煎汤用。

通篇阅读《黄元御医书十一种》发现，百合只在《金匮悬解·外感杂病》之百合病与《四圣心源·七窍解》之目病、声音两节有所应用。我的理解是：百合乃消肃气分之上品，它的气走上面，药性的力量不大，凉金润燥，应该用在柔和之处，药性纯正而有效，故用在百合病与眼睛、咽喉之病处。

要点（240） 麦冬清金润燥，解渴除烦，凉肺热而止咳，降心火而安悸。

《长沙药解·卷三·麦冬》原文：味甘，微凉，入手太阴肺、足阳明胃经。清金润燥，解渴除烦，凉肺热而止咳，降心火而安悸。

麦冬入手太阴肺经与足阳明胃经，性微凉，所以可以清除肺气之热，可以敛降人之一气而化气为水，所以清金润燥，凉肺热，降心火。

《长沙药解·卷三·麦冬》原文：麦冬清凉润泽，凉金泻热，生津除烦、泽枯润燥之上品。然无益中虚肺热之家，率因阳衰土湿，中气不运，胃胆上逆，相火刑金，原非实热之证。盖土湿胃逆，则肺胆不得右降，以土者四象之中气，毂败则轴折，轮辐不转，自然之理。戊土上壅，浊气填塞，肺胆无下降之路，此相火刑金之原也。金受火刑，失其清肃降敛之性，嗽喘吐衄，于是生焉。

《长沙药解·卷三·麦冬》原文：但服清润，阴旺湿滋，中气愈败，胃土更逆，上热弥增。是以虚劳淹滞，非无上热，而清金润肺之法，绝不能效，以救其标而伤其本也。

《长沙药解·卷三·麦冬》原文：此宜金土同医，故仲景用麦冬，必与参、甘同剂。麦冬而得人参，清金益气，生津化水，雾露泛洒，心肺肃凉。洗涤烦躁之法，至为佳妙也。其诸主治，安魂魄，除烦悸，疗喉疮，治肺痿，解消渴，平咳嗽，止吐衄，下痰饮，利水湿，消浮肿，下乳汁，通经水。

麦冬"清凉润泽，凉金泻热"，在泻热时易将人之一气的能量清除出去，所以对于中气虚的人来说还不能轻易用。戊土胃气上逆，肺气不降的人，如果只服用清金润肺的药物，则阴气越来越旺盛，同时中气会越来越亏败，中气亏败则戊土胃气更加不降，上热就会越来越严重。所以中气虚而上热的人，除了治上热的标，还需要治中气虚的本，最好就是金气与土气同治。张仲景在《伤寒论》中用麦冬，多与甘草、人参同时使用。麦冬与人参相配，是为洗涤烦躁之妙法也，特别是人参的"化气为水"的能力，使效果更为明显。

要点（241）　石膏清心肺而除烦躁，泻郁热而止燥渴，然甚寒脾胃。

《长沙药解·卷三·石膏》原文：味辛，气寒。入手太阴肺、足阳明胃经。清金而止燥渴，泻热而除烦躁。石膏辛凉之性，最清心肺而除烦躁，泻郁热而止燥渴。甚寒脾胃，中脘阳虚者勿服。其诸主治，疗热狂，治火嗽，止烦喘，消燥渴，收热汗，消热痰，住鼻衄，除牙痛，调口疮，理咽痛，通乳汁，平乳痛，解火灼，疗金疮。研细，绵裹，入药煎，虚热，煅用。

石膏味辛，性寒，清心火与肺热的作用非常好，但是非常损害脾胃之气，中土阳气不足的人不能使用。清热而非常寒中气的三个药物为黄芩、石膏、黄连。黄芩清肝胆之郁热；黄连清心家之烦热；石膏最清心肺而除烦躁，泻郁热而止燥渴。但是三个药物都甚寒中气。凡脉迟，腹痛，心下悸，小便少者，忌用黄芩；中脘阳虚者，勿服石膏；黄连应中病即止。

4.21　黄芪

要点（242）　黄芪爕理卫气之要药，调和营血之上品。

《长沙药解·卷三·黄芪》原文：味甘，气平，入足阳明胃、手太阴肺经。入肺胃而补气，走经络而益营，医黄汗血痹之证，疗皮水风湿之疾，历节肿痛最效，虚劳里急更良，善达皮腠，专通肌表。

《长沙药解·卷三·黄芪》原文：血之温暖，气煦之也，营之流动，卫运之也，是以气有所动，则血病生焉。气冷而后血寒，卫梗而后营瘀，欲调血病，必益血中之温气，欲调营病，必理营外之卫阳。卫气者，逆则不敛，陷则不发，郁则不运，阻则不通，是营血受病之原也。

营卫也形成一个"一气周流"的系统：营血外济，升而化卫，卫气内敛，降而化营。营血温暖而可以生发，是因为卫气收敛了能量并送到营血中；营血在经脉中流动，是卫气的动的能量。所以如果卫气有所异常则会导致有关血的病，卫气生病是血生病的根因。

《长沙药解·卷三·黄芪》原文：黄芪清虚和畅，专走经络，而益卫气。逆者敛之，陷者发之，郁者运之，阻者通之，是燮理卫气之要药，亦即调和营血之上品。辅以姜、桂、芍药之类，奏功甚捷，余药不及也。

黄芪是补气的第一要药，以大量补充人的卫气为主，若加生姜之宣发，桂枝之行经，芍药之化气成血的敛藏，则于燮理卫气、调和营血方面，奏功甚捷，余药不及也。

《长沙药解·卷三·黄芪》原文：五行之气，凉则收而寒则藏，气之清凉而收敛者，秉金气也。黄芪入肺胃而益卫气，佐以辛温则能发，辅以酸凉则善敛，故能发表而出汗，亦能敛表而止汗。小儿痘病，卫为营闭，不得外泄。卫旺则发，卫衰则陷，陷而不发者，最宜参芪，助卫阳以发之。凡一切疮疡，总忌内陷，悉宜黄芪。

《长沙药解·卷三·黄芪》原文：蜜炙用。生用微凉，清表敛汗宜之。

黄芪大补卫气，佐以辛温则能发，辅以酸凉则善敛，故能发表而出汗，亦能敛表而止汗。因为黄芪可以行卫气之郁，同时又有很强的补气的能力，所以有时候被称为"虚家之麻黄"。如果与生姜比较，行卫气之郁的能力稍弱。当然，生姜相比麻黄又弱很多。

小儿痘病，卫气足则外发，外发则愈，卫气衰则内陷，内陷则危。陷而不发者，最宜人参与黄芪，助卫阳以发之。对于小儿痘病，宜大补卫气，让其发透而自然愈合。补益卫气之初，可能痘发得更多，这是正常情况。

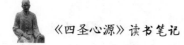

《四圣心源·疮疡解》原文：疮疡之病，因寒邪伤营，血涩气阻，积郁成热，肉腐为脓。

《四圣心源·痈疽解·痈疽根原》原文：初起经络郁遏，必当发表。表解汗出，卫郁透泄，经络通畅，则肿痛消除，不作脓也。若不得汗，宜重用青萍发之；表热太盛，用地黄、天冬，凉泻经络之郁。卫气太虚，用黄芪益其经气。

由此可以看出，黄芪补卫气，是黄芪适合一切疮疡的根本所在。

4.22　当归

要点（243）　当归辛温而宜木气，滋润滑泽而能息风养血，但颇助土湿。

《四圣心源·劳伤解·阴阳·阳虚》的天魂汤加减中说了："若肝血虚弱，不能生火，则用归、地、首乌，以培阳神之原。"当归、首乌、地黄三味药物都是补血的，所以我们可以在学习当归的时候比较着学习首乌、地黄。还有一个类似药物就是阿胶，与地黄一样非常清润风木之燥。

《长沙药解·卷二·当归》原文：味苦、辛，微温，入足厥阴肝经。养血滋肝，清风润木，起经脉之细微，回肢节之逆冷，缓里急而安腹痛，调产后而保胎前，能通妊娠之小便，善滑产妇之大肠，奔豚须用，吐蛔宜加，寒疝甚良，温经最效。

《长沙药解·卷二·当归》原文：当归滋润滑泽，最能息风而养血，而辛温之性，又与木气相宜。酸则郁而辛则达，寒则凝而温则畅，自然之理也。血畅而脉充，故可以回逆冷而起细微。木达而土苏，故可以缓急痛而安胎产。诸凡木郁风动之证，无不宜之。但颇助土湿，败脾胃而滑大便，故仲景用之，多土木兼医。但知助阴而不知伐阳，此后世庸工所以大误苍生也。

当归养血滋肝，清风润木，但颇助土湿，使用时要"土木兼医"。举一个《素灵微蕴·卷三·脾胃解》的例子。黄元御老师的老师平素胃口不好，吃枣或者柿饼就容易上热，服用四君丸（当归、黄芪、白术、甘草、茯苓、陈皮）即见效，但是最近吃了凉粉、黍糕，故有上热的时候再服用四君丸则无效。黄师分析：四君丸中，术、甘补中，茯苓泻湿，橘皮利肺，当归滋肝，与脏气颇合，是以能效；近食凉粉吐泄，寒湿伤脾，黍糕胶黏难化，纵平时颇宜四君丸，今仍燥热不受。此非药性之热，乃中气之愈衰也。归、芪、术、甘，壅滞不行，茯苓、橘皮，不能开其郁塞，君相之火，不得归根，遂生上热，与食枣发热之理相同也。说明当归使用的时候，要特别注意"土木兼医"，就是说用当归的时候，需要同时配合使用燥土气、疏达木气的药物。当中气衰竭的时候，一定要慎用当归。

地黄凉血滋肝，清风润木，最滑大便，更助土湿，黄元御老师明确说"火旺土燥者宜之""水旺土湿者，切不可服"，相比当归"仲景用之，多土木兼医"语气要严重得多。阿胶助脾湿比较厉害，但是仲景还说"必不得已"用之时需要与姜、桂、二苓共用，说明阿胶相比地黄要好一些。何首乌滋肝养血，若辅以燥土暖水之味，佐以疏木导经之品，则不至助湿败脾，远胜地黄、龟胶之类。

4.23　何首乌

要点（244）　何首乌养血荣筋，息风润燥，宜加以扶阳之药，不可参以助阴之品。

《玉楸药解·卷一·草部·何首乌》原文：味甘，性涩，气平，入足厥阴肝经。养血荣筋，息风润燥，敛肝气之疏泄，遗精最效，舒筋脉之拘挛，偏枯甚良，瘰疬痈肿皆消，崩漏淋漓俱止，消痔至妙，截疟如神。

《玉楸药解·卷一·草部·何首乌》原文：何首乌滋益肝血，荣舒筋脉，治中风左半偏枯之病甚佳。辅以燥土暖水之味，佐以疏木导经之品，绝有奇功，而不至助湿败脾，远胜地黄、龟胶之类。方书谓其黑发乌须，悦颜却老，理颇不虚。盖阴者，阳之宅也，肝血温升，生化魂神，血败则温气亡泄，魂神脱矣，未有宫室毁坏而主人无恙者也。

《玉楸药解·卷一·草部·何首乌》原文：何首乌滋肝养血，则魂神畅茂，长生延年，理有必至。但宜加以扶阳之药，不可参以助阴之品。庸工开补阴之门，龟、地之杀人多矣。米泔换浸一两天，铜刀切片，黑豆拌匀，砂锅蒸晒数次。

《四圣心源·劳伤解·阴阳·阳虚》的天魂汤加减中用了首乌，天魂汤是黄师的第三方，可见其之重要性。何首乌滋益肝血，荣舒筋脉，治中风左半偏枯之病甚佳。若辅以燥土暖水之味，佐以疏木导经之品，则不至助湿败脾，远胜地黄、龟胶之类。

4.24　阿胶

要点（245）　阿胶最清厥阴之风燥，善调乙木之疏泄。

《长沙药解·卷二·阿胶》原文：味平，入足厥阴肝经。养阴荣木，补血滋肝，止胞胎之阻疼，收经脉之陷漏，最清厥阴之风燥，善调乙木之疏泄。

《长沙药解·卷二·阿胶》原文：其性滋润凝滞，最败脾胃而滑大肠，阳衰土湿，饮食不消，胀满溏滑之家，甚不相宜。必不得已，当辅以姜、桂、二苓之类。

黄师描述阿胶的时候用了一个最字，说其"最清厥阴之风燥"。"象"是学习中医的方法，阿胶的"象"就是滋润的象，所以清风木之燥。阿胶很助脾湿，所以"必不得已"用之时需要与干姜、桂枝、茯苓、猪苓等共用。

胶状的食物对人之一气的影响我个人深有体会，举一个例子说明一下。我有一个隔段时间就会发作的病，即胸腹部疼痛。《四圣心源·杂病解上·腹痛根原》原文："胃逆则甲木之根本不能下培，盘郁地上而克戊土，故痛在心胸。"胸腹部痛的原因就是土湿而木气郁滞。有一次我本来比较累，中气转动不畅，结果晚上吃饭时喝了白酒增加了中气的湿热，睡觉前又喝了一大碗胶状的糖水，结果半夜就胸腹部疼痛得不得了。这次让我在短时间内体会到了中气因为土湿而转不动的变化过程。

4.25 地黄

要点（246） 地黄凉血滋肝，清风润木，最滑大便，水旺土湿者，切不可服。

《长沙药解·卷二·地黄》原文：味甘、微苦，入足太阴脾、足厥阴肝经。凉血滋肝，清风润木，疗厥阴之消渴，调经脉之结代。滋风木而断疏泄，血脱甚良，泽燥金而开约闭，便坚亦效。

地黄入肝经与脾经，凉血滋肝，清风润木，对风木之燥非常有效，对肝血中的温气又有清除的作用。

《长沙药解·卷二·地黄》原文：地黄滋润寒凉，最滑大便，火旺土燥者宜之。伤寒阳明病，腑燥便结，多服地黄浓汁，滋胃滑肠，胜用承气。鲜者尤捷，故百合地黄汤以之泻脏腑瘀浊，其力几同大黄。温疫、疹病之家，营郁内热，大用生地，壮其里阴，继以表药发之，使血热外达，皮肤斑生，亦为要物。血热不得透泄，以致经络郁热，而生痂癞，是为癞风，用生地于表散之中，清经热以达皮毛，亦为良品。水旺土湿者，切不可服！

地黄滋润寒凉，大便艰难的人吃地黄非常有效。地黄滑大便的力量几乎与大黄相当了。但是只有火旺土燥的人适合用地黄，水旺土湿的人一定不能用，因为用了会增加土湿，使人之一气更加不顺畅，时间久了人就危险了。

《长沙药解·卷二·地黄》原文：凡人木病则燥，土病则湿，而木之病燥，究因土湿。滋木之燥，势必益土之湿，土湿愈增，则木燥愈甚，木益枯而土益败，则人死矣。地黄甚益于风木，甚不宜于湿土。阳旺土燥则不病，病者皆阴旺而土湿者也。

《长沙药解·卷二·地黄》原文：外感阳明之中，燥湿相半，三阴全是湿寒。内伤杂病，水寒土湿者，十之八九，土木俱燥者，不多见也。脾约之人，大便结燥，粪若羊矢，反胃噎膈，皆有此证。是胃湿而肠燥，非真燥证也。蚘家，惟阳明伤寒，卫郁莫泄，逆循上窍，冲逼营血，以致鼻流，于表汗之中，加生地凉营之味，使之顺达皮毛，乃为相宜。至于内伤吐衄，悉缘土湿，更非燥证，以及种种外热烦蒸，无非土湿阳飞，火奔水泛，久服地黄，无有不死。

土燥为病者，除了阳明承气证并不多见，所以使用地黄的人也不多。黄元御老师用了很大篇幅来解读地黄，就是在反复强调：种种外热烦蒸，无非土湿阳飞，火奔水泛，久服地黄，无有不死。地黄甚宜于风木，不宜于湿土，因为地黄非常润风木之燥，但是同样也非常助脾土之湿。

《长沙药解·卷二·地黄》原文：晒干，生用。仲景方中生地，是用鲜者取汁。熟地之制，庸工妄作，不足用也。

临床用地黄大都是取其滋阴润木的作用，而生地做成熟地后就丧失这部分功效了。另外，逐个分析《伤寒论》《金匮要略》对地黄的使用，确确实实大都是将生地黄取汁而用。

要点（247） 八味肾气丸以附子为君药，非以地黄为君药。

《长沙药解·卷二·地黄》原文：《金匮》肾气丸：干地黄八两，山茱萸四两，薯蓣四两，茯苓三两，泽泻三两，牡丹皮三两，桂枝一两，附子一两。治虚劳腰痛，小腹拘急，小便不利，及妇人转胞，不得小便，及短气有微饮，及男子消渴，小便反多。

《长沙药解·卷二·地黄》原文：以木主疏泄，水寒土湿，乙木郁陷，不能上达，故腰痛而腹急。疏泄之令不行，故小便不利。土木郁塞，下无透窍，故胞系壅阻而转移。水饮停留，上无降路，故气道格碍而短促。木以疏泄为性，郁而莫泄，激怒而生风燥，津液伤耗，则病消渴。风木之性，泄而不藏，风盛而土湿，不能遏闭，泄之太过，故小便反多。久而精溺注倾，津液无余，则枯槁而死。燥在乙木，湿在己土，而寒在癸水。乙木之燥，病之标也，癸水之寒，病之本也，是当温补肾气，以拔病本。附子补肾气之寒，薯、萸敛肾精之泄，苓、泽渗己土之湿，地黄润乙木之燥，桂枝达肝气之郁，丹皮行肝血之滞。盖木愈郁而风愈旺，风旺而疏泄之性愈烈，泄之不通，则小便不利，泄而失藏，则小便反多，标异而本同，总缘于土湿而水寒，生意之弗遂也。水温土燥，郁散风清，则木气发达，通塞适中，而小便调矣。

《长沙药解·卷二·地黄》原文：肾气者，坎中之阳，《难经》所谓肾间动气，生气之根，呼吸之门也。方以肾气为名，则君附子而不君地黄。地黄者，淮阴之兵，多多益善，而究非主将也。

肾气丸用了干地黄八两，而附子仅一两，但是方仍以"肾气"名之，说明此方还是以附子为主，不是以地黄为主。地黄者，淮阴之兵，多多益善，而究非主将也。地黄是一个辅助的角色，不具备做君药的能力。六味地黄丸由肾气丸裁减掉桂枝、附子而成，这样就将肾气丸从一个扶持肾阳、升达肝气的方，变成一个滋补肾阴的方。六味地黄丸只适合火旺土燥的人，并不适合所有人，大家用的时候要小心，且一定要辨证应用。

4.26 鳖甲

要点（248） 鳖甲破癥瘕而消凝瘀，调痈疽而排脓血。

《长沙药解·卷二·鳖甲》原文：味咸，气腥，入足厥阴肝、足少阳胆经。破癥瘕而消凝瘀，调痈疽而排脓血。鳖甲化瘀凝，消癥瘕而排脓血，其诸主治，下奔豚，平肠痛，疗沙淋，治经漏，调腰痛，敷唇裂，收口疮不敛，消阴头肿痛。醋炙焦，研细用。

《长沙药解·卷二·桃仁》原文：味甘、苦、辛，入足厥阴肝经。通经而行瘀涩，破血而化癥瘕。

《四圣心源·劳伤解·气血·气积》达郁汤：气积者，肝气积聚，滞结于脐腹也，故用鳖甲破癥瘕而消凝瘀。《四圣心源·杂病解中·腹痛根原》柴胡桂枝鳖甲汤：心胸痛者，胃逆则甲木之根本不能下培，盘郁地上而克戊土也，故用柴胡、鳖甲散其结郁。《四圣心源·七窍解·咽喉》贝母升麻鳖甲汤：治喉疮脓成者。这里用鳖甲是取其调痈疽而排脓血之功。

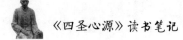

《长沙药解·卷二·桃仁》原文：味甘、苦、辛，入足厥阴肝经。通经而行瘀涩，破血而化癥瘕。

《四圣心源·妇人解》原文：桂枝丹皮桃仁汤：桂枝三钱，芍药三钱，丹皮三钱，桃仁三钱，甘草二钱，茯苓三钱，丹参三钱。上热，加黄芩；中寒，加干姜；中气不足，加人参；血块坚硬，加鳖甲、䗪虫；脾郁，加砂仁。煎大半杯，温服。治经水闭结。

鳖甲入足厥阴肝经与足少阳胆经，"破癥瘕而消凝瘀"。血瘀三剑客的丹皮、丹参、桃仁，即使是最厉害的桃仁，也是"破血而化癥瘕"。从鳖甲的"破癥瘕"与桃仁的"化癥瘕"的用词描述来看，鳖甲的力量比桃仁还大。桂枝丹皮桃仁汤治妇人的经水闭结，如果"血块坚硬，加鳖甲、䗪虫"，再次说明鳖甲比桃仁在恢复肝气运行通道的方面力量大。黄师在《四圣心源·劳伤解》中就使用了鳖甲，而且在使用过程中，没有警告不能使用的条件，所以碰到需要破癥瘕、消凝瘀、调痈疽、排脓血的情况，都可以考虑使用鳖甲。

4.27　柴胡

要点（249）　柴胡行经于表里阴阳之间，奏效于寒热往来之会。

《长沙药解·卷二·柴胡》原文：味苦，微寒，入足少阳胆经。清胆经之郁火，泻心家之烦热，行经于表里阴阳之间，奏效于寒热往来之会，上头目而止眩晕，下胸胁而消硬满，口苦咽干最效，眼红耳热甚灵。降胆胃之逆，升肝脾之陷，胃口痞痛之良剂，血室郁热之神丹。

柴胡是一味非常重要的药物，刚好黄元御老师在《长沙药解·卷二·柴胡》中将之说得比较详细，我们就在这里解说柴胡的特点。柴胡"清胆经之郁火，泻心家之烦热，行经于表里阴阳之间，奏效于寒热往来之会"。我们按照黄元御老师的写作顺序，来看看为什么人会"寒热往来"，为什么人会一会儿觉得冷一会儿觉得热，以及柴胡是如何应对这个情况的。

《长沙药解·卷二·柴胡》原文：寒性闭塞而营性发散，伤寒则寒愈闭而营愈发，发而不通，遂裹束卫气而生表寒，迟则阳郁而后发热。风性疏泄而卫性收敛，中风则风愈泄而卫愈敛，敛而不启，遂遏逼营血而生里热，迟则阴郁而后恶寒。阳盛于三阳，阴盛于三阴，少阳之经，行于二阳三阴之中，半表半里之介。半里之阴乘于外，则闭藏而为寒，及其衰也，内郁之阳，又鼓发而为热，热来则寒往矣。半表之阳发于内，则蒸腾而为热，及其衰也，内郁之阴又裹束而为寒，寒来则热往矣。

太阳中风是外感病的一种，我们在桂枝的药解中讲解得比较详细，就是人之太阳经脉之气受到"风"的力量的伤害，风伤卫气，卫气伤害则将强收敛，所以遏逼营血而生里热。太阳伤寒则是人之太阳经脉之气受到了"寒"的力量的伤害，寒是与风对应的力量，风是"动"的力量，寒是"闭藏，不动"的力量，所以寒先伤营，营血被寒所伤则不能外济，不能外济则卫气抑郁而生表面的"寒"。

太阳伤寒生表寒，寒了一段时间后，则阳气郁而为热；太阳中风生内热之后，热了一段时间后，则阴气郁而作寒。人之一气自外往内是太阳、阳明、少阳、太阴、少阴、厥阴。少阳外面则为阳明、太阳，里面则为三阴：太阴、少阴、厥阴。故曰少阳为阴阳表里之间，或者说少阳在半表半里之间。病到了少阳阶段，如果阳气盛则少阳生病传递给太阴则人病寒，如果阴气盛则少阳生病传递给阳明则病热，阳气与阴气的胜负有反复，则人就会病"寒热往来"。

《长沙药解·卷二·柴胡》原文：阳明之不能热往而寒来者，阳盛于表也，太阴之不能寒往而热来者，阴盛于里也。足少阳以甲木化相火，顺则下行而温水脏，相火下秘，故上清而下暖，逆而上行，出水腑而升火位，故下寒而上热。下寒则半里之阴内旺，所以胜表阳而为寒，上热则半表之阳外旺，所以胜里阴而为热。表阳里阴，各居其半，均势相争，胜负循环，则见寒热之往来。阴胜则入太阴之脏，但有纯寒而热不能来，阳胜则入阳明之腑，但有纯热而寒不能来。

病在少阳，寒热往来，说明人之一气的阳气与阴气在争胜负。如果最终阳气胜出则病入阳明，然后人就只会热而不会寒；如果最终阴气胜出则病入太阴，然后人就只会寒不会热。

《长沙药解·卷二·柴胡》原文：入腑则吉，徐用承气，泻其内热而外无别虑，入脏则凶，急用四逆，温其里寒而未必万全，是以入脏为逆，入腑为顺。然入腑失下而亦有死者，究不如在经之更顺也。方其在经，阴阳搏战，胜负未分，以小柴胡双解表里，使表阳不至传腑，里阴不至传脏，经邪外发，汗出病退，此小柴胡之妙也。

如果阳气胜出，病入阳明，这时候相对来说危险不大，但也不要立即用治疗阳明实证的承气汤，要徐徐用之；如果阴气胜出，病入太阴，这时候就比较危险了，需要四逆汤来温人里寒，即使温里寒也不一定万全。为了预防阴气胜出，应该在病在少阳之时，在寒热往来的时候，用小柴胡汤解表气与里气之郁，使得病不会传递给阳明之腑，也不会传递给太阴之脏，让经邪外发，汗出病退。

《长沙药解·卷二·柴胡》原文：足少阳经，自头走足，行身之侧，起于目之外眦，从耳下项，由胸循胁，绕胃口而下行，病则逆行，上克戊土而刑辛金。以甲木而克戊土，胃无下降之路，则气逆而作呕吐，以相火而刑辛金，肺无下降之路，则气逆而生咳嗽。辛金被贼，则痞塞于胸胁，戊土受虐，则胀满于腹胁，以其经气之结滞也。木气盛则击撞而痛生，火气盛则熏蒸而发热。凡自心胁胸胁而上，若缺盆颈项，若咽喉口齿，若辅颐腮颧，若耳目额角，一切两旁热痛之证，皆少阳经气之逆行也。少阳甲木，居于左而行于右，邪轻则但发于左，邪旺则并见于右。柴胡入少阳之经，清相火之烦蒸，疏木气之结塞，奏效最捷。无论内外感伤，凡有少阳经病，俱宜用之。缘少阳之性，逆行则壅迫而暴烈，顺行则松畅而和平，柴胡清泻而疏通之，经气冲和，则反逆为顺而下行也。肝胆表里相同，乙木下陷而生热者，凡诸淋浊泄利之类，皆有殊功。以其轻清萧散，甚与肝胆之郁热相宜。热退郁消，自复升降之旧，故既降少阳之逆，亦升厥阴之陷。痔漏之证，因手少阳之陷，瘰疬之证，因足少阳之逆，并宜柴胡。

最后黄元御老师总结了，柴胡的气非常"轻清萧散"，非常适合对付肝胆的郁热，所以说其"清胆经之郁火，泻心家之烦热，行经于表里阴阳之间，奏效于寒热往来之会"。

4.28　灶中黄土（比对柏叶、茅根、发灰）

要点（250）　止血四味药：灶中黄土，柏叶，茅根，发灰。

《玉楸药解·卷一·草部·茅根》原文：味甘，微寒，入手太阴肺、足太阳膀胱经。清金止血，利水通淋。

《长沙药解·卷三·柏叶》原文：味苦、辛，涩，入手太阴肺经。清金益气，敛肺止血。血生于木而摄于金，庚金不收，则下脱于便尿，辛金不降，则上溢于鼻口。柏叶秉秋金之收气，最能止血，缘其善收土湿。湿气收则金燥而自敛也。其诸主治，止吐衄，断崩漏，收便血，除尿血，敷烧灼，润须发，治历节疼痛。

《长沙药解·卷二·灶中黄土》原文：味辛，入足太阴脾、足厥阴肝经。燥湿达木，补中摄血。足太阴以湿土主令，辛金从令化气而为湿，手阳明以燥金主令，戊土从令化气而为燥，失血之证，阳明之燥衰，太阴之湿旺也。柏叶燥手太阴、足阳明之湿，故止吐血，燥则气降而血敛。黄土燥手阳明、足太阴之湿，故止下血，燥则气升而血收也。

《长沙药解·卷四·乱发》原文：味苦，入足太阳膀胱，足厥阴肝经。利水通淋，泻湿行瘀。发灰长于利水而善行血瘀，能止上下九窍之血，消一切痈肿，通女子经闭。童女发灰，治梦遗最神。烧灰存性，研细用。

这四味药都是在《四圣心源·劳伤解·气血·血脱》小节用到的止血药物，我们比较着来学习。首先是茅根，"入手太阴肺、足太阳膀胱经"，清金止血，治疗的症状是最轻的，是"咯吐零星鲜血"。这时候人之一气还比较足，就是有一些上热。

接着是柏叶与灶中黄土。血脱分为两大类：一类是足阳明胃土湿则肺胃不降，肺血上流则吐衄于口鼻；一类是足太阴脾土温则肝脾不升，肝血下脱于大小便。所以，柏叶燥"手太阴、足阳明之湿"，足阳明不湿则胃气、肺气就可以沉降，肺胃沉降则不会出鼻血，所以柏叶治吐血与出鼻血。灶中黄土燥"手阳明、足太阴之湿"，足太阴不湿则木气就可以生发，肝脾生发则不会便血，所以灶中黄土治大便出血。灶中黄土的作用还有就是"燥湿达木。补中摄血"。灶中黄土处在火气长期烘烤的环境下，故具备了温中补中的效果。

最后就是乱发，是一个专门的药物，入足太阳膀胱经、足厥阴肝经，长于利水而善行血瘀，能止上下九窍之血，所以黄元御老师将它用在《四圣心源·劳伤解·气血·溺血》之病中。